酵素

养生智慧

——没有酵素就没有生命

编著　阎世英

中国健康传媒集团
中国医药科技出版社

内 容 提 要

本书主要论述了酵素的概念、组成、特性以及酵素与生命活动的关系——没有酵素就没有生命的含义，重点介绍了酵素养生的实用方法，详细阐述了酵素调理慢性疾病的功能，教会读者通过改变不良生活习惯，补充酵素、活化体内酵素和节约酵素，达到养生保健、提高身体素质、延年益寿的目的。

本书可作为广大读者的健康教育实用读物，也可为医务工作者治疗慢性疾病时拓宽思路提供参考。

图书在版编目（CIP）数据

酵素养生智慧：没有酵素就没有生命 / 阎世英编著 . —北京：中国医药科技出版社，2015.1

ISBN 978-7-5067-7082-8

Ⅰ . ①酵… Ⅱ . ①阎… Ⅲ . ①酶—食物养生 Ⅳ . ① R151.3 ② R247.1

中国版本图书馆 CIP 数据核字（2014）第 248191 号

美术编辑　陈君杞

版式设计　郭小平

出版　**中国健康传媒集团** ｜中国医药科技出版社

地址　北京市海淀区文慧园北路甲 22 号

邮编　100082

电话　发行：010-62227427　邮购：010-62236938

网址　www.cmstp.com

规格　710×1020mm $^1/_{16}$

印张　22 $^1/_2$

字数　303 千字

版次　2015 年 1 月第 1 版

印次　2023 年 3 月第 14 次印刷

印刷　三河市百盛印装有限公司

经销　全国各地新华书店

书号　ISBN 978-7-5067-7082-8

定价　**45.00 元**

获取新书信息、投稿、为图书纠错，请扫码联系我们。

推荐一本好书

英文"Enzyme"汉译为"酶",后又称"酵素"。酵素在自然界中广泛存在,为生命的必需品。关于酵素,中外文献中巨著颇多,但科普作品很少,而阎世英教授所编写的《酵素养生智慧——没有酵素就没有生命》一书,刚好填补了这个空白。这是一本非常优秀的科普读物,作者多年致力于营养、健康、衰老方面的研究,应邀在全国各地讲学,获得好评,享有盛誉,曾发表多部著作而获得国务院特殊津贴专家称号,在从事科研工作的四十多年中,参加并主持过国家多项重点科研项目的研究并获奖。

这部养生保健科普读物,为渴望健康长寿的人指出了一条看得见、摸得着、可操作的健身之道。本书的特点是内容丰富、文字简洁、通俗易懂、平易近人、实用性强,是一本不可多得的科普读物,建议早日出版。

希望读者也像我一样,热爱健康,学习健康养生的好方法,喜欢读关于健康的书,也喜欢阎教授用心写的这本好书。

中国疾病预防控制中心营养与食品安全所研究员
中国营养学会荣誉理事
2014 年 8 月 15 日

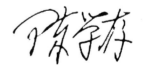

注:陈学存教授是国内外享有盛誉的营养学界泰斗,是年以 98 岁高龄为本书撰写序言。——编者

柳启沛教授的评语

食物是人体赖以维持生命的重要基础，谈论养生离不开日常的饮食物。食物内在的非营养素的膳食成分对人体健康的影响正逐渐被揭示、被认识。"植物化学物"、"全食物"、"寿命必需"、"功能成分"、"抗氧化"、"均衡膳食、合理营养"等理念逐渐普及。

最近有幸读到《酵素养生智慧——没有酵素就没有生命》一书，作者依据长期的研究与实践提出了酵素养生的概念、原则及其应用。该书将"酵素"定义为"酶类物质的总称"，提出的"立足于全食物或有益微生物发酵的食物是'酵素养生'的核心"等理论，将有助于成功养生、强身健体。

柳启沛

原中国营养学会副理事长

复旦大学营养学教授

酵素养生开启人类健康大门

收到阎世英教授寄来的样书后，急迫地读起来，看着阎教授用多年的心血积累的思想的结晶，字里行间精确的分析、阐述、论证，我的思绪也不由得随着书稿的进展而不断地跳跃着，时而飞到医院的病房，时而飞到疗养院里，时而想起身边的家人、朋友、同事，似乎看到他们一双双探求健康的眼神和渴望长寿的目光……

改革开放以来，我国在各个方面都发生了巨大的变化，从农村到城市，到处都释放着求发展、促繁荣的经济热情。但是，我们清楚地知道，在经济发展的背后是以牺牲整体为代价的，如资源的枯竭、环境的破坏、道德的陨落……这个代价的付出已经远远超出了人们的想象。同时，人们的健康问题越来越不容忽视，看病难、看病贵，成了社会的顽疾，人们纷纷地寻求能够用一种简单而有效的方法来保护自己的健康，使自己不生病或少生病。哪里才能找到这样一个行之有效的方法呢？阎教授为我们解决了这个难题。

《酵素养生智慧——没有酵素就没有生命》这部由阎世英教授编撰的著作，从酵素营养学的角度详尽地揭示了生命、健康、长寿和自然之间不可分割的关系，确定了按照这样一个简单的方法可以有效地抵御目前恶劣的自然环境对我们的身体侵袭。这是当前生命健康领域里一部非常具有可操作性又极具实用价值的科普著作。

很多养生理论只注重强调吃什么、怎样吃的枝节末梢问题，往往使人们产生这样也对、那样也不错的感觉。阎教授在他的著作中清晰明确地告诉读者什么是对、怎样是对，什么是错、怎样是错这样一个看上去简单实际却包含大量理论知识和实践经验的问题。这部著作的出版不仅会极大地普及生命与健康的理论知识，还能够及时引导人们走上正确的养生之路。

该书用大量的事实和数据详尽阐述了酵素与生命的关系，是一部非常难得的指导教材。虽然酵素的研究目前还在初级阶段，但是，向人们解释酵素的科学含义，并提供详细的实用信息是非常有意义的。

虽然我们现在还不知道酵素与益生菌的全部奥秘，但酵素与益生菌对人体有益无害是千真万确的，我们没有必要等待所有的奥秘都揭示出来再去利用它，到那时你会懊悔自己——相见恨晚。

阎世英教授用多年的实践经验总结出来的这部著作，付出的心血是可想而知的，他为人们在以酵素为主体的养生工作的开展，奠定了坚实的理论基础，开辟了一条简单、实用、易懂的健康之路。我们为开路者、践行者、理论探索者表示深深的敬意。

以上仅为序。

汪冶

中央国家机关老干部养生保健总部秘书长

2014 年 8 月 19 日

魏序

酵素书评

　　酵素是所有生物体生命过程中必需的一大类生命活性物质，教科书称之为酶。人体内酵素大约 6000 多种，人体任何的生命活动，如呼吸、心跳、学习、思考、工作、食物消化、吸收、解毒、排泄等等都必须有相应的酵素参与。如果某一种或几种酵素缺乏或酵素本身活性降低必然引起相应的健康问题。例如：如果消化道内脂肪消化酵素及蛋白质消化酵素缺乏（多数老年人），在饮食高蛋白、高脂肪后就会出现腹泻或腹胀，消化不良；为什么有的人能饮酒八两一斤不醉，而有些人喝上二两酒已是无法耐受，甚至需要送往医院治疗，原因在于不同个体内分解酒精的酵素活力有巨大差异；为什么有些人饮食量不多，却出现肥胖，为什么有些人饮食量挺大，但是并不发生肥胖，其主要原因在于体内脂肪代谢酵素的浓度及活性存在不同差异。所以酵素对我们的健康太重要了，无论如何强调也不过分；酵素对我们的生命太重要了，没有酵素就没有生命。

　　天然食物（新鲜蔬菜、水果等）含有人体内所需要的大部分酵素。但是如果食物经过高温加热，食物中大部分酵素受到破坏而丧失活性，这些食物进入人体势必要大量消耗人体内在酵素。所以饭后多数人会犯困，主要原因在于大量能量集中到消化系统进行食物的消化分解工作，大脑相对缺血缺氧缺酵素。因此生食原则是酵素养生者必须注意的。植物的种子（如小麦、水稻）的酵素主要存留在麸皮、米糠和胚芽里，长期使用精白米面，也会导致身体酵素的缺乏。随着人们对酵素养生的认识和理解，全麦面粉和糙米越来越受欢迎。

　　《酵素养生智慧——没有酵素就没有生命》是值得我们每一位重视健康的人认真阅读，仔细研读的一本好书。对于追求健康的养生爱好者，这本书通俗易懂，简单易行，假以时日必有成效。同时这本书全面论述了酵素的概念、分类、功能、研究进展，酵素与抗氧化、抗衰老，酵素与疾病等现代医学难题，以及酵素对未来医学理论及实践的影响。阎教授运用自己的经验知识，把营养学理论与酵素养生的应用实践结合起来，让读者真正领悟到酵素养生的智慧及其重要性，并告诉读者做到均衡营养与保持高酵素状态的具体做法。所以这本书不仅作为酵素养生的基础读物，同时也不失为一些医务工作者解决慢性疾病拓宽思路的参考资料，甚至一些专业人士会创造性地从中找到慢性疾病的解决方案。此乃慢性病患者之大幸也。

魏谠全　营养学硕士
全国营养自助工程办公室主任

前　言

古往今来，人们一直在寻求一种灵丹妙药，可以使人留住青春。科学家也不断地宣称已经发现了这样那样的一种药物，然而事实是迄今为止还没有一个人获得成功。

人们真的可以阻止衰老或者使它的进程减慢吗？我们可以安然无恙的活到100岁吗？面对已经到来的老龄化社会，做为老年人，或者中青年——未来的老年人，已经变得越来越理性化。与其去找灵丹妙药，不如好好学习养生知识，通过科学有效的养生方法，使自己保持健康而充满生命活力，每一天都过得丰富多彩。

古今中外有关养生的理论浩如烟海，人们从不同渠道了解到的养生方法也是多种多样难以尽数。目前有关衰老的理论已经达到300余种，这些理论可能都是正确的，而任何一种理论都可能有相反的论点，难免使人感到困惑而无所适从。从科学的角度而言，在这个世界上，还没有发现什么秘方或者健康食品是万灵丹，也没有什么神奇的方法可以使人长生不老。不论什么养生方法，都是围绕着促进新陈代谢、阴阳平衡和天人合一的理念，使人与自然和谐统一，达到强身健体、祛病延年的目的。

生命与非生命的根本区别就是生命具有新陈代谢的特征，新陈代谢使生物体与外界不断进行物质和能量交换，将环境中的营养物质吸收入体内，再将体内的代谢产物排放出来，从而使生物得以生存与繁衍。一切生命活动都是由新陈代谢的正常运转来维持的，一旦新陈代谢停止了，生命也就终止了。

生物体内的新陈代谢其实是由成千上万个错综复杂的生物化学反应构成的。同样，人体内的新陈代谢，也是依赖于成千上万个化学反应井然有序地进行，才能制造新的物质，排出老旧废物。人体内每分每秒都在进行着包括合成、分解、转移、异化等化学反应。那么，又是由谁来承担这些化学反应的艰巨任务呢？是**酵素**。正是酵素具有促进体内各种化学反应加速的作用，才保证了正常的新陈代谢与人的生命活动，如果人体内哪一项生化反应停止或缺少了哪几项，生命就无法延续下去，所以说，是酵素在日夜守护着你我的生命。

20世纪初人类发现了维生素，之后又发现了矿物质和各种微量元素。维生素和矿物微量元素便成为20世纪养生保健的宠儿。直到20世纪80年代中期，美国等西方发达国家才逐渐认识到酵素是最重要的营养物质。人的生老病死都与酵素密切相关，想想我们一日三餐吃进肚子里的食物，比如一块牛排，是如何进行消化，变成可吸收的营养、再转化为能量的？大功臣就是酵素。酵素不但能把食物变成营养后再转化成能量，而且是人体自愈功能的原动力。当体内细胞组织受到伤害时，即使我们对这种伤害毫无知觉，酵素都会夜以继日地工作，去修复细胞组织，守护我们的健康。若是由于某些因素使酵素停止工作或不足时，人体各个器官的功能便将出现障碍甚至无法工作，健康就敲起了警钟。

为什么现在医疗条件越来越好，生活水平提高了，可得病的人越来越多呢？原来是由于我们的不良生活方式和错误饮食习惯，以及我们对食品的精细加工、过度烹饪和杀菌消毒等都是以损失酵素为代价的。国外最新研究表明，人体所有的疾病，从癌症到轻微的感冒，都是由一个根源——酵素不足引起的，酵素不足是健康的第一大杀手。体内酵素水平高了，免疫力和自愈功能提升，疾病就消失了；反之，体内酵素水平低了，免疫力和自愈功能降低，疾病就会悄然而至；若酵素消耗殆尽，作用完全停止，则人的生命也随之终止。因此说，没有酵素就没有生命。

美国生物化学学会主席、1959年诺贝尔生物医学奖得主阿瑟·科恩伯格说：

"对于我们的生命而言，自然界中再也找不到像酵素那样的其他物质。真正赋予细胞生命和个性的是酵素，它们控制着整个机体，哪怕仅仅是一个酵素的功能异常都可能致命。"

如果说人类养生保健划分为维生素、微量元素时代与抗氧化时代，那么未来就是酵素养生时代。酵素养生不仅是健康人预防疾病的有效方法，也是由于没有养生而生病之人的基础治疗方法。

酵素养生的核心就是养护体内酵素。传统的断食养生、食疗养生、生机疗法、植物疗法等等名目繁多的各种养生方法，其实都是围绕着养护体内酵素展开的，只是人们不明白其中的奥妙。现代酵素营养学理论，揭示出古人的养生智慧，破译了自然疗法祛病健身之谜，才使我们幡然醒悟，原来许许多多养生方法的核心就是养护体内酵素。

当我们不再迷醉于药物崇拜的时候，我们依然可以找到普遍适用于每个人的健康祛病方法，即便是营养补充品，它仍可做为医疗或保健的基础，并能发挥其令人震憾的效果，这就是酵素养生能够给予的好处。

酵素养生的时代已经到来，酵素综合疗法是"亚健康的终结者"；酵素是"治疗慢性病的最大利器"。半世纪前成功预测新技术革命社会到来的《大趋势》作者、美国趋势大师约翰·奈斯比特最新的预测是：酵素要在以后几十年中彻底变革医学。

近年来看到市面上出现了各式各样的酵素产品，每一种都说得好像仙丹一样，甚至有一款产品大受欢迎，就有许多人跟进，推出类似商品"鱼目混珠"。如台湾的凤梨酵素功效受到普遍肯定，就有不肖业者将干燥后的凤梨粉碎后装入胶囊贩售，这不仅使消费者蒙受损失，并且使人们对酵素的功效产生怀疑而丧失信心。

笔者经过多年来对酵素的研究与应用实践，希望把酵素基本知识、酵素养生经验以及酵素对终结亚健康和改善慢性病的资讯分享给读者。酵素知识并不复杂，普通人都可以学会。当知识变成常识后，就会使更多的有缘人坚定信心走酵素养生之路而得到实惠。

　　虽然酵素养生囊括了许多养生理论的内涵，但其做法却很简单，就是要做好三件事：补充酵素、活化酵素和节约酵素。书中用通俗的语言，详尽告诉您这些一学就会的酵素养生方法，只要长期按书中介绍的内容去做，健康生活就会与您相伴终生。

　　书中有些观点和做法是笔者首次提出并应用的，不当之处在所难免，诚恳地欢迎读者批评指正。

编者
2014 年 10 月

目 录

第一章

认识酵素

一、何谓酵素

说起"酵素"这个词，很多人会联想到洗涤剂或者牙膏。洗涤剂里添加少量的酵素后，会有很强的祛污能力，因为脂肪分解酵素具有强力分解污垢的作用；也有添加了酵素的牙膏，听说可以祛除顽固的牙垢、保护牙齿。我们稍加注意，就会在电视上看到一些国际著名品牌的婴儿保健品、美容护肤品等高级化妆品，它们都宣称自己的产品中含有酵素成分。只要细心，我们会在日常生活中发现许多含有酵素的产品。那么，到底何谓酵素呢？

1. 酵素是酶，而不是酵母

酵素是什么？酵素就是生物学（或医学）上所称的"酶"，是所有酶类物质的总称。

酵素是由生物体内细胞产生的一种生物催化剂，能高效地催化各种生物化学反应，促进生物体的新陈代谢。酵素具有维持生命活动的功能，是构成生物体组织所必需的一类特殊蛋白质。一切生命活动，如消化、吸收、思考、运动和生殖等都是酵素催化作用的反应过程。因此，酵素被称为生物催化剂。

那么，我们为什么称"酵素"而不称"酶"呢？关键是强调它的系统性、整体性，通常我们把酶的整体称为酵素，而把酵素整体中的一员称之为酶。

人们常常把酵素与酵母混淆，酵母是具有细胞组织的单细胞生物体，是子囊菌、单子菌等几样单细胞真菌的总称，它始终是活着的微生物。酵素在希腊语里就是"存在于酵母中的物质"，所以酵素并不是酵母。可以这样说，酵母含有酵素，但酵母不等于酵素，酵母中含的酵素较为丰富，尤其是啤酒酵母含量最高。二者的不同点如表 1-1 所示。

表 1-1　酶素与酵母的不同点

	名称	
	酶素	酵母
属性	蛋白质（RNA）	单细胞菌类
体积	约亿分之一厘米	约千分之一厘米
作用	催化各种生化反应	把糖分解成酒精

2.酶素的形态与组成

酶素是一种由氨基酸组成的具有特殊生物活性的功能物质。因为它的分子结构非常小，单凭肉眼根本无法看得见，必须在电子显微镜下才能看清，约为一厘米的亿分之一（一毫米的千万分之一）。在电镜下酶素呈水晶状，无色透明，大都为四边形、五角形、多边形，其中也有圆形水晶体，所以形容酶素如水晶。

绝大多数酶素是由蛋白质组成的，只有少量酶素是核糖核酸 RNA。所以酶素的蛋白质本质并没有改变，同其他蛋白质一样，也具有两性电解质的性质，并且有一、二、三、四级结构，同时受某些物理因素或者化学因素的作用而变性，甚至失活。

不同种类的酶素有不同的氨基序列，包括 20 种人体必需氨基酸在内。蛋白质一般是由 50 多个氨基酸分子结合在一起连接而成。而酶素是一种具有催化功能的特殊蛋白质，它是由 200 或 300 个氨基酸连接而成的，有的还是非常大的高分子构造，因此酶素被称为具有活性的生物大分子。

按照蛋白质本质的特点，酶素的组成分为简单蛋白质和结构蛋白质两类。简单蛋白质的活性功能取决于它的蛋白质结构本身，如蛋白酶素、脂肪酶素、淀粉酶素、脲酶素和 RNA 酶素等；另一类酶素必须再结合非蛋白组分——辅酶素（金属离子、维生素、核苷酸）两部分组成，才能表现出酶素的活性功能。这类酶素属于结合蛋白质，其酶素蛋白与辅助因子结合后所形成的复合物称为"全酶素"，如脱氢酶素、羧化酶素等。

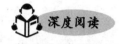

什么是蛋白质

蛋白质是一类高分子化合物，是分子量很大的生物大分子，其分子量可以从几千到100万以上。蛋白质分子是由二十几种氨基酸组成，氨基酸的首尾相连形成肽链（也叫多肽），肽链经折叠、盘曲形成复杂的立体结构。蛋白质分子可以含有一条或几条肽链。例如胰岛素有两条肽链，即A链和B链，为51肽。血红蛋白分子则由四条肽链构成。由于各种蛋白质所含氨基酸的种类、数量以及在肽链中排列顺序不同，多肽链所构成的立体结构不同，蛋白质的种类便可以成千上万，也就表现出多种多样的功能。

3. 人体像灯泡　酵素如电流

生物体内每时每刻都在进行着新陈代谢，一切新陈代谢均为复杂的生物化学反应，而每一步反应都必须有酵素进行催化，正是由于酵素的催化作用，使复杂的反应变得简单、迅速，酵素推动着所有生物体的一切生命现象。

春天的树叶发芽变绿了，狗尾巴摇摇晃晃，萤火虫可以发光，以及人体所有的生命活动——工作、学习、运动、吃饭、睡觉、思考、呼吸、唱歌、跳舞、哭笑打闹、分泌荷尔蒙、促进细胞生长、修补细胞组织、精子与卵子结合等等，一切的一切，都是以酵素为中心活动的结果。

酵素不仅仅存在于我们人类的身体里，生鲜蔬菜、水果、谷物里也含有酵素，甚至鱼和肉中也有酵素。在地球上，有生命的有机体内都存在有酵素，即使是小小的微生物也要靠酵素来局部分解宿主细胞而生存。大生物例如人类与其他动物，当然更依赖于酵素帮助消化食物产生能量而存活。

我们日常吃进胃里的蛋白质、脂肪、碳水化合物等营养物质，如果没有酵素的分解作用，就不能被吸收利用，都将变得对机体毫无用处。过去我们只强调营养补充的重要性，然而没有酵素参与，再多再好的营养也不会令生命转动。诚如美国自然疗法博士亨伯特·圣提诺所比喻的："如果人像灯泡，酵素就是电流，只有通电后灯泡才会亮，没有了电我们有的只是一个不会亮的灯泡而已。"

酵素如此重要，人们甚至把它称为"掌管所有生命活动的物质"。那么，酵素与六大营养素相比较，它们之间哪个更重要？相互间是什么关系呢？我们以盖房子为例，如果将蛋白质、脂肪、碳水化合物比作建筑材料，维生素和矿物质是工具，那么酵素正是负责建房的工程师和技术工人。即使材料、工具都齐备了，没有技术工人干活，也建不起美丽的家园。房子住久了或某处坏了，同样需要工人维修。人体亦如此，如果没有酵素或者酵素不工作，六大营养素对人体而言只是一堆化学物质，没有任何意义。正是因为那些充满智慧的工程师和技术工人——酵素的辛勤劳动，才使各种营养物质顺利构建人体细胞组织，并完成修复受损部位、排出代谢废物的工作，从而使生命具有活力而获得健康。

二、酵素的起源

酵素来源于人们对发酵机理的逐渐认识，早在几千年前，我们的祖先就开始利用酵素来制造食品和治疗疾病。4000 多年前夏禹时代的人就会酿酒；3000 多年前周朝就已经掌握了制饴、制酱技术；2500 多年前的春秋战国时期就懂得了用麹（菌）治病，说明我们的祖先在几千年前已经不自觉地利用了酵素的催化作用。

我们的先人不但创造了"酶"这个字，而且给出了"酶者，酒母也"这个较为确切的定义。《黄帝内经》中就有关于酶的记载："黄豆研磨成粉，蒸煮入糟，发酵数日至半透明状态，是为醴醐，醴醐治百病。"醴醐就是今天酵素的前期物。用"麹子"治疗消化不良，自古至今一直是常用的健胃药。

19世纪初，人们知道食物在胃中被消化，用植物的提取物可以将淀粉转化为糖，但是对其机理不解。1833年佩恩和帕索兹从麦芽水的抽取物中用乙醇沉淀得到一种可供淀粉水解生成可溶性糖的物质，称之为淀粉酵素，初步触及了一些酵素的本质问题。在此以后的近100年中，人们逐渐认识到"酵素是生物体内具有生物催化功能的物质"，但对其化学本质还未完全了解。

19世纪中叶，法国科学家路易·巴斯德对蔗糖转化为酒精的发酵过程进行了大量研究，指出酵母细胞中存在一种活力物质，它可以将糖发酵成乙醇。他提出发酵是这种活力物质作用的结果，并且认为活力物质只存在于生命体中，细胞破裂就会失去发酵作用。1878年他将这种活力物质命名为"酶"（酵素），这个词来自于希腊文"enzyme"，意思就是"在酵母中"。

1926年索姆纳从刀豆种子中提取出脲酵素的结晶，并通过化学实验证实脲酵素是一种蛋白质。为此，索姆纳获得了1946年诺贝尔化学奖。在此后的50多年中，人们普遍接受"酵素（酶）是具有生物催化功能的蛋白质"这一概念。

到1982年，美国科学家托马斯·切克和后来的奥特曼发现少数核糖核酸（RNA）亦具有催化活性，并将这种具有催化活性的RNA称为Ribozyme。为此，二人共同获得了1989年度的诺贝尔化学奖。

核酸酵素的发现，被认为是近几十年来生物科学领域最令人鼓舞的发现之一，具有重要意义：RNA既携带遗传信息，又有生物催化功能，说明RNA有可能早于蛋白质和DNA（脱氧核糖核酸），是生命起源中首先出现的生物大分子。

科学界从未中止对酵素的深入研究，1997年美、英、丹麦三位学者因为对"酵素可以储藏并转化动能"做了先驱性的研究，同时获得诺贝尔化学奖。其中的波以尔博士形象地比喻道："酵素好比细胞的货币，没有酵素就没有生命。"这再次阐明酵素对生命与健康的重要作用。

三、科学家们对酵素的证言

近百年来的酵素科研史，诞生了 12 位诺贝尔奖得主，请看科学家们对酵素的证言。

"人类长寿 90% 靠酵素。"

"对我们的生命而言，自然界中再也找不到像酵素那样重要的其它物质。真正赋予细胞生命和个性的是酵素。它们控制着整个机体，哪怕仅仅是一个酵素的功能异常都可能致命。

——美国生物化学学会主席，1959 年诺贝尔生理和医学奖获得者阿瑟·科恩伯格（如图 1-1 所示）。

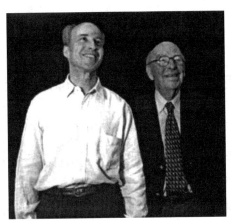

图 1-1　美国生物化学学会主席、诺贝尔生理和医学奖获得者阿瑟·科恩伯格（左）

"酵素似乎是为人类提供'健康与年轻'的最优异营养补助食品，我们的许多研究显示，用它可以延缓衰老，帮助长寿。"

——美国国立保健协会，国立老化研究所卡特拉博士

"如果人像灯泡，酵素就是电流。只有通电后灯泡才会亮，没有了电，我们有的只是一个不会亮的灯泡而已。"

——美国自然疗法博士亨伯特·圣提诺

"我们的身体所能产生的酵素是有限的，如果用尽，则不能充分进行生命活动导致健康受损，寿命减短。若要健康长寿，就必须从食物中补充充足的酵素，现代人所摄取的食物，酵素普遍不足，这是现代人多病、成人病充

斥的根本原因。"

——美国著名化学家"酵素之父"爱德华·豪威尔博士

"酵素又称活性酶……它关系着人们生命现象，若无酵素就无法生存。酵素正常运行才能使人体内各机能正常活动，人体缺少酵素会产生各种疾病，人若无酵素，生命就立刻终止。因此，酵素是健康的源泉，也是生命的源泉。"

——中国疾病预防控制中心研究员　陈学存教授

"减少酵素浪费的生活行为，增加酵素食品的提取，坚持以上两个原则，就是确保不生病的生活。"

——内视镜创始人　全球首席肠胃科医师　新谷弘实博士

"我深信，'酵素综合疗法'，是治疗慢性病的最大利器。"

——日本济生会会长　医学博士　池尻其行

四、被延误了50年的神奇酵素

酵素本质的探索过程经历了一百多年，时至今日，我们把"没有酵素就没有生命"的理念推向大众，也许有人会问：在营养学的六大营养素中，人们耳熟能详的蛋白质、脂肪、碳水化合物、维生素、矿物质等是构成人体的主体材料，如果酵素如此重要为什么榜上无名？人们一直认为基因是生命中最重要的，现在提出酵素对人的生命和一生健康更为重要，既然如此，为什么长时间被人们忽略呢？

回答上述问题，首先要简单回顾一下酵素本质探索的历史背景。

在近百年的酵素科研史中，自从1926年索姆纳首次从刀豆中提取出脲酶结晶，以及后来科学家们的一系列研究，都证实酵素是一种蛋白质，其后的50多年中，"酵素是具有生物催化功能的蛋白质"这一概念被人们普遍接受。此外，1904年俄国教授巴布金提出了"酵素平行理论"认为，身体会以相同的浓度分泌三大消化酵素（蛋白酵素、淀粉酵素、脂肪酵素），即使我们体内只需其中一种来消化食物。该理论还认为，不论消耗多少酵素，体内永远会制造出新的酵素。根据上述理论，营养学界和医学界并不会对一种普通蛋白质加以重视，人们日常生活中蛋白质并不稀缺，也就没有必要额外补充了。

　　直到1982年，托马斯·切克等发现四膜虫细胞前体约有6400个核苷酸具有自然剪切功能，核糖核酸（RNA）亦具有催化活性。也就是说，除了蛋白类酵素外，又发现了个别核苷酸类酵素，并且由此引出了"酵素是具有生物催化功能的生物大分子"的新概念，重新定义了酵素的化学本质既可以是蛋白质，也可以是核酸，从而改变了生物体内所有酵素都是蛋白质的传统概念。

　　酵素的本质是什么？酵素确实有蛋白质围绕，蛋白质只不过是酵素的外壳而已，真正的酵素是以蛋白质为骨骼而存在的"生命能量"。蛋白质是没有生命的化学物质，而酵素则具有生物和化学两方面的功效，这种生物力量可以形容为生命能量、生命力、生命智慧、活力、神经能量等，用中医的说法可以用精、气、神做比喻。但目前科学手段却无法测量、合成这种生命能量。

　　一生中殚精竭虑从事酵素研究50多年，被誉为"酵素之父"的美国著名化学家爱德华·豪威尔博士说："酵素中的蛋白质仅担任酵素活性要素载体的角色，我们可以称酵素是满载生命能量要素的蛋白质载体，就如同你家汽车的电瓶，是由满载电能的铅板组成。"豪威尔的上述解读，更便于我们理解酵素与蛋白质的关系以及酵素的本质。

　　酵素被忽略的另一个原因，是关于外源性酵素是否能被人体吸收和利用的问题。过去一直认为摄取食物酵素或酵素补充剂会被胃酸破坏而失去功能，肠道微生物酵素无法被人体吸收利用。

　　豪威尔博士提出了"食物酵素胃"的概念，指出人类胃的上半部就是一个食物酵素胃，这个部位不会分泌酵素，食物被咽下去后，停留在这个区域半小时到一小时。人的唾液酸碱值pH 7为中性，实际唾液中的淀粉酵素并没有被胃酸破坏，恰恰相反，唾液和天然食物酵素一起吃下去，会更有利于食物消化。只有当食物进入胃的下半部时，才会出现胃酸刺激胃蛋白酵素分泌。

　　"人体分泌的盐酸通常没有我们想象的那么浓。这不仅让唾液中的淀粉酵素及外源酵素得以在胃部进行更多的消化作用，当胃的内容物在十二指肠的碱性环境里被中和后，还能让更多酵素恢复活性。"——豪威尔博士如是说。

近30多年国外的大量科研报告，都否定了胃酸会破坏食物酵素和酵素补充剂的"推测"，而且许多实验都证明口服酵素补充剂确实被肠胃系统直接吸收，作用于人体。

爱德华·豪威尔博士说："我们可以将这种对错误学说奉行不渝多年的情况视为一场悲剧，是科学界无可宽恕的失察。……因此，造成人们延宕了50年的时间才接受酵素营养观念。"

营养学把构成人体的六大营养素中的维生素、矿物质等称为"辅酶"，也可以叫做"辅酵素"，顾名思义，维生素、矿物质是辅助酵素的伙伴。大多数酵素需要矿物质激活并参与其构成特殊化合物；同样，大多数 B 族维生素是酵素的辅助因子和活化剂，所以有更多的专家认为酵素应该被列为第七大营养素。

五、酵素的作用机制

酵素是生物催化剂，其功能就是催化生物体内各类生化反应。生物体内新陈代谢过程中的几乎所有化学反应都是在酵素的催化下进行的。酵素或是溶解于细胞液中，或是与各种膜结构结合在一起，或者驻于细胞内其他结构的特定位置上，这些酵素统称为胞内酵素。在细胞内，酵素通过基因转录、翻译、加工修饰等过程后合成，大多数所合成的酵素直接在细胞内起催化作用，从这个意义上说，酵素是细胞赖以生存的基础。也有一些酵素合成后分泌出细胞，在细胞外挥发其催化作用，这些则称为胞外酵素。人类体内的很多酵素被分泌释放到血液或消化道中发挥功能。例如人体需要吸收食物营养，而依赖食物营养的原来形态是无法吸收的，因此，需要先经过消化过程。消化酵素的作用原理就是切断脂肪、蛋白质和淀粉的键链，让这些营养比较容易被身体运用。

　　酵素的催化功能依赖于本身所具有的催化活性。其主要作用机制就是降低反应所需要的活化能。在酵素反应过程中，需要极少的能量就可以使反应物进入"激活态"，在消耗相同能量的情况下，可使更多的分子被活化。此外，酵素的专一性，以及在较温和环境因素下的反应状态，表现出酵素与一般催化剂的不同特征。

1. 酵素的活性与活性中心

　　生物体新陈代谢的全部化学反应都是由酵素催化活性来完成的，那么，什么是酵素的活性呢？酵素的活性包括"酵素活力"和"酵素比活力"两个概念。酵素活力指酵素催化一定反应的能力，一般是指酵素反应速度，催化反应速度越快，表示活力越高，反之亦然。酵素比活力则是指每毫克（或毫升）酵素蛋白所具有的酵素活力单位数，它主要反映酵素的纯度。对于同一种酵素而言，酵素比活力越大，酵素的纯度也越高。因此，在酵素质量评价时，常常用到酵素比活力。

　　关于酵素的活性，还有一个"酵素活性中心"的概念。何谓酵素活性中心？具体地说，就是酵素分子中，直接与反应物结合并发生化学反应的一个特定部位（如图 1-2 所示）。因为酵素是蛋白质生物大分子，它的体积比反应物的体积大得多，在反应过程中，酵素与反应物接触结合部位仅限于酵素分子的少数基因或较小部位。

　　酵素活性中心就是一个凹陷的口袋，也叫做魔术口袋。它包括两个功能部位：一个是结合部位，结合部位负责与反应物结合，决定了酵素的专一性特性；另一个是催化部位，催化部位负责催化物链的断裂形成新链，决定着酵素的催化能力。对于需要辅酵素的酵素来说，辅酵素分子或辅酵素分子上的某一部分结构，往往也是酵素活性部位的组成部分。它们构成了酵素活性中心的结构特征，并且具有降低活化能的特性。

　　活性中心在酵素分子中的总体中只占相当小的部分，通常只占整个酵素分子体积的 1%~2%。已知几乎所有的酵素都由 100 个以上的氨基酸残基所组成，相对分子量在 10×10^3 以上，直径大于 2.5nm。而活性中心只有几个氨基酸残基组成，中心的催化部位一般仅由 2~3 个氨基酸残基构成，而活性中心的结合部位的残基数目，则因不同酵素而异，可能是一个，也可能是数个。

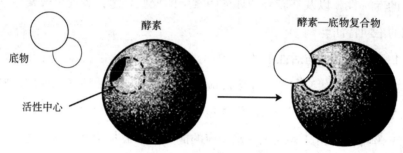

图 1-2 酵素的活性中心

2. 从酵素原到酵素

酵素的作用机制是依靠其催化活性来完成的。然而，一个普遍的现象是，人体内的很多酵素在细胞内刚刚合成或分泌时，并不具有催化活性，它们以无活性的前体形式存在，然后输送到特定部位，我们把这种无活性的前期物称为酵素原（或酶原）。酵素原不具备活性中心或其活性中心被封闭，只有通过激活才能转化为有活性的酵素。我们把这种激活酵素原的物质称为活化剂或激活剂，活化剂对于酵素原的激活作用具有一定的特异性。

酵素原的激活是通过改变酵素分子的共价结构来控制酵素活性的一种机制。它通过肽链的剪切改变蛋白质的构象，去除部分肽段后，有利于酵素活性中心的形成或暴露，使酵素原在必要时被活化，成为有活性的酵素，发挥其功能。

酵素原的激活机制有重要的生理意义，一方面它保证合成的细胞本身不被蛋白酵素的消化破坏；另一方面使它们在特定的生理条件和规定的部位受到激活并发挥其生理作用。譬如组织或血管内膜受损后激活凝血因子；胃主细胞分泌的胃蛋白酵素原，胰腺细胞分泌的糜蛋白酵素原、胰蛋白酵素原和弹性蛋白酶素原等，分别在胃和小肠被激活成相应的活性酵素，从而促进食物蛋白的消化。

胃蛋白酵素并非由胃内直接分泌，而是在胃酸的作用下由胃蛋白酵素原转化而来。胃蛋白酵素原是由胃黏膜层胃底腺的主细胞所分泌。胃蛋白酵素原本身并无活性，只有在酸性条件下才能被激活成为有活性的胃蛋白酵素。据检测，当胃内 pH < 5 时才有此激活转化的作用。胃蛋白酵素原转化为胃蛋白酵素需要胃酸参与，胃蛋白酵素的活性与胃酸也有直接关系。据研究，胃蛋白酵素在 pH 1.8 ~ 3.5 之间活力最强。

研究显示，胰腺可以分泌 400 余种酵素原，其被激活后形成具有催化活性的胰酵素，可以将肽片段混合物分别水解为更短的肽。如小肠生成的短肽由羧肽酵素从肽的 C 端降解或氨肽酵素从肽的 N 端降解。如此多种酵素联合催化，使食糜中的蛋白质降解成氨基酸混合物，再由肠黏膜上皮细胞吸收进入机体，游离氨基酸进入血液循环后再进入肝脏。

特定肽链的断裂所导致的酵素原激活在生物体内广泛存在，是生物的一种重要调控酵素活性的方式。如果酵素原的激活过程发生异常，将导致一系列疾病发生。

六、酵素的特性

1. 酵素具有高效性

在一般情况下，若将肉品煮到柔嫩可口的状态，需要花上几个小时才能完成，如果将生肉调上木瓜蛋白酵素（嫩肉粉），如此便加快生肉的分解速度，使其很快（约 20 ~ 30 分钟）就能达到我们所期望的柔嫩度。这表明木瓜蛋白酵素能快速分解肉类蛋白质。在体外若把蛋白质、脂肪、糖分解成小分子十分艰难，一般要在高温、高压、强酸等条件下进行。然而，人体工厂在 37℃的体温下，几个小时之内就能完成这些物质的分解工作，这都是酵素的功绩，表明酵素具有极高的催化效率。

酵素催化反应速度之快令人难以想象，一个酵素分子在一秒钟内能催化数百万个反应，它们的催化反应动力学速率甚至高于分子扩散速率。举例来说，只要几克的淀粉酵素，在短短几分钟里就能将 1 公斤的淀粉转化成糖分。有人形象地比喻，如果没有酵素的存在，人类消化一顿午餐，大概需要 50 年的时间。酵素催化反应的高效性，比无酵素催化和其他催化剂的反应速度要高 10^6 ~ 10^{16} 倍，且无副反应。

酵素催化效率之所以这么高，是由于酵素催化反应可以使反应所需的活化能显著降低。在催化反应中，只需要较少的能量就可以使反应物进入活化态，和非酶催化反应相比，处于活化态的分子数量大大增加，从而加快了反应速率。

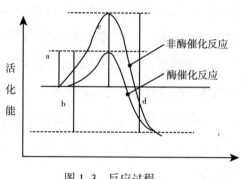

图 1-3　反应过程

酵素催化和非酵素催化反应所需的活化能有显著差别，如图 1-3 所示。可以说，酵素所进行的化学反应速度，比那些最先进的科学仪器要快千万倍，简直快得像变魔术一样。

2. 酵素具有专一性

酵素在人体内虽然有着数千种之多，但是它们各有分工。也就是说，在一个小小的细胞内，每种酵素都有各自不同的工作，如果插手"他人"领域，反而会引起混乱，这就是自然产生的分工法则。酵素的这种专一性表现为，一种酵素只能催化一种化合物或一类化合物的化学反应。为了解释酵素的专一性，人们提出了"锁匙学说"的专一性概念（如图 1-4 所示）。酵素具有活性中心，活性中心是酵素分子的凹坨或空穴部位，是与酵素受体（底物）结合并进行催化反应的部位。在催化过程中，受体或底物分子的一部分就像钥匙一样，可以契入到特定的活性中心部位某一适当位置，才能顺利地进行催化反应。因为一把钥匙只能开一把锁，它们就像成千上万把可以多次使用的钥匙，把连接大分子链的锁打开，使大分子断裂成小分子。酵素的专一性表明，只有可以进入活性中心并与酵素分子形成中间产物的受体分子才可被酵素作用。不能进入活性中心，或者虽然可以进入活性中心但不能与酵素分子形成中间产物的物质，均不能被催化。例如，蛋白质酵素只能分解蛋白质而无法分解脂肪；淀粉酵素只能催化淀粉水解，对脂肪不起作用；蔗糖酵素可以催化蔗糖水解成葡萄糖和果糖，而不能催化麦芽糖水解，这是蔗糖酵素具有独特的空间结构造成的专一性的重要原因。数千种反应在体内可以同时进行，就如同从事单一工作的生产流水线工人一样，它们之间各守岗位，各司其职为整体的生命活动努力工作。

酵素的专一性是它有别于一般催化剂的最重要的特点。酵素的高度专一性，对生命活动有重要意义。它是新陈代谢得以有条不紊地进行的保证之一，也是酵素比其他催化剂的优越之处。

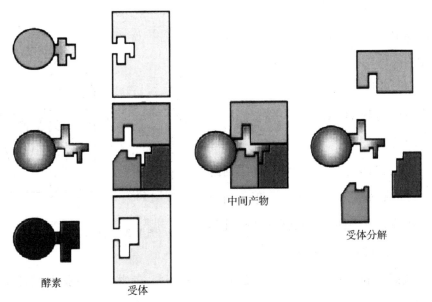

中间产物

受体分解

酵素

受体

图 1-4 锁匙学说示意图

3.酵素的易变性

酵素活性具有易变性，因为蛋白质类酵素是直接影响蛋白质性质的因子，所以温度和酸碱度对酵素的活性和反应能力具有决定性的影响。

（1）温度：和一般的化学反应一样，在正常及适宜的温度范围内，酵素的活性会随着温度上升而增强，反应速度加快。如果温度下降，其活性和反应速度就会锐减，有些酵素只要温度下降1℃，其反应速度就会下降50%。低温下的酵素虽然活性降低甚至没有了催化作用，但其空间结构却没有被破坏，如果逐渐提升温度，酵素活性可以慢慢恢复，其反应速度也会随着升温而达到最高峰。然而，当温度过高时，酵素的空间结构就会被破坏，导致酵素变性失活。因为酵素毕竟是具有蛋白质过热的变异性，就像生蛋白质遇热固化一样，温度过高会被破坏，从而丧失其全部功能，再也无法恢复正常。因此应在低温下保存酵素。

因为酵素的种类不同，其最低温度、最适宜温度、最高温度的范围也不相同。最适宜酵素发挥催化功能的温度范围为25℃～40℃之间，如图1-5所示。

a-淀粉酵素的最适温度为65℃，属于特殊情况。还有，高温脂肪酵素具有特殊的高热稳定性，这是来源于细菌和古细菌，其最适温度在70℃以上，有的甚至可以达到110℃。这些酵素都属于特殊情况。

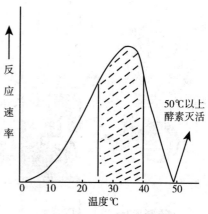

图1-5　酵素的最适宜温度

（2）酸碱度（PH值）：pH值对酵素活性的影响是很奇妙的。一般而言，酵素在酸碱度中性、微酸性或微碱性的环境中活性最好，适宜pH 5～9；低于pH 2或高于pH 11，酵素往往会变性失活。不过，有些酵素在强酸或者强碱环境中其催化速率反而较快。人体内的pH值在不同部位有很大差异性。例如，胃液内的胃蛋白酵素就具有耐强酸的特质，在胃液 pH 1.8 ~ 3.5 的环境下活性最好；而有的酵素在碱性环境中能发挥作用，像胰蛋白酵素在 pH 8.5 时活性最佳。这毕竟是少数几种酵素，对大部分酵素而言，在常温、常压、接近中性或弱碱性的内环境中，活性更好。每种酵素各有适合其作用的酸碱度，例如微生物脂肪酵素最适 pH 值差异就较大，在 pH 5.6 ~ 8.5 范围内，可分为酸性、中性、碱性三类。酵素在不适合的酸碱环境下会变质且有沉淀现象。日常生活中我们可以观察到的例子如热豆浆加醋，会出现白色的蛋白质凝结物。

酵素的活性除了受高温、高压、强酸、强碱的影响外，有机溶剂、重金属盐、紫外线、剧烈振荡等任何使蛋白质变性的理化因素，都可能使酵素变性，从而失去催化活性。

4. 酵素的多样性

在自然界天然存在的酵素有几千种之多。那么，人体内究竟有多少酵素呢？有人说人体内有 3000 多种，也有人说 5000 多种甚至上万种等等，由于新的酵素在不断被发现，时至今日人体内究竟有多少酵素尚无定数，仍然是个谜。但是酵素的种类繁多、数量很大是毋庸置疑的。

人体内每种器官及组织都有其特有的代谢酵素来进行专门工作，国际某权威机构曾发现人的动脉中有 98 种酵素在工作，每一种都具有不同的功能。也有资料显示，现代人由于"三高"症人群血液浓稠，血液里发现有近千种酵素在分解化学物质、重金属及各种毒素。肝脏是人体最大的化工厂，肝里面要进行数百种化学反应，肝脏则需要大约 500 多种酵素协助其完成生理功能。到目前为止，还未曾有人真正调查出要使心脏、脑、肺脏、胃脏、肝脏等器官正常工作需要多少种酵素。

虽然关于酵素的很多问题还未得到最完整的解释，一般认为，由肠内细菌合成的酵素大约有 3000 多种，而且每一种都表现出其功能的专一性。因此，据学者推测，人体内有几千种甚至上万种酵素，以及至少含有数百兆个酵素粒子，是完全可能的。

临床酶学的应用实践一直紧跟酵素的研究与发展，在医学和营养学领域，针对酵素的分析十分困难，因此，研究进展缓慢。到目前为止，科学家们从生物体内提纯确认并命名的酵素只有800多种。

自从1926年酵素被证实为蛋白质以后，随着研究的深入，酵素已呈跳跃式的进程不断被人类发现。

到1930年已有80种酵素被发现；

到1947年已有200种酵素被发现；

到1957年已有660种酵素被发现；

到1962年已有850种酵素被发现；

到1968年科学界已经鉴定出1300种酵素。豪威尔博士甚至幽默地比喻说："假如你想知道目前已经发现多少种酵素，你可能要雇用一名专家全天候帮你调查。"

科学家们对酵素的探索与研究方兴来艾，随着科技进步与时间推移，一定会有更多的新酵素被发现确认后，陆续公布于众。

5. 酵素活性的可调节性

细胞中酵素活性调节多种多样，对于某一种酵素活性的调节主要有激活剂和抑制剂对酵素活性的调节、共价修饰的活性调节和变构调节等，对于在代谢途径中酵素活性的调节主要是反馈调节。

在某些物质的作用下，酵素的催化活性显示出来或者活性增强的现象称为酵素的激活作用。主要激活剂有某些矿物质无机离子和蛋白酵素，例如氯离子、镁离子、锌离子等；肠激酵素激活胰蛋白酵素原、胰蛋白酵素激活胰凝乳蛋白酵素原等。酵素激活剂在"消化酵素"一节有详细介绍。

能够引起酵素抑制作用的物质称为酵素抑制剂。主要的抑制剂有各种无机离子、小分子有机物和蛋白质等。银、汞、铅等重金属离子对许多酵素均有抑制作用。

激活剂和抑制剂对酶素的活性调节，对于不同的酵素有不同的情况。然而，不管酵素是在细胞内还是在细胞外，不管是在原核生物还是在真核生物内，其活性都可能受到激活剂和抑制剂的调节。譬如，为了防止胰蛋白酶素原在胰脏中活化，胰脏中存在一些胰蛋白酵素抑制剂，能够使胰脏中可能存在的活性胰蛋白酵素受到抑制，以保证在需要时才在胰脏外的地方进行酵素原的活化。再如，大自然为了使其物种永续繁衍而赋予所有的种籽里都含有酵素抑制剂。由于酵素是一刻不得闲的活跃物质，大自然必须对其加以控制，并使种籽落到地面上，被土壤充分覆盖，吸收了雨水和湿气，发芽并成长为一株新的幼苗，这种酵素抑制剂就会由于种子的酵素而失去效力。所以你想吃生的胡桃、核桃、瓜籽、榛果或其他核果时，最好还是吃熟的"炒货"，或者同其他酵素补充剂一起食用，以便中和其中的酵素抑制剂。

6. 酵素的温和性

酵素的温和性是指其所催化的化学反应一般是在较温和的条件下进行的。纯正的酵素是中性的、温和的，不存在副作用或任何刺激的。究其原因，一是由于酵素催化反应所需的活化能较低，在较温和的条件下，已经能够顺利地进行催化反应；二是由于酵素是具有催化活性的生物大分子，稳定性较差，在较激烈的反应条件下，往往会引起酵素变性，而失去催化功能。在后面的"调整反应"章节里，所陈述的反应症状是针对身体有亚健康症状和慢性病症状的人而言，因为酵素具有温和性的特点，这种调整反应的比率亦极低。

综上所述，酵素的这些特性使细胞内错综复杂的物质与能量代谢过程能有条不紊地进行，使物质与能量代谢与正常生理机能相适应。若因遗传缺陷造成某个酵素缺损，或其他原因造成酵素的活性减弱了，均可导致该酵素的反应异常，使物质代谢紊乱，甚至发生疾病，因此酵素与医学的关系十分密切。

七、酵素的主要功能与作用

1. 优化体内环境，改善体质

酵素在催化体内数千种生化反应中构成了人体生命现象的总表现。酵素能全面掌控并优化机体内环境，使其保持动态平衡，也就是中医所说的阴阳平衡状态，是为健康态。

酵素在常温中的氧化反应所产生的能量，以及该能量的储存和利用，表现为酵素可以促进新陈代谢，调节内分泌，改善消化功能，及时清除代谢废物和毒素，促进肠道内益生菌生长，以及保持肠道菌群微生态平衡的良好肠道内环境。

营养物质在吸收和代谢过程中会生成许多代谢废物，这些废物有的呈酸性，有的呈现碱性，堆积过多将导致体液 pH 值异常。酵素通过调节细胞膜的离子通道，使细胞内外钾、钠等离子保持一定比例，维持细胞内外一定的渗透压和最适的酸碱度，从而优化体内环境。

酵素从多方面不间断地进行体内环保工作，使人体脏腑功能保持最佳状态，改善体质，防病保健。

2. 分解作用

酵素具有很强的分解作用。人体内的所有生化反应，几乎都要在酵素的催化作用下进行，同时可以带动原本不会发生的化学反应，并且可以加速其化学分解作用而不改变本质。酵素的种类繁多，有些酵素会把蛋白质分解成较单纯的化合物，其它的酵素则会将这些化合物分解成更单纯的物质，直到分解成氨基酸为止，最后变成水和二氧化碳。当我们咀嚼米饭时，米饭中的淀粉会被唾液中的淀粉酵素所分解，成为麦芽糖或糊精，同时你会觉得越嚼越甜，这是酵素分解作用加强的结果，接着麦芽糖被小肠分泌的麦芽糖酵素分解成葡萄糖。酵素将食物转换成水溶性物质，大分子变成小分子，将淀粉分解成单糖，蛋白质分解为氨基酸，脂肪分解为脂肪酸和甘油，才能被身体吸收后转化为能量，以维持生命正常活动。

酵素同时可以使得人体细胞对于各种代谢废物、脂质过氧化物以及血栓等血管凝聚物的分解过程大大加快，从而加速体内废物、毒素的排出，消除体内长期积累的各种毒素以及阻碍血液正常循环的异物，保持人体代谢正常和各种循环的畅通。

3. 净化血液作用

人体血液中含有数百种酵素，这些酵素可以明显地增强血液中各种细胞的活性和功能，同时清除血液中的废物和毒素，净化血液。

有研究报告显示，白血球里有 8 种淀粉酵素，白血球里的蛋白酵素和脂肪酵素与胰脏所分泌的性质类似。这些酵素和消化道内的酵素一起分解已被血液吸收的蛋白质、脂肪及碳水化合物，同时分解血液中多余的胆固醇、脂质过氧化物、微血栓、致癌物质与癌芽细胞等垃圾、毒素。酵素宛如血管内和血液中的清道夫，吸附外来异物并将其快速分解，疏通血管，净化血液，以此防止动脉阻塞。

酵素能改善并维持肠道正常菌相，有清肠排毒作用，可以减少肠内有毒物质进入血液中，以保持血液纯净。

此外，酵素在分解血液中废物的过程中，可以将人体内蛋白质分解过程所产生的进入血液的大量氨素（阿莫尼亚）等有毒物质，变成低毒性从尿液排出体外，从而使血液得到净化、变得清爽，并保持最适合的酸碱值，充分发挥血液对人体的重要作用。

4. 抗菌、抗病毒作用

酵素对于各种细菌和病毒有良好的抵抗作用，本身就是一种天然抗菌素。酵素在催化生化反应过程中可以产生一种叫做"抑菌素"的特殊因子，该因子对细菌、病毒有抑制作用，就像墨斗鱼受到攻击后释放的烟雾弹一样，形成一种"生物屏障"足以抵御外来敌人，从而降低细菌病毒对人体的危害性。

研究显示，酵素对有害微生物也有抑制作用，酵素对大肠杆菌、铜绿假单胞菌、金黄色葡萄球菌以及三种痤疮病原菌的抑制作用均得到证实。

此外，酵素可以大大增强人体自身白细胞对细菌和病毒的杀灭作用，增强人体免疫力。白细胞中含数种酵素，能促进白细胞的食菌作用，使白细胞运动功能加强，诱发及强化其抗菌能力并吞噬入侵病菌形成的化脓物。人体口腔、鼻腔黏膜、眼球结膜等是细菌容易滋生的部位，而人体的唾液、鼻水、泪液中的酵素皆有溶菌和杀菌的效果，使人不容易被病菌感染。人们将唾液涂在伤口上使其快速愈合，就是唾液中酵素对细菌有杀伤作用的佐证。酵素一方面促进白细胞抗菌作用，同时又促进新细胞的生成，所以酵素在抗菌过程中可以从根本上治愈病症。

5. 增强机体抗炎作用

炎症是致炎因子对抗机体损伤与机体抗损伤反应的斗争过程，病菌便在机体损伤部位筑巢生长。人体疾病中很大一部分是由于炎症所引起的。酵素可以大大增强机体自身的抗炎作用，因为酵素首先可以使细胞的代偿功能加强，尤其给予炎症部位受损细胞助力，使该处细胞功能良好活性大为增加，从而有利于各种代偿功能充分发挥抗炎作用。此外，酵素可以活化免疫细胞（巨噬细胞、白细胞、淋巴细胞）刺激免疫细胞分裂增殖，增强细胞免疫功能。在炎症修复过程中主要是白细胞依靠其吞噬和运转功能将各种炎症物质排出体外，白细胞负责消灭血液和淋巴液里的外来致病物质。当急性发炎时，酵素可促进白细胞数量立即增加并诱发强化其功能，启动体内原有的康复系统来抗击炎症，炎症消退的速度自然就会加快。根据临床实验报告统计，未服用酵素前和服用酵素后的白细胞数量，嗜中性细胞和淋巴细胞的比例等均有明显改变，表明酵素能从整体上促进白细胞食菌能力的加强。

酵素同时可以刺激机体，产生更多抗体和干扰素增强体液免疫，抗击炎症。此外，抗氧化酵素（如SOD）自身的消炎作用，主要表现在它能直接或间接地猝灭超氧阴离子自由基，以及去除 T 细胞上的附属炎症因子 CD44 等。自由基是体内慢性炎症的主要诱因之一，慢性炎症可能没有明显感觉，但它能由浅入深地使 C 反应蛋白增加，进而促进动脉硬化，诱发高血压、冠心病、癌症等。抗氧化酵素在猝灭自由基的同时并能启动发炎细胞发挥抗癌作用。

目前，临床上药用抗炎净创类酵素就有十多种，例如胰蛋白酵素、糜蛋白酵素、菠萝蛋白酵素、木瓜蛋白酵素等，用于治疗各种溃疡、肺炎、脓胸、血肿、哮喘等有很好的疗效。

6. 促进细胞新生作用

人类的一切疾病都源于细胞受损所致，药物在消除疾病症状的同时，也会造成正常组织细胞损伤。机体要恢复健康，就需要有新生细胞来补充疾病所造成的"细胞亏损"。此外，人体的 60 兆细胞在新陈代谢过程中，依据不同细胞的生命周期也要不断更新换代，按照正常的"编程性细胞死亡"的数量，每天要有 2000 万个细胞需要更新，并且在清除老旧细胞的同时，产生相同数量的新细胞替换，以确保人体结构与功能正常。

酵素在催化反应过程中，具有促进细胞新生、受损细胞修复、强化细胞功能、分解坏死细胞和修复 DNA 的作用。每个细胞内至少有 2000 个酵素粒子在进行生化反应，它们可以诱导原本不会发生的化学反应，从而激活那些"休眠"的间质细胞，使其恢复功能。细胞的活性度，关键在于胞内酵素的种类和浓度，胞内酵素不足细胞就老化，所以补充酵素就等于活化细胞。细胞的新生与制造，是一个极其复杂的浩大工程，并非几种酵素就能完成，它不仅需要充足的构成细胞材料的多种氨基酸、矿物质等营养物质，同时要各种酵素的分工合作才能完成。在细胞新生过程中，有些酵素负责营养材料筑固，有些酵素则负责监视各种细胞的动作状态，在十分温和的条件下，逐渐使新生细胞表现出各种生命现象，酵素的作用涵盖了促进新生细胞的全过程。

酵素的上述六种功能，并非单一或者个别地发生，而是综合同步地在发挥作用。

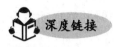

唾液的五大功能

每人每天应该分泌 1 ~ 1.5 升唾液，唾液 99% 是水分，其余是淀粉酵素、黏多糖、黏蛋白及溶菌酵素等，还有钠、钾、钙、氯和硫氰离子等无机物。

唾液的五大功能是：① 滋润口腔；②溶解和移动食物；③ 清洁口腔，保护牙齿；④ 分泌淀粉酵素消化淀粉；⑤抗菌消毒。

为了促进唾液分泌，饮食时要充分咀嚼，每口食物至少咀嚼 30 ~ 50 次，可以帮助食物消化，减少胃肠道负担，节约酵素。此外，咀嚼动作有利于下颌骨和肌肉发达，促进脑细胞活化，甚至促进名为类腮腺激素的唾液腺荷尔蒙分泌，有助于恢复年轻和防止老化，当然还能改善牙齿排列与防止松动，帮助稳定情绪和提高注意力，好处实在不胜枚举。故此，古人把唾液称为"金津玉液"、"甘露水"。

八、酵素的种类

酵素种类繁多，按其功能可以分为两大类，即分解系酵素和合成系酵素。蛋白质被分解成为能够被人体吸收的小分子氨基酸，氨基酸被吸收后又合成身体器官组织所需要的蛋白质，都分别需要酵素的分解与合成功能来完成。

为了区别体内和体外被利用的酵素，我们把体内的潜在酵素称为代谢酵素，而把肠胃等身体组织外的酵素称为消化酵素。酵素按其来源和用途大致上可分为四大类，分别是天然食物酵素、体内消化酵素、新陈代谢酵素和酵素补充剂（酵素食品），如图 1-6 所示。

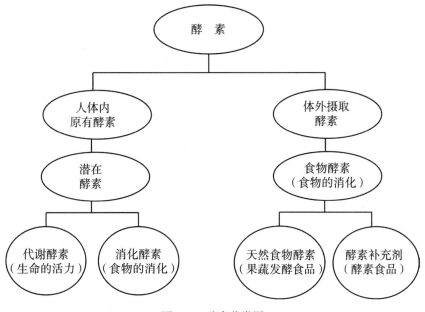

图 1-6　酵素分类图

1. 天然食物酵素

天然食物酵素来源于未经过加热烹煮的天然食材，特别是有机的生鲜蔬菜、水果、谷物含量较高。此外生猪肉、生牛肉、生羊肉和生鱼等动物食品中也含有消化酵素，但因为考虑寄生虫、病原菌以及动物性食品导致酸性体质引发多种慢性病等问题，不建议吃生肉和生海鲜。

天然食物酵素存在于生食中，所有未经过烹煮的食物中都含有数量与其食物营养成分相符的天然食物酵素。举例来说，生牛奶、油脂、种子、豆类、坚果这些脂肪含量高的食物，都含有脂肪酵素。人乳亦含有适量的脂肪酵素，可弥补婴儿胰液不足，但市售的巴斯德杀菌乳以及婴儿配方乳粉是不含脂肪酵素的。需要指出的是，豆类属于休眠的种子，为了传宗接代，大自然赋予它含有一种酵素抑制剂，如大豆中就含有一种蛋白酶抑制剂，来防止酵素发挥作用，以备来年春天入土种子发芽。所以种子或豆类发芽会使酵素含量与活力大为增强，不论是自然发芽还是人工发芽，淀粉酵素会将淀粉转化成可在成长植物中自由循环的糖分，并且成为能量来源，所以营养学家倡导多吃"芽菜"就是这个道理。再比如，生瘦肉中含有大量的组织蛋白酵素，水果、蔬菜中含有大量的纤维酵素和植物生化素。

虽然天然食物酵素大都存在于天然生食材中，但发酵食品中也含有食物酵素，有的则属于微生物酵素，如酱油、醋、味噌、纳豆、酸菜、腐乳等。

应该注意的是，生食中有些脂溶性维生素和植物生化素，需要加热加油烹煮后才能释放出来，例如 β 胡萝卜素、番茄红素、维生素 E 等。因此，建议生熟搭配交替食用更有利于获得均衡营养。

2. 消化酵素

人们比较熟悉的三大消化酵素是蛋白酵素、淀粉酵素、脂肪酵素，此外还有乳糖酵素，蔗糖酵素、异麦芽糖酵素等。食物在消化过程中，大约有 20 种以上不同种类的体内消化酵素参与分解食物中的化合物，以利于身体吸收利用。这些酵素可以催化与分解所提取的大分子营养素，把它们分解成小分子、微分子或单体元素，然后才能被肠道吸收进入体内利用。食物中含有的天然食物酵素，因其结构和功能与消化道分泌的消化酵素相同，所以可同步参与分解以增强消化功效。

消化道相对于体内的细胞而言仍属于外环境，体内酵素都是由自己的细胞所合成的，然而只有消化器官可以分别合成各种不同的消化酵素。主要的消化酵素种类、作用及分解产物如表 1-2 所示。

表 1-2 消化酵素的种类及其作用（来源：吉田勉编著《简易营养学》）

身体部位	消化酵素	反应物（成分）	催化作用 反应产物
唾液	淀粉酶	淀粉	将 α-1.4 水解
胃液	胃蛋白酶	蛋白质 多肽	切断芳族氨基酸与肽的结合

续表

身体部位	消化酶素	反应物（成分）	催化作用 反应产物
胰液	胰蛋白酶	蛋白质 多肽	切断与精氨酸赖氨酸的结合
	胰凝乳蛋白酶	蛋白质 多肽	切断芳族氨基酸的结合 分解变性蛋白
	胰肽酶 A	蛋白质 多肽	切断 C 末端侧的氨基酸
	胰肽酶 B	蛋白质 多肽	切断 N 末端侧的氨基酸
	弹性蛋白酶	弹性蛋白	切断与脂肪族氨基酸的结合
	脂肪酶	甘油三酯	单酸甘油和脂肪酸
	淀粉酶	淀粉	将 α-1.4 水解
	共脂肪酶	脂肪	结合于胆汁酸 – 甘油三胆 – 胰脏界面
	磷脂酶 A_2	磷脂质	脂肪酸与溶血磷脂质核苷酸
	核糖核酸酶 脱氧核糖核酸酶	RNA DNA	核苷与核苷酸
	α – 界限糊精酶 （异麦芽糖酶）	α – 界限糊精酶 （异麦芽糖酶）	葡萄糖
小肠粘膜	乳糖酶	乳糖	半乳糖葡萄糖苷键
	蔗糖酶	蔗糖	果糖、葡萄糖
	异麦芽糖酶	异麦芽糖	葡萄糖
	各种肽酶	二肽　三肽　四肽	氨基酸
	肠肽氨肽酶 胰蛋白酶原	胰蛋白质酶原	胰蛋白酶
	各种氨肽酶	多肽	肽的 N 末端氨基酸游离
	各种氨肽酶	多肽	肽的 C 末端氨基酸游离
	二肽酶	二肽	氨基酸
	麦芽糖酶	麦芽糖 麦芽三糖	葡萄糖
	脂肪酶	甘油三酯	单酸甘油与脂肪酸
小肠粘膜细胞	各种肽酶	二肽　三肽　四肽	氨基酸

3. 新陈代谢酶素

新陈代谢酶素可以将食物营养转化为能量，并将能量运转到细胞中。在心脏、脑、肺脏、肾脏等所有的器官和组织中，都存在着独立运作的数千种代谢酵素，这些酵素抓取蛋白质、脂肪、碳水化合物等营养物质，通过血管运送到各组织、器官，转换为能量，维持人体所有的正常功能，进行生命活动。凡是身体能量的产生，如眨眼、呼吸、思考、运动、睡觉等，都需要依赖代谢酵素去完成。换句话说，营养素在体内转化成能量之前，都需要经过氧化代谢过程，此时需要新陈代谢酵素发挥作用，最后再生成能量供人体生命活动使用。

除了产生能量，新陈代谢酵素还有一个很重要的功能，就是排出体内代谢废物，诸如细胞中的各类毒素、运动后的乳酸等。

人类与生俱来的自愈力，其实指的就是代谢酵素的功能。修复细胞组织和器官、排除毒素、祛除活性氧、抗衰老并促进疾病和创伤痊愈、完成新陈代谢生理过程、恢复和提升体能等，都要依靠代谢酵素的作用。

无论是代谢酵素还是消化酵素，其制造量都是有一定限度的，而且随着年龄增长以及精神压力、生病、病后复原等影响，酵素的消耗相对变快。特别是消化酵素并不能担负代谢酵素的重任，当其不足时，"酵素潜能即可调拨较少活性给消化酵素"，这种现象正发生在食用"负分饮食"——失去酵素的食物的现代人群身上。因此，不论是消化酵素或代谢酵素，我们都要十分珍惜，维护好我们体内的酵素银行，防止出现亏空太多。

4. 酵素补充剂（酵素食品）

随着生物科技的日趋成熟和人们健康意识的提高，酵素食品已经成为备受瞩目的保健品之一。人体若获得酵素补充，除了可以从生鲜的蔬菜水果中摄取之外，酵素食品是一个不可或缺的选择。

现在市售的微生物发酵的酵素产品繁多，其分类没有统一的规定，按照原料配比有复合酵素和单一酵素两大类。

复合酵素食品是精选自多种（几十种至百种以上）有机蔬菜、水果、谷物、中草药等，以科学配方及最新生物科技理论为基础，通过优质菌种自然驯化共生培养后，植入多株有益菌种发酵熟成的纯植物性综合优质酵素原液。它以活性酵素为主体同时含有菌的二次代谢物所产生的氨基酸以及维生素、矿物微量元素等成分，其作用广泛，具有多元性的特点。

单一酵素是以一种有机蔬果为主要原料发酵而成的。因此，它的保健功能比较明确，大都具有很好的抗氧化作用。严格来讲，单一酵素应该称为果蔬精华发酵液。例如，木瓜酵素、菠萝酵素、小麦草酵素、苦瓜酵素、芒果酵素、苹果酵素、柿子酵素、葡萄酵素等。

酵素按照不同制作工艺可以分为液体酵素和粉剂酵素两种。液体酵素经过培养发酵保持原液状态，具有较高的生物活性，一般均有较高的比活性检出值。既可以口服，也可以用于创伤、烧伤等外用，功效明显。粉剂酵素采用独立包装，不仅能隔离日光，接触空气的表面积比液体酵素小，不易被亏染，而且便于包装运输，便于携带，使用方便。但粉剂酵素在抽取粉末或颗粒时，可使其生物活性有所降低。

现今根据市场需求，也出现了丸、散、膏、丹、锭剂等酵素产品。

此外，按酵素的作用可分为转移酵素和消化酵素。转移酵素在人体内多达1500多种，如转氨基酵素、羟基酵素，主要是转移和催化其细胞所需要的各种养分，进而供细胞吸收；消化酵素的作用是消化食物、排泄毒素和代谢废物，如前一节所述，详见表1–2。

科学界为了便于酵素的研究，由国际酶学委员会制定了系统命名法则。核酸类酵素分为分子内催化R酶和分子间催化R酶两大类。蛋白质类酵素分为六大类：①氧化还原酶类：催化氧化还原反应，主要包括脱氢酵素和氧化酵素；②转移酶类：催化基因转移反应，如谷丙转氨酵素；③水解酶类：催化水解反应如淀粉酵素、脂肪酵素、蛋白酵素等；④裂合酶类：从底物中移动一个基因或原子形成双链的反应及其逆反应；⑤异构酶类：催化各种同分异构体的相互转化；⑥合成酶类：又称连接酶，必须与ATP分解反应相偶联。

我们知道，所有的酵素都有个"酶"字，通常从酵素的名称就可以判断其功能。例如胰蛋白酶和胃蛋白酶能分解蛋白质，都归类于蛋白酵素之中。除非您要做酵素的学术研究，否则您不必因酵素分类与命名复杂而对酵素怯步。重要的是，要了解并掌握如何摄取酵素，知道酵素的来源以及明白"没有酵素就没有生命"的道理。

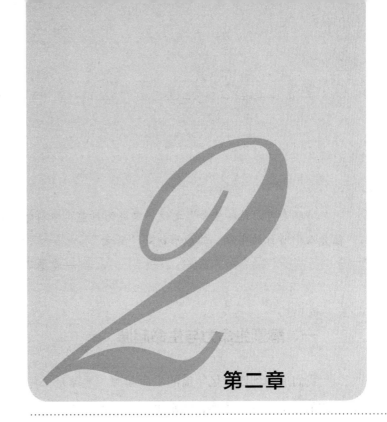

第二章

没有酵素就没有生命

"酵素可以维持生命"之说，更成为目前生命科学的定论，甚至可以说，往昔人们所称的生命，其原形就是"酵素"。

——爱德华·豪威尔《救命酵素》

一、酵素生命力与生命起源

我们追溯到四十亿年前的生命起源。地球是一片广阔的海洋，没有任何形式的生命存在。然而，海水里含有多种物质，遇到雷击后引起了各种化学变化，直到有一天，产生了蛋白质。由于蛋白质具有复制能力，因此被认为是生命原形的诞生。而蛋白质的复制能力就是酵素最初的工作。

前苏联学者 A·I·Oparin 在《生命起源与酵素起源》中则表示："酵素第一次的出现与生命的出现密不可分。我们无法以相同方式来复制这段发生的过程，因为它需要数十亿年的时间。"

酵素是唯一具有惊人生命力的物质。不论是动物还是植物，所有具有生命的物质都含有酵素，其与所有的生命活动都有直接关系，也因此才有"酵素是生命的起源"这种说法。

那么，我们又应该怎样去理解"生命"呢？通俗地讲，凡是活着的生物体就是生命。要区分一个生物体是活着还是死亡，最重要的依据就是看其是否正在进行新陈代谢，即看其是否与外界环境保持着物质交换、能量交换和信息交换，并且处于动态平衡之中。新陈代谢一旦停止就是生命的结束，随之而来的是蛋白质解体，生物变成死物。因此，能否进行新陈代谢是"生"与"死"的分界线。

生命经过几十亿年的演变，逐渐进化且日益复杂，但是最基本的、以新陈代谢推动的生命活动，无论动物或植物都是相同的，即一方面把摄取的营养变成能量，另一方面进行子孙的复制，这就是生命的繁衍。

新陈代谢就是新旧交替的意思。它包含两个方面内容：一个方面就是所谓的"同化"，即生物体从外界摄取食物，经过消化吸收、转化与合成过程，将其转变成自身物质，并将转化过程中产生的能量贮存在 ATP（三磷酸腺苷）中，这种过程称为合成代谢；与合成代谢相伴而行的另一方面是"异化"，即生物体不断地将部分摄入的物质或自身老化的物质加以分解，排出废物，并释放出生物所需要的能量，这种分解放能的过程称为分解代谢。分解代谢放出的能量一部分转化成热能维持体温，一部分用于生命活动（包括生长发育、肌肉收缩、腺体分泌等），再有一部分则用于合成代谢，合成新的物质。在生物体内的合成代谢与分解代谢相互联系，相互依存，这就是新陈代谢的全过程。生命就存在于合成与分解代谢的动平衡之中。新陈代谢是生物体生长、发育、繁殖、世代交替等能力的基础，能够新陈代谢的就是活的、有生命的。

人的生命是由物质构成的，并且有灵魂。生命物质却不同于一般的物质，生命寄托于神奇巧妙的物质结构中。这些物质包括碳、氢、氧、氮、磷、氯、钙、钾、钠、锌、镁等元素。从组成上看和非生命物质没有什么区别，然而它们的结构、性质和功能却不同于一般物质。早在一百多年前恩格斯就指出："生命是蛋白体的存在方式。"这个"蛋白体"应该包括蛋白质、酶素以及核酸。当核酸、蛋白质、酶素、糖、脂肪等多种有机物和无机物巧妙地结合在一起时，在一定的条件下，有了启动能量，不断地新陈代谢，就获得了生命。

能量从哪里来？是谁启动了生物体内获得能量的？是酶素。酶素蕴藏着惊人的生命力，因为酶素催化了蛋白质、糖或者脂肪等生化反应产生了能量。生物体内成千上万种生化反应，都要在酶素的催化作用下进行。酶素能在没有任何变化的情况下，成为所有生命活动的媒介而动作，也就是说，酶素可以带动原本不会发生的化学反应，也可以加速其反应产生能量而不改变其本质。有了能量推动，新陈代谢才能进行，才能有生命活力。所以酶素生命力，是生命的源泉。

豪威尔博士说："酵素是使生命存在的物质。人体中的每一种化学反应都需要酵素。"然而通常人们认为酵素在人体中与酶的作用一样，仅仅是催化剂而已，其实不仅仅如此。美国科学家曾经做过一个类似科恩伯格诺贝尔奖的实验：将小老鼠的 DNA 切碎后，加入特制酵素，一段时间后培养液中出现大量新生 DNA。这说明酵素具有强大的复活细胞和生命的活力，可以让生命从无到有，从死到生，这已不是简单的催化作用。酵素是新的生命力。

日本京都大学研究人员日前公布："酵素的作用是血液循环的开端。"他们发现了脊椎动物血液循环开始的机制，即血液开始流动并非由心脏搏动，而是一种酵素像剪刀一样"切割"附着在血管内壁的红细胞，从而使血液开始流动。京都大学生物学教授濑原淳子率领的研究小组利用斑马鱼的受精卵，在世界上首次拍摄到了红细胞开始循环时的情形。根据拍摄的图像，血管外生成的红细胞移动到血管内部，附着在血管内壁上，虽然心脏搏动已经开始，但是红细胞仍然停留在血管内壁超过一个小时，之后才一下子流动起来。这一研究成果已刊登在新一期美国《当代生物学》杂志网络版上。

美国哈佛大学的 L·T·Troland 博士在他的《生命的酵素理论》一书中说："生命的本质即催化作用，生命是由酵素建立起来的，是一连串酵素活动构成的。"从这个意义上讲，我们每一个活着的人，可以视为成千上万种酵素催化反应有次序整合的结果。

酵素本身并不是生物体的一种，但是酵素生命力是生命活动不可或缺的物质。如果没有酵素的存在，也就没有生命的存在。

二、酵素是生命产生的基础和生长发育的原动力

从人的个体生命产生来看，人的机体最初是由一个受精卵（单细胞）重

复分裂而形成的。受精卵是怎样产生的？受精卵是精子与卵子相结合的产物，精子与卵子具有互补的一切物质。精子在睾丸里发育成熟时，头部就长了一个顶体，这个顶体就是酵素，称为顶体酵素。正常的精子头部都有顶体酵素盖着，活力很强，而且跑得很快，所以它能溶解卵子薄膜形成缝隙进入卵子内部完成受精过程，产生一个受精卵。如图2-1所示。生命诞生之始就是由顶体酵素在大约五分钟之内率先完成的。

正常成年人一次射出的精液量为 2～6 毫升，每毫升的精子量应在 6000 万个以上（由于环境污染等因素，目前全球男子精子数量有很大下降）。有活动能力的精子占 60% 左右；异常精子占 30% 以上（其中包括头部没有顶体酵素的），这也是导致不孕的重要因素之一。

为了保护精子，精液里富含着抗氧化的 SOD 酵素（超氧化物岐化酶），因为精细胞富含线粒体，输精管和精液本身会产生一定的自由基，会杀灭精子，导致不孕；精液中的白细胞与吞噬细胞在消灭异物时也要产生自由基，SOD 酵素作为强力抗氧化剂，在精液中可以猝灭自由基，保护精子，防止其被氧化伤害。

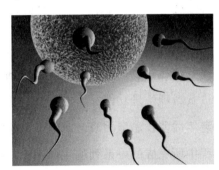

图 2-1　精子和卵子

没有 SOD 酵素的保护，精子成活率低或者成为异常精子，使得受孕变得更加困难。所以现在治疗不孕症的医生常以超氧化物岐化酶——SOD 酵素的活性，作为评估人工受精是否可行的重要指标。

从受精卵发育到胎儿需要经历好几个阶段，包括受精卵、胚泡、胚胎到胎儿。受精的精子和卵子开始进行细胞分裂，形成胚胎。受精第二天形成 4 个细胞胚胎，第三天形成 8 个细胞胚胎，第四天形成桑葚胚胎，第五天形成囊胚。长到八个细胞胚胎时，这个细胞胚胎要表达自己的基因，就是合成自己的蛋白质和 RNA（核糖核酸）酵素。这个时期对于人的生长发育极为重要。

生命产生了，细胞要不断地分裂，就要由"孕育酵素"，即卵细胞中的琉璃糖转化酶将母体的营养转化为胚胎营养，这个胚胎才能顺利长成为胎儿，一直到最终达到60万亿个细胞时，组成一个鲜活而庞大的人体王国。如果母体中缺乏孕育酵素，或少数孕妇和胎儿因先天缺乏一种称为G6PD的保护酵素，则会导致流产、早产。

酵素是生命产生的基础，从顶体酵素、SOD酵素、RNA酵素、孕育酵素等，每个阶段都能看到酵素在孕育生命过程上的功绩。1963年美国生物医学家在人体胚胎中发现了大量的特异酵素物质，而且正是这种酵素促进胎儿正常发育，不断形成胎儿的大脑、心脏和其他器官以及骨骼和四肢。这个发现进一步证实了酵素是人体先天就有的特殊生命物质。在我们还没有呱呱坠地时，酵素就已经是形成新生命的指挥者了。

酵素既是生命产生的基础，同时也是生长发育的原动力。胎儿娩出后，需要消化食物、吸收营养、建造细胞、营养细胞，已经形成的组织器官要促进其各项生理功能完善与强壮；长到成人后，要从事复杂劳动，繁衍后代；老年后要设法减缓衰老，保持健康……个体从出生、发育成长到衰老的全过程中所完成的一系列的生命活动，每时每刻都是消化酵素和代谢酵素在进行着各项催化和调节作用。

豪威尔博士认为："酵素代表生物学观点所认可的生命元素……酵素多年来被视为催化剂，其实酵素的功能比这种惰性物质更大。催化剂只能通过化学活动来作用，而酵素却可同时通过生物及化学活动来发挥功能。催化剂不含"生命元素"，而酵素则会发射出某种可视为生命元素的放射物。……酵素含有蛋白质，部分则含有可由化学合成的维生素。然而酵素的'生命原理'或'活性要素'却从未被人工合成过。"

爱因斯坦把人的生命看成是一种能量："构成人体的物质，只是运动时释放的一种能量而已。这些物质就像胶卷一样，是由一帧帧画面和每帧画面之间的间隙构成的。"将构成人体的蛋白质、脂肪、水分等从分子、原子、电子……一直到夸克，如果去除间隙，把夸克浓缩起来，那么，人体只相当于一枚大头针的针头！

如果人的生命是一种能量释放，那么这种能量正是从酵素推动的新陈代谢过程中而来。在新陈代谢过程中，物质的变化与能量的转移，总是与酵素催化的代谢反应紧密联系着。我们通常把代谢过程中的物质变化，称为物质代谢；而把伴随着的能量释放、转移和利用称为能量代谢，这些代谢过程都需要在酵素参与下才能进行。如果没有酵素的催化与转移等，人则无动力可言，就不能生长发育并进行一系列的生命活动，更无法完成生存使命。

三、酵素衰减是衰老的根本原因

科学界关于衰老机理的研究可谓众说纷云，到目前为止，估计已有300多种假说。其倾向性较多的有细胞分裂极限说、自由基学说、自体中毒说、基因调控说、死亡激素说、生物膜损伤说、代谢速变学说、磨损学说、性腺功能衰退说、内分泌功能衰老说、免疫衰老学说、生物钟学说、微量元素说以及氧化还原论等30余种。其中海弗利克的细胞分裂极限说、哈曼的自由基学说、基因调控说、免疫力下降说以及内分泌功能衰老说等五种衰老理论较普遍得到认可和接受，因此成为当今世界几乎所有抗衰老产品研制和生产依托的理论基础。

从生物学上讲，衰老是生物随着时间的推移，自发的必然过程。它是复杂的自然现象，表现为结构和机能衰退，适应性和抵抗力减弱。在生理学上，衰老被看作是从受精卵开始一直到老年的个体发育史。从病理学上讲，衰老是应激和劳损，损伤和感染，免疫反应衰退，营养不足，代谢障碍以及疏忽和滥用积累的结果。

在酵素营养学发表之前，人们从没把衰老与人的寿命同酵素联系起来。

但是，现在科学界已经提出了"酶的衰减"加速衰老的理论依据。人体内酵素的衰减不仅与上述主流衰老学说密切相关，而且几乎能对所有衰老学说相互认证和解读。

基因调控说认为，在破解基因密码后，只要修改有关基因或控制基因开关，便最终能够控制人类的衰老过程。科学界对于寻找长寿基因倾注了极大的热情和精力，经过几十年的辛勤探索，现已实现确定的与长寿有关的基因超过10种。这些基因除了与增加某种受体表达有联系，与哺乳动物精子的产生相关外，更多的是与抗氧化酵素类的表达有关，说明抗氧化酵素衰减是导致衰老的重要原因。

自由基衰老理论认为，减少活性氧对机体的氧化伤害，其主要途径是通过补充抗氧化剂。抗氧化酵素是清除自由基的克星，能起到防病抗衰老的作用，例如SOD酵素（超氧化物岐化酶）可以显著减少体内丙二醛（MDA）这一人体衰老的主要量化指标的含量，具有明显减缓衰老的功效。

海弗利克提出人的细胞可分裂50次的结论，进一步演算了人的最高寿限为120岁。然而，制约细胞分裂的因素都是加速衰老的原因，而凡是促进细胞分裂、抑制细胞分化的因素，都能有效地发挥抗衰健美、健康长寿的作用。端粒酵素与细胞分裂次数有直接关联，缺乏活性端粒酵素是制约细胞分裂的重要原因，也是制约人类寿命的根本原因（关于端粒酵素与人的寿命在下一节专门介绍）。

世界卫生组织（WHO）关于影响健康与衰老的因素有一个说法：假如你的健康是100%，那么遗传因素占15%，社会因素占10%，医疗条件占8%，环境因素占7%，而个人生活方式却占60%。这个结论虽然强调了个人生活方式对健康与衰老的重要影响，但是这个说法还是过于保守。它在某种程度上低估了个人因素的同时，高估了遗传基因对健康和衰老的影响。或许有人要问，遗传基因是无法改变的，环境因素也不是个人可以操控的。但是研究发现只有5%左右的基因严重影响人们健康，如地中海贫血一类的遗传病，而其他基因只是存在优势基因和劣势基因之分，基因的优劣对健康与衰老的影响是可以通过改变外在条件来调控的，也就是说是可以控制的。这是基因营养学的基本主张之一。世界卫生组织的比例中的各种因素，基本都是与个人行为有关，而且都与体内酵素状态有关。例如有的家庭人特别容易肥胖，这是肥胖基因在起作用，我们可以通过饮食控制并增加消化酵素（特别是脂肪分解酵素）改变遗传因素的影响而达到理想体重；再如，控制肿瘤发生的基因也可以通过提高体内酵素浓度被调节和控制。可以这样说：人体健康和延缓衰老 90% 以上是个人行为所决定的，而酵素在其中起到至关重要的作用。这与诺贝尔生理医学奖得主阿瑟·科恩伯格的说法是一致的：人类长寿90% 靠酵素。

酵素催化人体内数千种生化反应，促进新陈代谢，改善内分泌功能和性腺功能，从而提升人体免疫力和抗病能力。在众多有关衰老的学说中，几乎每一种学说的机理都与酵素理论相关联——没有酵素就没有生命。酵素衰减导致生命力衰退以至人体衰老。所以说，不论你从哪个角度，运用哪种理论去研究、分析、论述有关人类健康与衰老的原因，其结果必然是殊途同归——酵素衰减是衰老的根本原因。

四、体内酵素决定寿命

"人类寿命与有机物潜在酵素的消耗度成反比。若能增加食物酵素的利用，即可遏止潜在酵素的减少。"这是豪威尔博士关于"体内酵素决定寿命"的重要表述。豪威尔认为，我们每个人在出生时都被赋予了一定的酵素潜能，我们身体所能生产的酵素数量是有限的。正值青壮年时，体内酵素旺盛，生命充满活力，年老时体内酵素减少，身体变得衰弱，如果酵素疲乏或被用尽，就不能进行生命活动，生命即告终结。所以酵素过度消耗，导致健康受损，寿命缩短；若要健康长寿，就必须从食物中补充足够的酵素。

他认为，现代人所摄取的食物酵素普遍不足，这是现代人多病、亚健康现象充斥的根本原因。

豪威尔说："生命是一种酵素作用过程，当酵素潜能被消耗至某种程度时，生命即告终结。""我则喜欢将生命想成一种酵素反应的总和。当身体的代谢酵素活性由于损耗而降低，而且低至无法持续生命所需的酵素反应时，生命即告终结。这也是年老的真正标记，年老等同于代谢酵素活性日渐衰弱。假如我们能够延缓代谢酵素的衰败，现在所谓的老年便有可能变为生命中最灿烂的壮年期了。"

芝加哥的麦克·瑞斯医院曾经检测过93位年龄从12岁到96岁不等的受测者的体内消化酵素，虽然较年轻的受测者的消化酵素活性较强，而且年龄对其酵素的确有帮助，但还是避免不了浪费酵素潜能多年所必须付出的代价。麦克·瑞斯医院的调查发现，年老组的重要消化酵素——胃蛋白酵素和胰蛋白酵素强度会减少至年轻人的四分之一，年长受测者唾液中淀粉酵素也显著减少。这充分证明，仅从体内重要消化酵素来看，无论年长者或年轻者，酵素消耗与其寿命成反比，体内酵素决定寿命是可以验证的。

《黄帝内经》云："100岁，五脏皆虚，神气皆去，形骸独居而终矣"。现代科学从人的生长期测算，认为人的寿命应该在100岁到175岁之间；从人体细胞分裂次数计算，人类的寿命极限应该在120岁；从人的性成熟期来推算，人类的寿命极限应该在112到150岁。无论用哪种推算方法，人类的寿命都应在百岁以上。然而，现在城市中，很多老年人七八十岁就辞世了，大家也不觉得惊讶，这就是因为我们生活中，酵素的消耗太快了，有太多的违背自然规律的事情。

补充酵素，使体内经常保持高酵素状态，既能防病又能治病。按照自然规律去把握自己的行为方式，才能延缓衰老、延年益寿。

五、代谢酵素各具不同功能且无法化学合成

消化酵素把食物消化吸收转换成葡萄糖，并由肝脏送入血液内，循环到全身各组织、器官或系统的需要之处，成为全身细胞的能量来源。但消化酵素在这一过程中并不能直接代谢而产生能量，在每个能量转换环节中还需要各种不同的代谢酵素参与才能完成。这种促进化学反应进行以获取代谢所需能量者，就称为代谢酵素，其所产生的能量也称为代谢能量。

科学研究发现，身体的代谢酵素需要种类和数量，往往是依照其不同的生理功能及其所需要的代谢能量而定。麦克阿瑟和毕利两位博士曾经研究水蚤的生命周期，并据以说明上述假说。他们发现水蚤在 7.8℃状态下约可存活108 天，若温度升高至 27.8℃时，就只能存活 25 天，而且多数昆虫都是如此。实验证明，昆虫的生命期会随着它们代谢时所需要的能量而调整，因此，推论人类生活在一定条件环境下，所需的代谢酵素也会随代谢能量的需要而有所增减，而且不同生理作用需要不同功能的代谢酵素。具有不同功能的代谢酵素主要包括以下几种。

1. 调整血压酵素

已知人体血液中含有 98 种以上的酵素，以维系血液循环系统正常运作。高血压患者医生通常会给开出一种名叫 ACE 的降压药。ACE 的真正名称叫血管紧张素转移酵素，或称为"血液抗紧张Ⅱ"体内酵素。血压调控机制还要由以下的酵素负责转换而保持其稳定性：血管紧张素转换酶抑制酵素、血管紧张素抑制酶受体抑制酵素。

2. 维持心率正常的酵素

心脏之所以能够持续跳动，其动力来自于心脏与大静脉交界处的博动细胞群，由这个细胞群所发出的生物电信号，刺激心脏肌肉有规律地收缩。这种生物电信号由心肌跳动可以感知与测量，若用仪器记录下来就是我们所熟知的心电图。

然而，搏动细胞群要发生作用，主要靠细胞膜中的酵素，心肌细胞也有相同的酵素。当搏动细胞群中的酵素发生作用，并使心肌细胞中的酵素发生感应，心脏才能有规律地跳动，我们称之为"心率"。如果这些酵素不发挥作用，心脏即立刻停止跳动。如果动脉硬化导致心肌坏死，对搏动细胞传来的电流无法接收，心脏就会出现期间收缩、间歇、停搏、心悸等心脏病。乳酸脱氢酵素、肌酸磷酸激酵素都与维持正常心律有关。

3. 血栓溶解酵素

血栓溶解酵素平时隐藏在血液中，一旦有事发生，就会由心脏、肺、白血球等分泌出一种蛋白酵素，加上肾脏分泌的尿激酶，构成活性很强的血纤维蛋白溶解酵素，来溶解血管中的凝结血栓。药用尿激酶即属此种，临床上用于心梗、脑梗的急救。

4. 肝脏机能酵素

对肝脏异常有敏感反应的酵素，临床上用来诊断肝脏疾病，人们熟知的GOT、GPT 和 r-GPT 三种血清酵素就属此种，这些酵素多数存在于肝脏、心脏和肾脏等器官。在肝脏中，GPT 含量只是 GOT 的三分之一，血液中的 GPT 也很少，而 r-GPT 主要存在于肾脏。如果这些器官出现问题，酵素就会从细胞中溶血（血球被破坏溶化在血液中）。因此，在诊断肝脏功能、心肌梗塞、溶血等方面，只要检验血清中上述血清酵素浓度，就可以知道这些器官的受损程度。

5. 肌肉放松酵素

乙酰胆碱（Ach）与乙酰胆碱脂酶是共同维持神经肌肉接头传递生理功能平衡的物质。Ach 是作用物，它传递神经冲动产生电位可以使肌肉得以持续收缩；而乙酰胆碱脂酶是对抗物，它是水解 Ach 并将其清除使肌肉放松的物质。两者相互作用，使我们的身体根据大脑指令可以自由活动。如果某一环节发生异常，即可出现神经肌肉接头障碍的病变。

6. DNA 修复酵素

超氧阴离子自由基是 DNA 受伤害的最大祸首。好在我们体内的代谢酵素中，有专门的 DNA 修复酵素，可以及时修复受损的脱氧核糖核酸。如果此种修复酵素缺乏或受损，异常细胞增多，身体机能就会趋向老化，各种退行性疾病就会早日到来。科学家统计，含 DNA 损伤修复酵素越少的生物其寿命越短。

7. 白血球防御酵素

我们身体的疾病防御机能和自然治愈力，表现在免疫系统中的主角——血液中的白血球。它只要发现异物细菌或病毒入侵，白血球中的吞噬细胞就会立即前往作战，将异物吞噬。一个巨噬细胞大约可以包围一百至一千个细菌，包围之后利用细胞中的酵素，将异物予以分解、消灭，分解过程中堆积的异物尸体就是伤口周围的浓。因此，说免疫系统的好坏根本在于酵素，恰如其份。

8. 营养消化吸收酵素

我们所熟悉的胃蛋白酵素、淀粉酵素、脂肪酵素等消化酵素，可以把食物分解后变为葡萄糖，最终送入血液。但是，在这一过程中并不能直接代谢产生能量，能量转换过程的每一个环节，还需要各种专业代谢酵素的作用才能完成。例如肝脏必须靠五种不同的酵素方能制造肝糖，而要将肝糖转换成葡萄糖又需要另外三种酵素，才能将其送入血液中。各种细胞吸收了葡萄糖之后，更要有数十种酵素帮助才能转换成能量。在这一过程中，只要缺少了其中任何一种，都可能使整个系统发生故障，轻者让人感到不舒服，重者甚至危及生命。

9. 酒精分解酵素

酒精是通过人体肝脏内特定的酵素进行分解的。酒精进入肝脏后，进行两个阶段的处理，使其变成无害的乙酸，进入血液或排出体外。

第一阶段，是由肝脏的乙醇脱氢酵素（ADH）把酒精变成乙醛。乙醛是一种毒性极强的物质，会引起头痛、头晕、恶心等症状，让醉酒者在第二天感到身体难受。

第二阶段，由肝脏的乙醛脱氢酵素（ALDH）对乙醛进行分解，变成无害的乙酸和水，随尿液、汗水排出体外。

乙醇（乙醇脱氢酵素）→乙醛（乙醛脱氢酵素）→乙酸＋水→二氧化碳＋水

酒精分解酵素具有"酒前护肝、酒中增量、酒后解酒"之功效。

从代谢酵素的不同功能可以看出它对人的全部生命活动如此重要，直接关系着健康与长寿。诺贝尔医学奖得主阿瑟·科恩伯格在上世纪八十年代就建议（或期待）有心人能投入研发"代谢酵素药丸"，若能制造成功，以后需要的人只要每天或每餐服用，药效就会顺着血液循环送到全身各处细胞中，不仅能改善和治疗多种疾病，解决许多棘手的健康问题，甚至连致死疾病也能防治。

时至今日，虽然医药与生物科技的发展令人瞩目，但世界上还没有人能造出某种代谢酵素的"神奇药丸"。代谢酵素还不能在实验室合成，更别说量产了。代谢酵素只能由体内自然形成，所以我们必须十分珍惜体内代谢酵素的存量。如果体内代谢酵素非常缺乏，或因故超量损失时该怎么办呢？恐怕只有退而求其次，即补充食物酵素诱导身体自然生成代谢酵素。

六、酵素账户不能透支

1997年诺贝尔生化奖得主波以尔说："酵素是细胞的货币，没有酵素就没有生命。"豪威尔博士则把体内酵素比做银行存款，体内酵素的储量就是人体的"酵素账户"。酵素账户的存款与其存续时间的酵素消耗量成反比。你提领一次，存款余额就减少一些，酵素账户如果被提领一空或透支，那就只有一个解释——死亡。

酵素为身体的消化、吸收、细胞再生、排毒解毒等过程中所进行的一连串酶促反应，虽然酵素本身不会受到化学变化的影响，而且可以重复使用，然而酵素仍然会有一部分消耗，部分酵素在新陈代谢过程中被排出体外，有的则被分解成氨基酸重新作为蛋白质的材料。

透支酵素账户是由于历史认识与现代人的生活习惯等多种因素造成的。早在 1890 年奥沙利文和汤普森发布的划时代巨著说："酵素光凭其存在即能发挥作用，而且在作用过程中不会被消耗"，后来俄国教授巴布金的"酵素平行理论"主张即使体内只需要任何一种消化酵素，身体也会以相同的浓度分泌三大消化酵素。这些错误理论的误导，使许多人至今认为酵素不需要额外补充。现代营养学和医学界从来未把补充酵素做为健康祛病的重要措施。对于上述理论误区以及对酵素应用实践的影响，爱德华·豪威尔博士在他的《酵素营养学》中，从生物学、营养学的角度予以否定，他说："这种说法实在不负责任，也会导致不保险的期待，我们会误以为由于某种特殊的魔法，人体内的'酵素账户'不可能被提取一空，而永远都剩有余额。甚至连最用心的医生及技术人员也被这种错误的'官方'观念所蒙蔽。酵素不需要补充，是个极其错误的观点。酵素需要不需要补充，为什么会有截然不同的观点？除了对问题的认识角度不同外，焦点在于酵素是不是蛋白质？由于酵素以蛋白质为载体，蛋白质所具有的特性它都有。人们长期以来误以为它就是蛋白质，蛋白质不缺，因而酵素也不缺，所以酵素也不需要补充，因此酵素一直被主流社会所忽视。"

现代人每天都在透支酵素账户，表现在以熟食为主的不良生活方式方面，年轻人更为突出，因为年轻人体内酵素旺盛，透支酵素后，自己感受往往并不明显。当体内酵素衰减，不足以满足身体数千种生化反应作用的要求，导致酵素账户濒临破产时，我们却惊奇地发现——在这一过程中人并没有产生极大的痛苦，也可能不会产生任何明显的症状，而唯一的警讯是出现了一些亚健康表现，某些器官的功能性障碍或损伤并未引起重视。此时如果诊断者不懂得酵素营养的重要性，就难以将这种警示与根本病因以及衰老现象联系在一起。其结果则是器官功能越来越差，当遇到某些不利的环境因素（如风、寒、暑、湿、热等）影响时，便引发疾病缠身，加快衰老甚至寿命缩短致死。

近年来那些媒体曝光的优秀人才英年早逝者，无一不是体内酵素账户长期透支最终破产的有力证据。

提出"亚健康"的概念可能是对"未病"及前临床症状的警示，以便及时采取防范措施。然而，亚健康与疾病之间并没有清晰的分界线，医生如果把冠状动脉堵了70%诊断为冠心病，那么堵了69%、30%又如何呢？是亚健康吗？人们在考虑健康问题的时候，往往只粗略地断定"有病"或"没病"，这是不符合科学依据的。我们无法感知细胞异常，包括癌症在内，最初只是从一个细胞的遗传基因变化而开始的。除非外伤事故，所谓"突然死亡"是不存在的，尽管没有感知人的内脏变化，实际上细胞水平的变化、病痛、细微的征兆无时无刻不在悄然发生着，体内代谢酵素也无时无刻不在消耗着，只是因为我们认为"没病"而忽视了。体内代谢酵素减少到多少，酵素账户透支到什么程度会"生病"，目前的医学水平还无法提出有力的数据作证。但是，我们不能因此而忽视微小的异常变化疏于防范，更不能去做那些明知透支酵素账户对身体不利的傻事，如抽烟、酗酒、大吃大喝、熬夜等，而要平时注意观察自己身体的变化，注意身体发出的警讯，杜绝酵素账户透支。

酵素账户不能透支对年轻人更具有现实意义。年轻时不注意修正自己的行为，身体有一点问题就去求助现代科技——医学，盲目接受暴力似的医药入侵与践踏，并由此进入了酵素账户透支的恶性循环，最终"早衰与减寿"是其必然结果。为此，每个人从年轻时就应该学会养护体内酵素，学会这种不生病的活法。

七、食物酵素是健康长寿的关键

食物中所含有的酵素，是大自然赋予人类消化食物、吸收营养的重要物质。有了充足的天然食物酵素，就能够减少体内代谢酵素的消耗，有利于健康是毋庸置疑的。然而，为什么豪威尔博士认为食物酵素是健康长寿的关键，而且把它称为是一种延年益寿的物质呢？

食物酵素的重要性，从豪威尔的老鼠实验结果可以得到证实。实验室的老鼠因为喂食人工饲料，饲料中缺乏食物酵素，因此老鼠体内必须分泌大量的消化液进行补充。经过一段时间后，实验室老鼠明显比野生老鼠肥大很多，也就是说，以酵素营养不足的饮食为生的老鼠与吃完整食物酵素的老鼠相比，前者的胰脏大小是后者的三倍以上。胰脏为了从体内其他部位筹集到足够的酵素前驱物（也称酵素原）来分解原本应该由食物酵素自家消化的食物，就必须加大负荷工作，从而使胰脏变得比原来大好几倍才能完成使命。

实验证实，酵素不足的饮食比以生食为生的胰脏需要消耗数倍以上的体内酵素，而且导致胰脏不正常增大以及脑部重量缩减，代谢酵素前驱物浪费，使其他器官和组织必须依靠较少的代谢酵素来维持运作，这正是许多退化性疾病产生的主因。

华盛顿大学的外科医生曾用狗来做实验，他们在狗的身上插上管子，将胰液导出体外。胰液来自于胰脏，并分泌到十二指肠，其中含有多种消化酵素，对哺乳类动物的消化、吸收具有相当重要的作用。

实验结果表明，被抽掉胰液的狗，在一星期内全部死掉。尽管照常给予食物，但胰脏竭尽全力所分泌的胰液全部被抽走流出体外，导致胃肠内消化酵素不足，使胰脏衰竭，最后夺走了狗的生命。

对老鼠以同样的方法实验，结果没有一只老鼠能活过七天。

就人类而言，如果发生急性肠炎，引起剧烈上吐下泻，若不及时就医采取救治措施，据说三天至五天也会致死的。究其原因，不外乎是脱水加上胰腺酵素被大量排泄掉所致。胰脏是个腺体，胰液里的胰腺酵素是其他分泌物无法取代的。

假如我们用另一项动物实验反向证明一下，比如无论怎样抽取动物胆汁，也不会危及动物生命，这是因为胆汁中不含有消化酵素，所以即使胆汁被抽空，也不会减少体内酵素。

如前所述，酵素的种类非常多，一种酵素只能执行它所承担的一项任务，并不能替代其他酵素和被其他酵素所替代。而且食物酵素中特别是消化酵素，是消耗量极大的一类酵素，关乎日常饮食以及与饮食相关的消化系统的正常运行。正如中医所说的"有胃气则生，无胃气则死"的道理一样，这个"胃气"就是指食物酵素推动下的消化吸收功能。不含食物酵素的食物，不能提升胃气。人没了胃气，就没有消化吸收功能，寿命自然会终结。

当一个人饱餐一顿不含食物酵素的"美食"后，充满智慧的体内最大的生物组织，就会立即采取行动，征召体内生产代谢酵素的机制暂时停工，"转产"去生产消化酵素来分解你饱餐吃进去的过量食物。这里要特别强调指出，生产代谢酵素的这个机制，正是掌控生命活力和人体寿命的同一个运行机制。

其实，现代人的饮食生活与被抽掉胰液的狗极为相似，因为人们日复一日地去消化那些无酵素或酵素不足的"美味佳肴"，胰脏必须分泌大量的胰酵素来消化吸收。长此以往，胰液等体内潜在酵素难免枯竭，最后走上早衰、老化之路，而且现代人的饮食生活愈精致化、便利化，此种趋势愈明显。

八、端粒酵素破解衰老之谜

2009 年诺贝尔生理学与医学奖揭晓，让中国人知道了三位美国科学家的名字：伊丽莎白布莱克本、卡萝尔格雷德和杰克绍斯塔克，同时也让世人知道了端粒和端粒酵素这两个重要名词。

其实，端粒和端粒酵素与人类衰老和寿命的关系很早就引起了科学家们的关注。科学家们发现，在生物体的细胞核中，有一种易被碱性染料染色的线状物质，人们称它为染色体。在染色体的顶端，有个外形像帽子样的东西，它就是端粒。端粒实际上是染色体末端的一段复制序列，是真核细胞染色体末端高度保守的 DNA 重复片断，由特殊的碱基序列构成。端粒具有维持染色体相对稳固、防止 DNA 互相融合及重组的功能，犹如守护神一样保护染色体的完整与稳定，防止染色体畸变，保证人类遗传的稳定性。

在新细胞中，细胞每分裂一次，染色体顶端的端粒就缩短一次，随着细胞不断地分裂，端粒就会越来越短，当端粒缩短到一定程度不能再缩短时（通常最多可缩短 50 ~ 60 次），细胞就无法继续分裂，于是机体就出现衰老与机能低下状态。

由于端粒的长度决定了细胞的寿命，因此端粒被称为是细胞寿命的"记数器"。研究显示，胎儿细胞内的端粒明显比老年人长，而早衰的克隆羊"多利"细胞中端粒的长度比同龄羊短 20%。这表明，端粒不仅与染色体的修改物质和稳定程度密切相关，而且涉及细胞寿命、衰老与死亡等诸多方面。也就是说，端粒愈长，生物的寿命愈长；端粒愈短，生物的寿命亦愈短。

如果细胞分裂时端粒不缩短，结果会怎样呢？科学家研究发现，人在生命初期，年轻的细胞内有一种端粒酶素异常活跃，可刺激端粒不断地自我复制而保持原有长度，从而将衰老的时钟一次又一次地重新设定。理论上讲，端粒酶素的作用则是帮助合成端粒，端粒的长度就能够得到保持，细胞的老化速率就会被延缓，生物的寿命就会延长。由此，人们似乎看到了长生不老的希望曙光。

根据这一原理，人们找到了癌细胞无限增殖的原因。原胚状态的癌细胞含有异常活跃的端粒酶素，端粒酶素与 DNA 相结合后，能保持端粒在复制时不会丢失缩短，所以癌细胞就无限分裂，生生不息，无情地吞噬患者的生命。

人体除了原胚细胞外，一般细胞均缺乏活性端粒酶素，这是限制细胞分裂次数的重要因素，细胞一旦停止分裂而渐渐凋亡，导致相应的组织器官由功能减退到衰竭，进而促使机体早衰，罹患疾病直到死亡。所以说，体内缺乏端粒酶素是使人衰老并制约人类寿命的根本原因。

人体细胞随着年龄增长都会衰老，从细胞层面破解衰老之谜，科学家们发现，端粒酵素的数量及活性是制约细胞衰老的关键因素。年轻人细胞和老年人细胞的遗传基因并没有什么不同，但是基因两端的结构——端粒却不相同。人在年轻时，端粒酵素的活性很强，容易维持端粒的长度，不易缩短；但到老年时，端粒酵素活性降低，数量减少，难以维持端粒长度，端粒在DNA复制时逐渐缩短，因而衰老现象慢慢显露。

有研究显示，男性端粒长度缩短速度略快于女性，这也是男性平均寿命略低于女性的一个原因。

端粒酵素的存在，算是填补了DNA克隆机制的缺陷，能够把端粒修复保持其长度，可以让端粒不会因为细胞分裂而有所消耗，使得细胞分裂克隆的次数增加，所以引起人们的特别关注。端粒和端粒酵素的发现，不仅为人类治疗癌症和各种现代富贵病提供了新思路，而且有可能让人类看到延长寿命的新曙光。但是，事实上科学家虽然能通过导入端粒酵素使正常细胞分裂次数增加，但不能使细胞真正长生不老。生命衰老是一个非常复杂的进程，受到许多不同因素的影响，端粒和端粒酵素仅仅是其中之一，并非唯一因素。

正常体细胞基本上没有活性端粒酵素，但是，科学家们从未停止研究端粒酵素的性质与合成端粒酵素的基因，并且不断地取得重大阶段性进展。据报道，2007年首个以端粒为靶标的酵素片剂已经在美国上市。纽约的制药商A·T科学公司从黄芪中提取的TA-65分子提纯浓缩，开发成一种抗衰老的营养补充剂，可以从医生那里买到。此外，其竞争对手、位于内华达州的西艾拉科学公司同样在开发激活端粒酵素以帮助维持端粒长度的药品，并希望在15年内能使相关药物获得FDA的批准。该公司首度执行官比尔·安德鲁斯说："我们的实验室中有35种化合物能够开启端粒酵素基因。"

2010年12月2日《参考消息》以"青春永驻并非神话——端粒酵素使老鼠返老还童"为标题转载了英国《自然》周刊报导的科研成果：研究人员在实验鼠的饮食中添加了一种名为4.0HT的化学物质，这种物质可以促使体内生成端粒酵素。相当于人类80～90岁的老年鼠毛发灰白，皮肤起皱，实验鼠一个月后，它们的心、脾、肝、肠等器官，都具备了年轻器官的外观和功能，看起来相当于人类40～50岁。此项研究表明，端粒酵素修复受损端粒能使机体恢复青春。

人有多种年龄，比如时间年龄、生物学年龄和心理年龄。一些人的时间年龄与生物学年龄是有差距的，其个体差异可达5～10岁，甚至更大。也就是说衰老可以提早，也可能推迟。端粒长度是生物学年龄的一个完美显示器，测试端粒的长度，就是从分子生物学的水平来衡量寿命。西班牙马德里国立癌症研究中心与包括英国在内的欧洲医学公司合作，将检测端粒的"科学算命"推向市场。检测端粒其实就是基因检测的另一种形式，如同孕妇产前检测胚胎的DNA以判断未来孩子是否健康以及是否有遗传病一样。

如果你有一种积极的生活方式和态度，检测端粒后，知道自己的端粒较短（主要是白细胞两端的端粒），就可以通过多种方式来补充酵素趋利避害。基因仅仅是长寿的一部分原因，长寿更多的因素是后天生活方式，包括合理膳食、适量运动、戒烟戒酒、心理平衡等。测试端粒的主要目的还在于端粒、端粒酵素与某些疾病发病率有关联，结合现有数据库的对比，可以解读出大量有关衰老和疾病的信息，为健康生活提供参考。

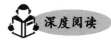 深度阅读

DNA（脱氧核糖核酸）是细胞的遗传物质，在每一个细胞核中杂乱地、松散地盘曲，形成被称为染色质的螺线结构（如图2-2所示）。在邻近细胞分裂之前，染色质变得紧密盘绕形成染色体。人体细胞包含23对染色体。每一条染色体分为两条染色单体，由着丝点连接在一起。

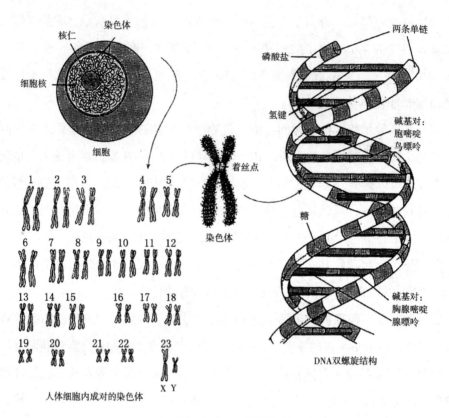

图 2-2　DNA 的结构

　　染色单体可以被分为很多条带，其中每条带都含有很多基因。一个基因就是提供构成一种蛋白质编码的 DNA 片段。

　　DNA 分子是一条长长的、盘绕着的像一条旋梯一样的双螺旋结构。在其上，由糖（脱氧核糖）和磷酸分子支持形成两条链。两链由四种叫碱基的分子连接，组成楼梯的梯级。在梯级上，腺嘌呤和胸腺嘧啶配对，而鸟嘌呤和胞嘧啶配对。每一对碱基都被氢键联结在一起。这样，一个基因由一个碱基对的序列组成，每一个序列中三个碱基对编码一种氨基酸（氨基酸是建造蛋白质的砖块）。

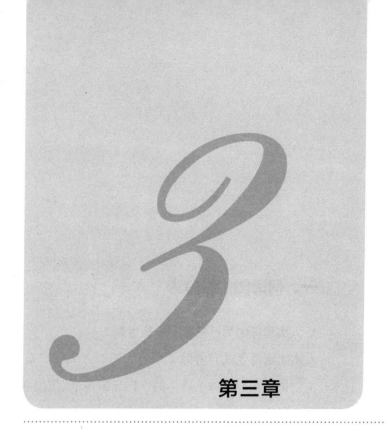

第三章

微生物酵素

一、何谓微生物酵素

1. 人类营养的另一来源——微生物

人体细胞需要的营养除了广为人知的六大营养素之外，其实还包括对人体有益的微生物。地球上最早的生物起源是单细胞生物，经过40亿年的演化形成了各种多细胞的动植物。所有生物体的细胞结构都有相似之处。而微生物菌体的本身，也是由蛋白质构成，也算是人体优质氨基酸的来源之一，人体吸收后，不仅成为一种营养来源，而且通过发酵产生的活菌成为体内肠道中有益菌群的一部分，能够起到维护人体健康的作用，所以我们把微生物作为营养的另一个来源是实至名归。

只要有糖作为原料，利用微生物的发酵作用，就可以生成人体所需的多种营养物质。发酵过程中所含的菌种、菌数越多，即大规模的发酵、繁殖过程，才能产生优质的符合人体需求的产物。

微生物酵素就是以新鲜有机蔬菜、水果、药食两用中药材为原料，经过植入多种益生菌发酵而产生的酵素与益生菌复合制剂。它是一种含有益生菌的活性酶。微生物酵素包括三部分：第一是酵素，第二是微生物，第三是多种营养素。微生物指的是益生菌，酵素是益生菌的二次代谢产物，营养素包括多种维生素、矿物质微量元素和植物生化素等。国内有的专家把微生物酵素定义为"生态免疫营养制剂"。

2. 酵素和益生菌是造物的原始配合

酵素和益生菌本来就是体内原有的物质，它们之间是怎么样的依存关系呢？其实这是一个"鸡生蛋，蛋生鸡"的命题。要了解酵素与益生菌必须把问题的焦点放在肠道，益生菌在肠道中可以制造酵素，而酵素和益生菌是生理代谢中相辅相成、相互依存、相互奉献的关系，两者之间齿唇相依的互动形成了微生物发酵的共生世界。

微生物发酵需要有发酵的食材。从益生菌的角度，它们需要的食材是膳食纤维和蔬菜水果中的碳水化合物。经过益生菌的捣碎和转化，可以被制成酵素的食材在肠道中进入益生菌的发酵系统，经过复杂又精密的发酵程序，获得了丰富的人体需要协助代谢的触酶分子。发酵是益生菌将食物结构分解转换的过程，是由酵母菌、乳酸菌、醋酸菌等益生菌作用，从生长停滞到大量繁殖，从稳定期到死亡，不容许有任何干扰发酵的污染。在肠道内环境中，生理本能可以顺其自然完成上述程序。

微生物酵素生产技术在概念上是人体肠道发酵过程的大规模完整版，我们可以把它比拟为被制成酵素的食材是在人体肠道中进入益生菌发酵的系统一样，经历发酵工厂获得新的触酶分子。一旦益生菌发酵食材在体外先行经过发酵，譬如像腐乳、纳豆、泡菜之类的发酵食物，好比在发酵工厂中经过固定发酵后的微生物酵素一样，是不是等于同伴帮助它们先行做了食材的前期处理？在肠道中它们发酵过程中的代谢产物又成为一些益生菌的营养物质，使代谢过程保持蓬勃状态，使肠道发酵分解的效能可望提高。可以说益生菌需要酵素来彻底执行发酵工作，从而促进肠道的高效率代谢生态。

酵素是食物在肠道消化过程的主角，其中微生物（主要是益生菌）就是这一过程的伟大桥梁。设置在肠道终端的发酵过程是由益生菌来执行的，通过发酵产生酵素与各种营养物质，所以益生菌是在肠道制造酵素与营养素的最大生产线。有专家估计，肠道内的益生菌大约可以制造出3000种酵素以及重要的营养物质，这对体内营养优化有重要贡献。

养生保健的最高层级就是将肠道经营成高效率的代谢生态，任何食物与药物都不应该去破坏这个与维持健康休戚与共的平衡。微生物（益生菌）与酵素的完美结合定名为微生物酵素，使其成为"完全消化的、干净的食物"。

微生物酵素除了含有综合植物酵素群和活性益生菌群（包括益生菌的代谢物）外，还含有维持生命所必需的干净能源——葡萄糖和果糖，以及维生素、矿物微量元素、有机酸和植物生化素等均衡的"完全营养"，从而能够形成具有与人体胃肠道消化过程相一致的平衡机制，而被机体完全吸收。

毋庸置疑，微生物酵素是调节体内微生态平衡的液质。这种液质含有丰富的有机酸，而且渗透性极强，因而创造了适合于体内益生菌生存的良好微生态环境，使那些只能在碱性中繁衍生存的杂菌和病原菌无法生存下去，并且使体内的代谢废物、污染物等，经过自然循环排出体外，从而构建体内微生态的良好平衡状态。

摄入微生物酵素能以最快的速度到达人体内提前老化和菌群失调的区域，活化、再生细胞，平衡肠道菌群，维护黏膜免疫屏障，抑制各种有害菌的产生和滋长，延缓衰老，使人体长期保持年轻健康的状态。

二、微生物酵素与肠道

1. 健康的秘密在肠道

如果告诉现代人一个关于健康的秘密，那会是什么？健康的最大秘密就在肠道，肠道的最大秘密就在酵素和益生菌的多寡废存，而破解这个秘密的关键就是微生物酵素。

人体内肠道只是一个消化食物、排出糟粕的器官，很难把它和"生命的动力，健康的基石"这种豪言壮语联系起来。但实际上肠道的运作可称为人体生理活动的重大工程。人的一生中经过肠道处理的食物约有 70 多吨，相当于 13 头大象的重量。食物经口腔进入消化道，需要经历 9 公尺的旅程和 24 ~ 48 小时的时间，才能完成任务。而每一厘米的消化管道都扮演着不同的角色，以确保食物的分解、消化、营养吸收、转换能量的正常。

如果肠道在结构功能和肠相上出现异常，就要直接影响到生命的动力和全身健康，就如同汽车没了油、手机没有电一样，生命活动将无法运行。

食物从口腔分泌淀粉酵素开始，经食道、胃、小肠、大肠直到肛门这一过程（如图 3-1 所示）中，食物消化与营养转换竟然消耗掉人体一半以上的能量，不可不谓之"重大工程"。与此同时，消化腺体从唾腺、胃腺、肠腺以及肝脏、胰腺在每一阶段都要及时、正确、按不同剂量分泌不同的化学物质，而其中最重要的就是消化酵素，可以说酵素是整个肠道消化过程的主角。

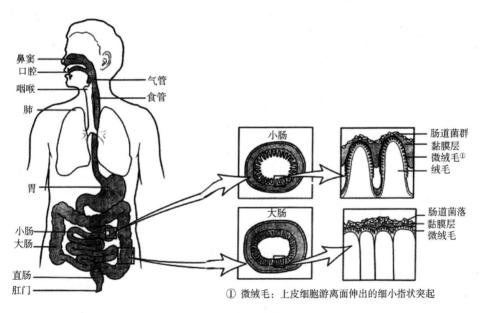

① 微绒毛：上皮细胞游离面伸出的细小指状突起

图 3-1 人体内的"管道"

从生物进化看，肠道是一个最原始的器官，比如腔肠动物的身体构造就是以肠道为主体，其口部和肛门是合二为一的。而人体许多器官也是由此衍生出来的，积蓄营养的细胞与肠道分离后，肠道前端形成了"胃部"，用以研磨与贮存食物；后部形成了肝脏；中间的小肠最重要的功能就是吸收营养。

小肠从胃的括约肌开始，占据了腹腔的大半部位，最后开口于大肠，长度约6.3公尺。小肠的第一部分是"十二指肠"，可接受胰脏和肝脏分泌的消化液，胰脏的外分泌部分所分泌的就是消化酵素，分泌到肠道中协助消化食物。小肠的第二部分为"空肠"，其黏膜细胞所分泌的酵素加上十二指肠的消化液，便可以使营养的分解工作完成。小肠的第三部分"廻肠"把养分吸收并输布到全身转化成能量。进入大肠的是吸收营养后剩余的残渣，由大肠吸收水分进入肾脏，然后慢慢移动渐渐形成粪便。大肠分为盲肠、结肠及直肠，最后接到肛门。当粪便进入直肠后，人的自律神经反射感到有便意，将粪便排出体外。

如果保持肠道健康的正常动作，就能为我们的生命带来动力，其重要性如同发电厂、补给站一样；反之，若是肠道出了问题，轻则带来各种小麻烦，如胃肠炎症、便秘、腹泻等，重则危及生命，如大肠癌、直肠癌。不幸的是，在肠道吸收营养和转化能量这一过程中，会有很多环节出现错误，因此导致消化系统疾病都指向胃肠功能障碍与失衡，包括炎症性肠症、肠易激综合征、消化性溃疡、病毒性胃肠炎以及与抗生素有关的腹泻等。许多科学家的研究结论认为，这些肠道疾病都源于体内菌群失衡或者不适当的免疫应答，而微生物酵素不足则是最初始的根本病因。

人体最大的免疫系统在肠道，肠道内微生物酵素在提高这类免疫力方面起着决定性作用。德国国家科研机构在2001年的一份报告称："如果能够治疗疾病的物质都称作'药'的话，人体自身是可以产生一万多种药的！而这一万多种'药'有百分之七十以上是在肠道中。一般的疾病靠这些'药'完全可以治愈。"研究证明，95%以上的感染性疾病和非感染因子所致的疾病都与肠道有关。所以，"健康的秘密在肠道"是千真万确的。

从食物分解与吸收的观点，从营养筛选与能量转换的观点，从微生物酵素多寡废存的观点，从免疫屏障与废物排出的观点，都可以说肠道健康是全方位身体健康的核心，肠道健康无可取代，可见，健康之道从"肠"计议是何等重要。

2. 胃肠道是可以独立思考的"腹脑"

胃肠道是一个令人不可思议的脏器。它支配着复杂的生理功能，而不受大脑控制独立运作，反而大脑的运作少不了胃肠道这一"腹脑"的指挥。比如，从吃食物的那一刻开始，到营养吸收分配以及废物清除结束，是由肠道独立完成的；从细胞发生病变发出求救讯息开始，到免疫系统发出发炎指令及修复完成为止，也是由肠道独立完成的；从吃入带细菌病毒食物侵袭肠道正常菌群开始，到启动腹泻机制清除污物为止，如果没有肠道这个"腹脑"存在，所有的生理指令的传输与执行，是由哪个器官来完成的？

基于肠道具有这种独立"思考"能力，进行快速分析判断和处理，自身做出结论并向有关器官和免疫系统发出指令，才能实现上述功能。

通过观察没有脑、只靠肠道生存的水螅等腔肠动物，就会发现肠道具有脑的原型。人类肠道和其他动物的肠道不同，其神经丛密集，肠道表面有很多绒毛和微绒毛的突起，使其内表面积扩大了 600 倍左右，表面积总和约为 200 ㎡，相当于一个网球场那么大，四通八达的神经网络证明肠道独立"思考"后，具有信息密集传递之功能。

最近人们发现，大脑内存在的神经传导物质、激素类物质，也有的存在于肠道之中，比如血清素和褪黑色素。如果体内血清素不足会导致抑郁症，褪黑色素可以调节人体生物钟、改善时差和睡眠状况，这些物质被称为脑肠肽。体内 95% 的神经传导物质都是在肠道中生成的，由此我们得知肠道和大脑的关系是非比寻常的。

美国的 D·卡逊医学博士在他的《第二奇迹——肠内也有个大脑》一书中说："虽然令人难以置信，但是丑陋的肠道比心脏还聪明，而且拥有丰富的'感情'，哪怕没有大脑和脊髓的指令，它也能发出反射信号，拥有内在性神经系统的脏器只有肠道。"

肠道腹脑也被称为"第二大脑"，这一概念目前的证据都指向免疫系统，以及肠内细菌群与免疫系统和神经系统的密切关系。如果腹脑就是免疫系统，那么肠道里四通八达密集的网络信息，就更加顺理成章地保持着与任何系统的联系，以及益生菌群掌握肠道环境与肠道健康的说法是完全可以接受的。

肠道有神经与脑部联结，大脑的指令可以随时反应在肠道上，同样肠道系统的问题也会影响大脑及人的情绪，肠道不健康甚至直接影响脑力与判断力。

胃肠道是个有"感情"的器官，当人们情绪低落、焦虑、担心、伤感或沮丧时，黏膜分泌功能减弱，食欲减退。诺贝尔奖得主西历克西斯·卡锐尔博士说："胃溃疡的产生，不是因为你吃了什么而导致的，而是因为你忧愁些什么。"坏情绪首先伤害的是消化系统的胃肠道，坏情绪会以攻击器官的方式来"泄愤"，胃肠道当了"替罪羊"名列第一位。当你处在"愁断肠"时，胃肠道变得十分敏感脆弱，"断肠人在天涯"的恶劣情绪必定是一个胃肠道疾病患者。

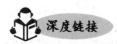
深度链接

发酵与腐败的区别

发酵与腐败互为表里。

发酵指的是"酵母或细菌等微生物分解有机化合物生成酒精、有机酸及二氧化碳而产生热量的过程"。藉由有益的微生物制造出对身体所需的物质就是发酵，例如制酒、酱油、醋、味增、泡菜等都是经由发酵作用所得的产物。

相反地，对人类而言，腐败指的就是"有机物质被细菌分解，变成有害物质同时产生令人厌恶的气体的过程"。例如，我们将一块肉放在常温下，过不了多久，就会因为空气中的细菌开始腐败，导致肉渐渐烂掉，同时产生恶臭、变黏等现象。

发酵和腐败同是细菌为生存而产生热量，对有机物质的分解过程。也就是说，对人类而言，发酵会制造出好的东西，腐败则制造出毒物。

三、微生物酵素的作用

微生物酵素对提高生命质量有着广泛的、重要的作用，概括起来包括抑制有害菌生长、调节菌群平衡、建立黏膜免疫屏障、防止病原菌感染与消炎、促进营养物质吸收、分解排出有毒和致癌物质、改善机体内环境、活化细胞延缓衰老等。

1. 调节菌群平衡，建立黏膜免疫屏障

免疫系统是人体最重要的防御体系，对外预防致病菌、毒素和过敏源，对内处理衰弱和异常的细胞。人体免疫力就是最好的医药。

免疫系统除了细胞免疫和体液免液外，黏膜免疫系统目前还鲜为人知。但是，免疫学的概念和范围不断完善，使黏膜免疫一跃成为生命科学的主角。人体所有与外界相通的管道如消化道、呼吸道、泌尿道、生殖道、胆道、乳腺等都覆盖着结构复杂的黏膜，构成对生存健康至关重要的黏膜系统。如果把人体所有的黏膜展开，其总面积达到约 480 平方米。其中肠道约 400 平方米，呼吸道 80 平方米，泌尿生殖道 5 平方米。

从黏膜外面进入血液里有三道屏障防御，保护着黏膜免受致病微生物和有毒物质的侵袭。最外面一层叫生物屏障，是正常微生物菌群，即益生菌，其中一种叫"嗜酸乳杆菌"的作为生物屏障铺在黏膜表面；第二层叫免疫屏障，黏膜免疫系统产生的抗体就像子弹，把外来的细菌、病毒等，一个个全打死；第三层是细菌屏障，是机械屏障，正常状态下通透性小，把有害物质挡在外面，使其无法进到血液中。

黏膜系统中含有的益生菌是与生俱来的，如果益生菌的势力很强，这三道屏障的作用就强，就能保护人体健康。随着年龄增长或其他因素使益生菌数量减少，就意味着健康的远离，各种疾病就会不请自到。研究表明，黏膜免疫系统中 T 淋巴细胞、B 淋巴细胞等免疫细胞，占整体免疫系统的 80%，是免疫系统的主力兵团。

口服微生物酵素，通过刺激局部免疫，使远端产生免疫应答，产生系统间和全身的免疫反应，可以对其他系统疾病产生治疗作用。譬如，肠道黏膜免疫，可在肺部产生免疫效应，也就是协同免疫作用，已应用于临床，取得良好效果。

2. 微生物酵素的消炎、抗感染作用

微生物酵素的消炎、抗感染作用表现在以下三个方面。

（1）通过调节肠道菌群平衡，完善和加强黏膜表面的生物屏障，保护黏膜免受致病微生物和毒素的侵袭，从而减少应激反应对黏膜的损伤，防止肠源性疾病的发生。

（2）益生菌代谢所产生的细菌素、过氧化氢，能够有针对性地抑制或消灭致病菌，其消炎、抗菌、抗感染的作用比抗生素更具优势。

（3）微生物酵素能够活化 NK 细胞（自然杀伤细胞）和吞噬细胞，提高全身免疫系统的协同作用。它对各种阴道炎的疗效已经得到国内外临床治愈的案例证实；对急慢性呼吸道炎症，如慢性咽炎、过敏性鼻炎以及牙周炎、牙周脓肿和口腔黏膜溃疡等有明显功效。一般服用微生物酵素 1 ~ 3 个月，可以彻底摆脱几年甚至几十年病痛的困扰。

首都医科大学附属朝阳医院肝肾移植中心李宁教授等发表的《应用微生物酵素预防肝移植术后早期感染的作用》（中华医院感染学杂志，2002 年第 12 期）证明除局部抗菌作用外，通过黏膜免疫系统产生特异抗体，达到抑制致病菌感染的功效，对提高肝移植手术的生存率，具有明显的临床意义。微生物酵素预防各种手术的术后感染，加快伤口愈合，也已得到临床验证。

3. 促进营养物质的吸收利用，增强体质

微生物酵素通过酶的催化和益生菌的分解发酵，不仅能分解食物中大分子营养物质，使之容易被机体吸收并转换成能量，而且可以产生许多新的营养元素，供给机体细胞，全面增强体质。

微生物酵素进入食物消化过程后，与体内消化道分泌的消化酵素协同，把蛋白质变成小分子氨基酸，同时还必须有益生菌对食物的水解发酵作用，才能完成营养物质的消化过程。在这一过程中，益生菌能产生谷氨酰胺、精氨酸和维生素，这些物质既是肠上皮细胞生长所需、免疫细胞能量的主要来源，又是蛋白质和核酸合成的重要氮源，可以明显地增强黏膜屏障功能，减少细胞移位，降低严重感染的并发症。

蛋白质分解和氨基酸发酵需要的各种蛋白酵素、肽水解酵素，有许多都是由肠内微生物代谢产生的。如果益生菌减少，蛋白质分解或其他原因造成受损蛋白增加，就会使受损蛋白最敏感的神经细胞，尤其是脑细胞发生改变，这是造成白内障和老年性痴呆的原因之一。

微生物酵素中的益生菌参与降解复杂大分子物质，它们的代谢产物如短链脂肪酸，是蛋白质降解、氨基酸代谢和碳水化合物代谢的最终产物，也是细菌发酵的主要产物，对人体有重要的生理功能。这些代谢产物可能又是另一些益生菌的营养物质，如此产生的"食物链"，交叉连接，互相影响，构成肠道内蓬勃不息的代谢活动，促进新陈代谢，维持微生态平衡。

微生物酵素在体内可以合成多种维生素，并促进钙、铁、锌、镁、磷、钼、硒等矿物质微量元素的吸收。合成的维生素包括：A、B_1、B_2、B_5、B_6、B_{12}、C、E、K、D、泛酸、尼克酸等。均衡而全面的营养元素、充足的酵素为组织、细胞发挥正常生理功能提供能量，也为清除衰老细胞、修复与重建、制造新生细胞提供材料。坚持补充微生物酵素的受益者，改善了各种亚健康状态，从而精力旺盛、脸色红润、头发光泽，老年人白发减少、恢复性功能、展现青春活力等已经成为普遍现象。

4.清除体内毒素垃圾，改善机体内环境

人类在长期进化过程中，人和体内菌群形成了一个相互影响、相互作用的生态系统，建立了稳定的机体内环境。微生物酵素具有清除体内毒素垃圾、改善机体内环境的作用。

（1）促进肝脏解毒过程

肝脏是人体最大的解毒器官。血液中各种营养物质和代谢产物，都要通过肝脏过滤识别，把有用的营养物质经血液输送给全身组织、细胞，把有毒物质分解，经肠道、泌尿道、皮肤排出体外。肝脏被称为人体健康的"卫士"。

肝细胞能产生数百种各种代谢酵素，对蛋白质腐败产生的氨进行解毒排毒，氨经过肝脏解毒变成无毒的尿素，随尿液排出体外。大肠内氨基酸的脱羧作用是产生胺毒的重要途径，肠道内的细菌也大都具有产胺毒的能力。正常情况下，胺快速从结肠吸收，在肝脏和肠黏膜中通过一胺和二胺氧化酵素的作用解毒。

微生物酵素，能抑制致病菌产生内毒素，对减少肝损伤、保护肝脏有明显作用。

饮酒或酗酒会造成肝损伤，过量饮酒（醉酒）所出现的头晕、头痛、恶心、呕吐就是乙醛中毒的结果。完成酒精分解需要乙醇水解酵素（ADH）和乙醛水解酵素（ALDH）。补充微生物酵素（纳豆酶也有解酒作用）使酒精分解过程加速，对减少醉酒、增加酒量有明显效果。

（2）提高肾功能，促进肾脏排毒作用

微生物酵素可以提高肾脏细胞的活力与功能，加速排除体内毒素和多余的水分，减轻肝脏负担。通过黏膜免疫的协同作用，减轻肾脏的炎症等辅助治疗作用，已经得到临床验证。例如，尿毒症血液透析治疗的患者，服用微生物酵素 1～2 周后，尿素氮明显减少甚至消失。

（3）调节胆固醇代谢，减少心血管病的发生

微生物酵素调节胆固醇代谢，降低胆固醇，减少心血管病的发生。微生物酵素中的益生菌，可以将肠道内 50% 以上的游离胆固醇还原，变成不能吸收的大分子粪固醇，排出体外。

5.活化细胞，延缓衰老，防癌抗癌作用

微生物酵素通过促进营养物质代谢与吸收、调动人体自身防御系统功能、

促进细胞活化与组织机能恢复来减少和抵御疾病。

微生物酵素中的益生菌及其代谢产物和细菌产生的酵素，会清除体内致癌物质，抑制和杀灭引发癌症的致病菌，同时诱导机体细胞产生干扰素，引起非特异性免疫，从而预防肿瘤发生。乳酸菌代谢产生的丁酸，更有直接诱导肿瘤细胞凋亡的作用。研究发现，肠道天然菌群可以和致癌物质结合，减少结肠对致癌物质的吸收，并保护肠黏膜免受损伤，表现出中和、分解致癌物质的作用，减少大肠癌发生的机会。

微生物酵素通过改善皮肤细胞的营养、代谢，具有美容作用，使人看起来更年轻。

补充微生物酵素可以减少体内潜在酵素的消耗，延长体内代谢酵素的使用时间，达到延缓衰老、延长寿命的作用。

四、胃肠道的守护神——益生菌

1. 益生菌与健康

构成人体的细胞有 60 万亿个。人体内的细菌总数超过 100 万亿个，它们分成多个不同的种类，所有的细菌加起来重达 1.5 公斤之多。肾脏重量为 0.3 公斤，胰腺不到 0.1 公斤，心脏约为 0.25 公斤，这三个器官重量之和还不到细菌总重量的 1/2，真可谓有大数据可查。

这些细菌的 80% 包括所有对免疫系统有重要作用的菌群都生活在肠道里，其余的栖息在皮肤、口腔、阴道、肺和鼻腔里。肠道里的细菌构成的微生态菌相是非常复杂的（如图 3-2 所示），有好菌也有坏菌。分布最多的是介于好坏之间的中性菌（也称条件致病菌或伺机菌），包括大肠菌、肠球菌等；其次是对人体健康有帮助的好菌，我们称其为益生菌，如乳酸菌、双歧杆菌就是益生菌家族的优等生；数量最少的是有害菌，包括产气荚膜梭菌、金黄色葡萄球菌等。这些细菌同其他结构一样是生命体的组成部分。益生菌和有害菌在肠道里互相竞争，相互抢地盘，以此来扩张自己的势力，而中性菌则扮演着两面派的角色，当好菌势力大时，它就乖乖地潜伏着或帮助好菌工作；一旦肠道中的坏菌势力大，它就会学坏而兴风作浪。这就是肠道中天使与魔鬼的战争。

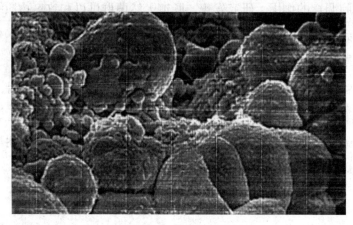

图 3-2　肠道菌群

益生菌就是通过调整肠道菌群平衡而发挥生理作用的非病原菌微生物。只要"能保持宿主健康，在预防和治疗方面具有效益"就属于益生菌，包括定殖于人体小肠内的共栖细菌群在内。越来越多的研究证实，益生菌的好处实在太多，它维护健康的生理功能超过其自身的营养价值，有助于促进小肠黏膜与肠道中的营养吸收；调节肠道微生态平衡，建立包括机械屏障、生物屏障在内的黏膜免疫屏障；还能调节全身免疫机能、防治多种疾病等。

益生菌是一个大家族，不同菌株的保健功能也不尽相同。许多菌株的功能实验研究，科学家们还正在进行和评价之中，我们就目前应用于人体常见的益生菌作如下介绍。

（1）乳酸菌：包括乳酸杆菌、双岐杆菌、粪肠球菌、枯草杆菌等。

（2）芽胞杆菌：包括腊状芽杆菌、地衣芽胞杆菌。

（3）非常驻菌：如丁酸菌、酪酸梭菌等。

益生菌含有强大的抗氧化酶，最主要的作用就是在肠内进行"发酵"工作，生成对人体有用的物质，促进消化吸收，维护肠道的正常功能，保护人体健康。有害菌则含有强大的氧化酶，会使未彻底消化的肉类或蛋白质等在肠内发生"腐败"，产生对人体有害的物质及毒素，加速人体老化，引发疾病，危害身体健康。有害菌具有微弱的病原性，但因其数量最少，当肠道健康时，会受到人体免疫功能的抑制；当人体免疫力下降或肠道出现状况时，中性菌的伺机性会导致好、坏菌的比例发生改变。如图 3-3 所示。

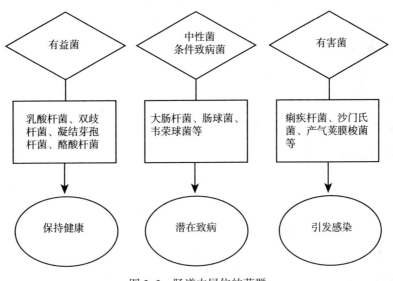

图 3-3　肠道内居住的菌群

美国纽约州立大学分子生物学家史蒂文·吉尔说："我们不完全是人，我们多少有些像一个由细菌和人类细胞组成的混合体。有人估计，在人体内的细胞中，90% 是细菌。"这些细菌不仅仅在利用我们的慷慨，也帮助我们消化糖和纤维等食物成分，并为我们合成我们必需的维生素和酵素。吉尔说："人类与这些细菌共同进化了几百万年，它们为人类提供了重要的功能。"

一个多世纪的经验证明，益生菌具有重要的生理功能，不同的菌种具有功能的差异化，但是，益生菌本身就是这些生理功能的基础。这些主要功能包括：

● 调节菌群平衡，改善黏膜防疫系统，建立黏膜防疫屏障，促进人体新陈代谢，刺激抗体的产生和增加白细胞的活性，提高免疫力。

● 具有占位优势，竞争性抑制致病菌，抗感染，具有消炎作用。

● 抑制并减少毒性物质和肿瘤细胞生成，有防癌抗癌作用，预防大肠癌。

● 能制造许多维生素等重要营养物资，并且促进营养物质的吸收和利用，调节内源代谢。

● 双向调节胃肠功能，保护胃肠黏膜，预防便秘并治疗抗生素相关的腹泻，改善乳糖不耐症，对于幽门螺杆菌感染、肠易激综合症、炎症性肠道疾病有明显的治疗效果。

● 对肝病和肝硬化有治疗作用。

● 抗氧化作用。

● 降血压作用和降低胆固醇。

● 延缓机体衰老。

数据显示，人类95%以上的疾病都与人体免疫系统功能有关。益生菌提高人体免疫力不仅仅是调整微生态平衡（当然平衡就是健康），更重要的是益生菌是提高黏膜免疫系统功能的利器。北京佑安医院院长、北京器官移植中心主任李宁教授说："黏膜免疫系统是一个新话题……人体免疫系统不仅包含细胞免疫和体液免疫，还包含更大的免疫系统——黏膜免疫系统。人体的所有管道如肠道、呼吸道、生殖道等，都有黏膜免疫系统，其中肠道最大，大量的有益菌存在于肠道之中。在黏膜免疫系统发生作用的有益菌是乳酸菌和双岐杆菌等。这些有益菌基本上与生俱来保护人类，随着年龄增长或其他因素而减少，意味着健康的远离，导致人体衰老和退化。黏膜免疫系统有屏障作用，还有调控作用，可以挡住外来侵害。总之，体内不能缺少有益菌，缺少有益菌，人体的黏膜免疫功能就不健全了。如果补充了有益菌，黏膜免疫系统的功能马上得到恢复，强大的免疫功能立刻就显现出来，对人体健康的帮助是很明显的。"

综上所述，要保持黏膜免疫功能健全，提高机体免疫力，必须维持肠黏膜处于健康状态，益生菌在其中起到至关重要的作用。我们要采取防重于治的策略和综合防治的方法，尤其是年纪大的人更应如此。这是因为肠黏膜的组织结构和特性要求肠道内应有足够多的营养物质和益生菌，以维持肠黏膜的生长繁殖、分化、更新和重建的任务。肠道健康是人体健康的第一要素，绝不能忽视益生菌的作用，因为结肠所需要的营养物质 80% 来自肠腔内细菌发酵的产物，而不是经血液循环输送的营养物质。

人体内部重要益生菌分类见表 3-1 所示。

表 3-1　人体内部主要益生菌分类

乳杆菌属	双歧杆菌属	其他细菌属	真菌
嗜酸乳杆菌	两歧双歧杆菌	嗜热链球菌	酿酒酵母
干酪乳杆菌干酪亚种	婴儿双歧杆菌	粪肠球菌	布拉酵母菌
德氏乳杆菌 保加利亚亚种	长双歧杆菌	屎肠球菌	
德氏乳杆菌乳酸亚种	嗜热双歧杆菌	乳酸乳球菌	
罗伊氏乳杆菌	青春双歧杆菌	费氏丙酸菌	
短乳杆菌	乳酸以歧杆菌	凝结芽孢杆菌	
副干酪乳杆菌	动物双歧杆菌	凝结芽孢杆菌	
弯曲乳杆菌	短双歧杆菌	戊糖片球菌	
发酵乳杆菌		乳酸片球菌	
植物乳杆菌			
干酪乳杆菌鼠李糖 亚种			
唾液乳			
格氏乳杆菌			
约氏乳杆菌			
瑞士乳杆菌			
清酒乳杆菌			
开菲尔乳杆菌			

2. 益生菌的优等生——乳酸菌

乳酸菌不是细菌的总称，也不是单一菌种。人们往往错误地认为只要是对人体有益的就是乳酸菌，其实那是因为在益生菌中乳酸菌的保健功能最重要，所以被称为益生菌中的优等生、健康的保护神。

凡是能在葡萄糖或乳糖的发酵过程中产生乳酸的细菌通称为乳酸菌。用于人体保健必须经过严格检验并满足以下八项条件。

（1）菌是自健康人体肠道筛选出来的；

（2）耐胃酸和胆盐；

（3）可吸附在肠道上；

（4）可定殖在肠道内；

（5）能产生抑制有害菌的物质；

（6）对致癌与致病菌具有拮抗性；

（7）人体摄取后具有安全性；

（8）临床证实具有保健效果。

乳酸菌的种类很多，每一种乳酸菌的作用特性差异很大。目前已发现的乳酸菌约有200多种，主要可以分为两大类乳酸菌群：一类为乳酸杆菌，如嗜酸乳杆菌、干酪乳杆菌、鼠李糖乳杆菌、保加利亚乳杆菌和植物乳杆菌等；另一类为双歧杆菌，常见的有婴儿双歧杆菌、长双歧杆菌、短双歧杆菌和青春双歧杆菌等。

原国家卫生部在2010年4月22日发布的《可用于食品的菌种名单》（卫办监督发【2010】65号）确定了可用于食品的菌种名单，都是对人体具有多重保健功能，具有安全性的益生菌（见表3-2）。

表3-2　可用于食品的菌种名单

	名称	拉丁学名
一	双歧杆菌属	Bifidobacterium
1	青春双歧杆菌	Bifidobacterium adolescentis

续表

	名称	拉丁学名
2	动物双歧杆菌（乳双歧杆菌）	Bifidobacterium animalis （Bifidobacterium lactis）
3	两歧双歧杆菌	Bifidobacterium bifidum
4	短双歧杆菌	Bifidobacterium breve
5	婴儿双歧杆菌	Bifidobacterium infantis
6	长双歧杆菌	Bifidobacterium longum
二	乳杆菌属	Lactobacillus
1	嗜酸乳杆菌	Lactobacillus acidophilus
2	干酪乳杆菌	Lactobacillus casei
3	卷曲乳杆菌	Lactobacillus crispatus
4	德氏乳杆菌保加利亚亚种（保加利亚乳杆菌）	Lactobacillus delbrueckii subsp. Bulgaricus （Lactobacillus bulgaricus）
5	德氏乳杆菌亚种	Lactobacillus delbrueckii Subsp. lactis
6	发酵乳杆菌	Lactobacillus fermentium
7	格氏乳杆菌	Lactobacillus gasseri
8	瑞士乳杆菌	Lactobacillus helveticus
9	约氏乳杆菌	Lactobacillus johnsonii
10	副干酪乳杆菌	Lactobacillus paracasei
11	植物乳杆菌	Lactobacillus plantarum
12	伊氏乳杆菌	Lactobacillus reuteri
13	鼠李糖乳杆菌	Lactobacillus rhamnosus
14	唾液乳杆菌	Lactobacillus salivarius
三	链球菌属	Streptococcus
1	嗜热链球菌	Streptococcus thermophilus
四	明串珠菌属	Leuconostoc
1	肠膜明串珠菌肠膜亚种	Leuconostoc.Mesenteroides Subsp.mesenteroides

注：1. 传统上用于食品生产加工的菌种允许继续使用。名单以外的、新菌种按照《新资源食品管理办法》执行。

　　2. 可用于婴幼儿食品的菌种按现行规定执行，名单另行制定。

卫办监督发【2010】65 号

　　根据《中华人民共和国食品安全法》和《新资源食品管理办法》的规定，原卫生部又将乳酸乳球菌乳酸亚种、乳酸乳球菌乳脂亚种和乳酸乳球菌乙酰亚种补充列入《可用于食品的菌种名单》。

　　乳酸菌是人体内不可缺少的极具重要生理功能的菌群，广泛存在于人体肠道之中。肠道中的乳酸菌数量与人体的健康、寿命有着密切不可分的关联。

　　胎儿的肠道原本是无菌状态，通过产道时沾染的细菌直接在肠道中繁殖。开始时大肠杆菌等有害菌多，但很快双岐杆菌等益生菌就多起来。母乳喂养的孩子，肠内细菌中的双岐杆菌比例占 95% ~ 99%，人工喂养的孩子为 90% ~ 95%。母乳喂养之所以不易患病，也许就是因为这个差别。当孩子和大人吃同样的食物时，这个比例就发生了逆转。从断奶后到成年期，这种平衡几乎没有太大变化。肠道内乳酸菌的分布会随着年龄增长而减少，有害菌越来越多，进入老年期或者生病时，体内乳酸菌的数量与青壮年健康时相比可能下降百倍至千倍之多。每 10 个老年人当中至少有 3 人体内几乎没有双岐杆菌；相反，产气荚膜梭菌等有害菌却急剧增加（如图 3-4 所示）。

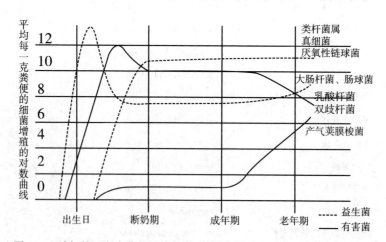

图 3-4　随年龄逐渐变化的肠内细菌 资料来源：Wellness Letter No.4 2003

　　随着年龄增长，肠道菌群的安定性会发生变化，有害菌的势力逐渐茁壮的原因在于小肠会吸收剩余物质，当动物性蛋白、脂肪等在肠内停留过久时，便成为有害菌的最佳食物。另一方面，由于有益菌嗜食淀粉等糖质，因此要以酵素中的淀粉作食料，而糖质经有益菌分解，会产生乳酸及醋酸等有害菌最讨厌的酸性环境；在老年人肠道中，有害菌之所以占优势，正是由于老年人胃酸分泌降低所致。

这些有害菌很难对付，它们分解蛋白质和氨基酸，产生有害物质。同时，这些有害物质促使血压变化与癌症的发生。

乳酸菌可以使肠道内呈酸性。因为很多细菌在 pH 5 以下的酸性状态中无法存活，这种酸性环境抑制了有害菌的繁殖与生长，减少了它们的数量，从而使发生肠道功能紊乱或其他肠道疾病的可能性大大降低。乳酸菌在肠道内还能合成酵素和维生素等营养元素，协助维持免疫系统的正常功能，提高免疫力。所以，只要通过乳酸菌将肠内环境维持在年轻时的平衡状态，就可以保持旺盛的生命活力，防止因衰老而导致的各种慢性病与癌症。中国第一长寿县——广西巴马的百岁老人肠道的双岐杆菌比其他地区七旬老人多得多。根据这样的研究结果，国际医学界提出一个大胆的设想，如果能够通过一定的途径，使肠道内的乳酸杆菌、双岐杆菌等益生菌始终保持在一个较高的水平，人类的平均寿命达到 120 岁以上不是梦！

肠道内的乳酸菌数量已经成为检验人体是否健康的重要指标。遗憾的是，在过去的半个世纪，抗生素滥用的情况非常严重，如今我们已经意识到，抗生素这个看似光辉的医学奇迹，其实背后隐藏着极其可怕的阴影。抗生素滥用，使以乳酸菌为主的益生菌遭受到前所未有的严重破坏，使得人体抗病能力逐渐下降，导致疾病越治越多，人类的健康受到极大危害。更有报告指出，两岁以下的儿童大量使用抗生素，对其肠内菌群造成严重破坏，连体内免疫细胞的平衡都受到波及，从而引发自身免疫疾病、过敏症等。所以如何避免或减少使用抗生素，保护并增加肠道乳酸菌的数量就显得极为重要。目前医学界已经将益生菌尝试用于临床治疗发炎性肠道疾病，证明乳酸菌是最具代表性的肠内益生菌，同时也是对人体最具安全性的菌种。

诺贝尔奖得主俄罗斯科学家梅契尼克夫说："肠内有益菌过少，出现腐败现象，甚至生成有害物质，削弱了人体免疫力，正是人体老化的主要原因。若能有效防止，才能实现健康、长寿的愿望。"梅契尼克夫的长寿理论即：人体肠道内的乳酸菌即长寿菌。

国内外学者研究认为，益生菌的保健作用一般可以概括为以下几个方面。

（1）整肠作用，对抗肠道有害菌，抑制肠内腐败

乳酸菌在肠道进行糖类的发酵工作，产生乳酸使肠内环境保持酸性，能对抗肠道有害菌，降低病原菌在小肠内的定殖几率，抑制肠内腐败。

（2）预防肠炎，改善便秘和腹泻

乳酸菌在肠道占优势时，病原菌减少，同时促进小肠上皮细胞正常发展，舒缓或抑制肠道炎症发生，如胃肠炎、幽门螺杆菌感染以及过敏性肠道症候群等。乳酸菌所分泌的乳酸及醋酸会刺激肠道蠕动，有助于改善便秘和腹泻。

（3）强化免疫系统功能

肠道是人体免疫器官，乳酸菌定殖于黏膜表面或细胞之间形成生物屏障，这些屏障可以阻止病原微生物的定殖，起到占位、争夺营养、互利共生或拮抗作用，并可刺激机体非特异性免疫功能，提高自然杀伤细胞活性，增强肠道免疫球蛋白 IgA 的分泌，改善肠道屏障功能。乳酸菌参与了内分泌、免疫、神经三大系统的联系界面，强化免疫力的证据是确切的。

（4）缓解乳糖不耐受症状，促进机体营养吸收

乳酸菌有助于营养物质在肠道内的消化，并产生许多新的营养素。它能把乳糖分解成乳酸，改善和减轻乳糖不耐受症，促进机体营养吸收。

（5）降低血清胆固醇，预防冠心病

乳酸菌能分泌胆盐水解酵素，将结合型胆酸盐水解成游离型胆酸盐，使之容易随粪便排出体外；同时，乳酸菌可直接水解胆固醇，减少其在血清中的含量；乳酸菌也能促使胆酸进入胃肠道，因而减少血管中总胆固醇量，降低心血管的受损程度，预防冠心病。

（6）排出致癌物质，预防癌症

乳酸菌能将肠道坏菌所产生的有害物质，进行分解或排出，可以减轻肝脏负担，预防肝癌、肠癌等疾病的发生。乳酸菌所产生的可溶性化合物，直接作用于肿瘤细胞，抑制其生长，同时抑制肠内微生物突变。研究发现，经过高温烧烤的红肉可与 22 种共生菌结合，形成致突变剂。乳酸菌与这些突变剂结合，使其变得不具活性，降低诱发癌症的风险。

总之，乳酸菌与人类生活关系密切，对肠道微生物有重要影响，无论在发酵食品、工业乳发酵以及医疗保健领域，都被广泛应用。在人用的众多乳酸杆菌中，国外对鼠李糖乳杆菌进行了大量的临床研究后，认为其是目前国际上公认的好菌种之一，极其引人注目。

城里人近年来已经开始重视益生菌了，超市里出现了活菌饮品，益生菌珊珊来迟是人类认知滞后的结果。正因为抗生素的应用与发展已经走上了穷途末路，大自然不会永远坐视人类偏见所造成的"伟大"错误继续嚣张，益生菌必将成为与人类共生相伴的真挚朋友。

五、怎样才能摄取足够的益生菌

人类肠道的进化程度已难以适应现代人的生活方式，一种应激、膳食结构和进食习惯的改变，都对肠道微生态平衡产生了不良的作用，进而影响肠道正常功能。抗生素的滥用更是破坏肠道菌群平衡的重要因素。上述因素的结果是导致肠道菌群平衡偏离了潜在的有益或促进健康的细菌——益生菌，而转为有害菌和病原菌增加。通过摄入足够的益生菌，可以提高益生菌群的定殖能力来恢复微生态平衡，恢复健康的肠相和达到防治疾病的目的，即为生态防治的核心内容。

微生物酵素和益生菌是造物的原始配给，如今我们却要通过特殊方法来补充，那么，怎样才能摄取足够的益生菌呢？综合各种因素分析研究的结果，笔者认为，目前最可行的有效方法有以下三种。

1. 直接摄取活益生菌制剂

在众多的益生菌中，乳酸菌是名声最响亮的，投入的研究也最多。健康肠道中的乳酸菌，以乳酸杆菌和双岐杆菌为最大族群。专家们认为，乳酸菌可以用于治疗急性腹泻、幽门螺杆菌感染、阴道感染、溃疡性结肠炎、克罗恩氏病以及炎症性肠病等疾病，同时能够促进免疫应答，对自身免疫性疾病也有一定的功效。

要选择并培植优良的益生菌种至关重要。菌株一定要能经得起胃酸和胆汁的考验，真正能够到达肠道中定殖才算成功。不同的菌属、种、株的生物基础各不相同，其所含酶素活性、抑制剂形式、对碳水化合物的发酵形式，以及抗酸性、抗胆汁性，还有定居在肠道的能力都不相同。更何况益生菌的活性物质不一定是活菌，即使已死了的益生菌也能调控免疫系统活性，究竟该如何挑选呢？

国内外科学界研究者普遍认为，对人体有益的乳酸菌菌株以嗜酸性乳酸杆菌和双岐乳酸杆菌为最佳，其应用时间也最久。但也要注意暴露在热或酸的环境中就不易存活。当然，也有非常强壮的益生菌，可以在胃酸中生存，如枯草芽孢杆菌和乳酸菌 F-19，但大部分菌株不能生存在强酸性环境中。最好的解决办法就是装入一种肠溶衣胶囊，吞服后将其安全送到肠道中。

有些益生菌制剂使用的细菌与一般致病菌非常相似，这些益生菌补充剂通常是用来治疗某些特殊病症的。建议大家在使用含有大肠杆菌、乳酸肠球菌、枯草芽孢杆菌的补充剂之前，一定要咨询一下医生。

人体到底需要多少益生菌呢？这个问题目前科学家们还在研究和争论。不过，大家都赞同每日摄入益生菌的数量取决于补充益生菌的目的，如果是为了治疗某种疾病建议摄入量要多一些。在健康的人群中观察到能够预防小病小灾的益生菌摄入剂量，每天需要 30 亿~ 50 亿个菌落形成单位即可；如果想预防某种疾病，每天大约需要 60 亿～100 亿个菌落形成单位；抗生素治疗患者，每天需要摄入至少 200 亿个菌落形成单位的益生菌。注意不要和抗生素同时服用以免被杀死，也不要担心益生菌会减弱抗生素的功效，因为抗生素能够杀死数千亿个微生物，所以几百亿个菌落形成单位的益生菌不会妨碍它们发挥作用。

与维生素片不同，益生菌是具有活性的菌种，大多数益生菌可以在室温条件下存活两周左右，不过这就是它们能忍受的极限了。如果储存时间过长，它们就会失去活性。将益生菌补充剂冷藏保存，能够减缓其新陈代谢，使它们处于一种低活性状态，能延长益生菌的存活时间。此外，经过雾化冷冻处理的粉剂，会处于暂时休眠状态，冻干的益生菌完全没有代谢活性，也不需要食用任何营养。实验室中针对益生菌补充剂的各项研究都证实，这些益生菌不需要特殊保护就可以顺利通过胃进入肠道发挥作用。

选择益生菌制剂最重要的质量指标就是活菌数，特别是那些单纯以活菌数为唯一指标的产品更为重要。但事实上，形成菌落的单位（CFU）数值仅代表微生物的成分，并不代表有多少活菌。优秀的益生菌种双歧杆菌和乳酸杆菌等，受到温度、湿度、光照和介质（主要是冻干保护剂）等影响，其活力受到影响甚至灭活。因此如何延长保存期成为益生菌制剂的一大难题。国际上都在试图通过基因改变或耐酸耐氧菌株的筛选等，来提高菌种对酸和氧的抵抗力，但一直没有重大突破。而目前普遍应用的是通过不同的剂型工艺特点，采取气体隔离和密封包装等方法，延长益生菌制剂的保存时间。但是在打开包装后，这些保存方法即开始失效。

（1）益生菌胶囊剂

胶囊剂能掩盖益生菌的不良臭味，避开水分、空气和光线的影响，提高其稳定性。益生菌以粉末或颗粒状直接填装于囊壳中，不受压力等因素的影响，所以在胃肠道中迅速分散、溶出和吸收，其生物利用度高于丸剂、片剂等剂型，一般胶囊崩解时间为 30 分钟，片、丸剂是 1 小时以内。

如果在囊壳加入了药用高分子材料或经特殊处理，它在胃液中就不溶解，仅在肠液中崩解溶化而释放出活性成分，达到一种肠溶效果，故而称为肠溶胶囊剂。

（2）益生菌片剂

益生菌片剂由原料、填料、吸附剂、黏结剂、润滑剂、分散剂、湿润剂、崩解剂、香料和色料等均匀混合压制而成。片剂是益生菌制品的一大类，含有原料和辅料，具有剂量准确、质量稳定、食用方便、携带方便、便于识别、成本低廉等优点；其缺点是儿童不易吞服，储藏条件不当容易变质。

益生菌片剂有口服片和外用片两种。口服片有普通片和肠溶衣片之分，肠溶衣片也许是多数益生菌口服片中较理想的剂型，既可以防止胃酸对有益菌的伤害，也可减少氧的影响。益生菌外用片主要是供治疗阴道疾病之用，有较好的崩解性与分散性。

（3）益生菌冲剂

益生菌冲剂主料为干燥菌粉，辅料为奶粉和淀粉等，还要有充填剂、稳定剂和调味剂等组成。冲剂分为可溶性冲剂和混悬性冲剂，益生菌冲剂多为后者。在双歧杆菌冲剂中可加入低聚糖等双歧因子，经充分混合制成颗粒或粉剂，用复合铝膜真空包装，按所需活菌数有不同规格，每克含菌数从几亿到百亿。活菌是益生菌冲剂的唯一质量标准。所以在食用时不能用开水，只能用低于50℃的温水冲服。

（4）益生菌口服液

益生菌口服液根据生产工艺不同分为以下两类。

一类是由食品级原料制成培养基接种益生菌进行发酵，发酵液不经灭菌，直接在无菌条件下灌装。这类纯原液口服液，除了益生菌本身的保健作用外，发酵过程中的许多代谢产物也有很好的保健作用。但是，这类原液口服液属于酸性液态产品，对其中的益生菌本身不利。

另一类是先以组方加工成溶液，经灭菌冷却后加入益生菌粉或菌悬液混合后灌装产品。可以根据需要配制各种溶液，然后与菌剂混合。其优点是根据菌的生理特性来配制有利于菌存活的液剂，延长菌的存活期。

两类口服液都不可能有较长的活菌数高保质期，而且最好在低温下冷藏。

（5）益生菌发酵果蔬汁

益生菌发酵果蔬汁是利用营养价值高的一些精制果蔬汁，经合适的益生菌发酵而制成的益生菌液态产品，其特点是兼有益生菌及其代谢物以及果蔬汁的天然营养物质，具有多方面的保健功效。经发酵后的产物 B 族维生素等营养素含量增加，风味更好，保持了鲜艳色泽，对调节肠道菌群和提高免疫功能都有较明显的功效。主要存在问题是保存期菌的存活时间短，保存一周后活菌数即可下降 50%。

2. 益生菌的超级食物——益生元

众所周知，膳食纤维不能被人体消化利用，但它对益生菌来说却必不可少，因为膳食纤维是益生菌的"饲饵"——超级食物，被称为益生元。

益生元是指可以选择性刺激肠道中已经定殖的有益菌群的繁殖或活性的一种膳食补充剂。优质的益生元在通过上消化道时，大部分不被消化而能被肠道菌所发酵。最重要的是，它只是刺激有益菌群生长，而没有潜在致病性或腐败活性。

益生元可以通过许多途径发挥作用，如为益生菌提供营养，或者通过抑制其他细菌的生长来减少益生菌的竞争对手。所以，富含益生元的食物中的一些成分就像具有选择性的抗菌素，可以抑制特定的有害菌的生长。

益生元对双岐杆菌、乳酸杆菌等有选择性的增殖作用，使有益菌群在肠道中占优势，抑制有害菌生长，减少有毒物质（如内毒素、氨类等）的形成，对肠道黏膜细胞和肝具有保护作用，从而防止肠癌发生。

国家《食品营养标签管理规范（释义）》确认：益生元 FOS、XOS 等同时是水溶性膳食纤维。水溶性膳食纤维的持水性，可使肠道内的干结粪便变软、体积增大、引起排便反应，防治便秘，促进肠道良性蠕动。益生元被肠道有益菌利用后产生有机酸，可降低肠道 pH 值，使肠道处于酸性环境，从而抑制有害菌和致病菌，中和肠内代谢毒素，净化体内环境，使肠道保持微生态平衡。

水溶性膳食纤维吸收水分后形成的凝胶可以吸附肠道中的胆固醇和胆汁酸，然后当成废物排出体外。这就促使肝脏合成更多的胆汁酸，进而使血液中的胆固醇含量下降。当然，也可能通过益生菌的生长来降低血液中的胆固醇水平。

益生菌可以利用肠道中的水溶性膳食纤维，产生一种名为短链脂肪酸的代谢产物。这种酸性物质的存在，可以抑制大肠杆菌等有害菌的生长。总之，益生菌要想赢得与有害菌的战争，水溶性膳食纤维等益生元是必不可少的。

目前最常见的益生元有低聚果糖（FOS）、低聚麦芽糖（MO）、低聚半乳糖（GOS）、低聚木糖（XOS）、低聚乳果糖（LACT）、大豆低聚糖（SOS）、菊粉（InuIin）等。上述益生元的主要差异在于被肠道菌群利用程度不同，具体表现在不同的有益菌增殖程度、有害菌受抑制程度、产酸量和产气量等方面的差异（如图 3-5 所示）。在实际应用中，可针对这些低聚糖的差异特点，为不同的消费群体选择最适宜的益生元品种。

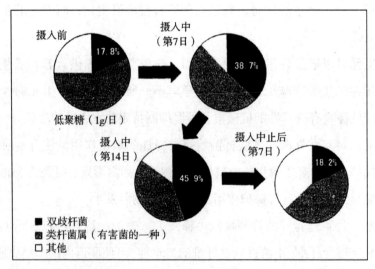

图 3-5　摄入低聚糖引起的肠内菌群的变化（来源：日本营养、粮食学会）

（1）对于中老年人群体，鉴于其便秘及肠道老化症状较为严重，可选择集益生元与膳食纤维于一体的低聚糖，如低聚异麦芽糖、低聚果糖等，帮助老年人恢复健康。

（2）对于肠胃肠气较为敏感的人群，可适当避开食用大豆低聚糖、低聚果糖等容易胀气的益生元，而选择产气量较少的低聚异麦芽糖、低聚半乳糖等。

（3）对于婴幼儿及儿童群体，在婴幼儿配方奶粉、食品开发中，可选择全面增殖双歧杆菌、低聚麦芽糖等。

（4）对于制做发酵型乳制品，可选择更能促进某菌种生长的益生元，帮助并协同该菌种最大化发挥对人体的作用。

总之，针对不同的消费群体和食品种类，都有对应的"最适益生元"，不能说某种益生元是最好的益生元，而只能说那些益生元是适用范围较广的益生元。

低聚糖类益生元的功效深受肯定，由于它不会被 α 葡萄糖甘酵素分解，所以在大肠里促生双歧杆菌速度非常快。根据研究，如果连续补充低聚糖两周，肠内的双歧杆菌可增加 10 倍至 1000 倍之多。此外，低聚糖还有预防蛀牙、降血压、防癌的功效。

低聚糖类益生元热值很低，卡路里仅为砂糖的40%，甜度是砂糖的70%，具有耐酸、耐高温、长期保存不变质的特性。低聚糖不会导致肥胖，间接也有减肥作用，对于糖尿病患者无疑是一种良好的甜味剂。

补充益生元被称为"养菌"，因为益生菌对氧气、温度、胃酸、光线等十分敏感，补充活菌制剂却很难存活，而补充益生元因子可使益生菌特别是双歧杆菌迅速增殖。此种方法简单、高效，获得医学界普遍认可。

3. 喝优酪乳也能补充乳酸菌

补充乳酸菌最简便的方法是喝优酪乳、酸牛奶。市售优质的优酪乳或酸牛奶含有嗜酸乳杆菌、双歧杆菌和保加利亚乳杆菌等，可以增加肠道益生菌的数量。但是，中国人自古以来是通过米糠、腌菜、大酱、泡菜、豆豉等植物性发酵食品摄取乳酸菌，从发酵食品中摄取植物性乳酸菌的历史悠久，时至今日的现代社会，也不应该丢弃。有研究显示，东方人的体质更适合植物性乳酸菌。从图 3-6 中可以明显看到，与发酵牛奶相比较，肠道内分泌的免疫球蛋白 A（IgA）抗体数量，摄入植物性乳酸菌者更占优势。

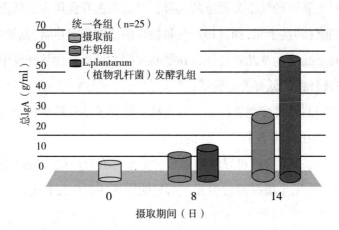

图 3-6　诱导 IgA 抗体的植物性乳酸菌（来源：《自然食物报》2005 年第 2 期）

优酪乳是牛乳经乳酸菌发酵而凝固的半固态天然食品，能降低肠内 pH 值，酸化肠道，提高钙离子吸收，调节肠道菌群，抑制大肠杆菌或病原菌的发育，防止腐胺类对人体的不利影响，还能降低胆固醇与血压。降低胆固醇的机制在于益生菌的作用，能降血压的主因在于其中含钾（每百毫升含 150 毫克钾）；此外，乳酸菌还能降低动脉硬化几率、防治便秘和降低血压。

喝优酪乳要注意以下几个问题：

一是喝优酪乳必须坚持 21 天以上，肠内生态才能明显改善。很多人喝喝停停不能持续或半途而废，其实很可惜，一定要持之以恒，才能让肠内益生菌保持长期优势，使有害菌无机可乘，肠内的微生态才能稳定。

二是要注意添加剂不要过多，即使产品上标榜原味的优酪乳者，往往也添加了 8% ~ 10% 的糖分。除此之外，常见的添加剂还包括：

（1）增稠剂，比如羧甲基淀粉、羧甲基纤维素钠、瓜尔胶等。增稠剂能延长保存期，但不能增加乳量，属化学合成物质，还是越少越好。

（2）果胶和颗粒酸奶，是从动物骨和皮中提取的，有一定营养价值，能产生饱腹感。从补钙的角度看，还是喝白酸奶较好。

（3）椰果和豆类酸奶，添加椰果是从增加口感和降低成本考虑的，但是含乳量减少了。

（4）色素和多口味酸奶，我国允许使用的合成色素有 8 种，合成色素是从煤焦油中提取的，有致癌作用，8 种合法色素对儿童健康也不利。

（5）安赛密、阿巴斯甜和无糖酸奶是代糖，专为糖尿病患者提供的。国外曾有报导称某些代糖对身体有害甚至可能致癌，但目前没有得到证实，我国批准使用的正规食品添加剂——代糖酸奶适合血糖高者食用。

六、微生物酵素及其代谢产物

专注于活性益生菌功效的人有时会对下面这个现象大惑不解：微生物酵素存放一段时间后，其中的益生菌还具有生物活性吗？如果已经失活还具有益生菌那些功效吗？

发酵成熟的微生物酵素中的益生菌存活期一般在 10 ~ 15 天，比如乳酸杆菌、双岐杆菌等。它们在产品保存中极易失活，如何延长其活性保存期成为一大难题。目前这方面的研究，除了筛选优秀菌种提高其耐酸、耐氧的抵抗力外，在工艺技术方面，通过"微囊包埋技术"可以使活菌与氧和酸等不利因素相隔离，成为提高菌存活率的方法之一。微囊包埋广泛适用于微生物、动植物细胞、酵素和其他多种生物活性物质和化学药物的固定化方面。常用的微囊为海藻酸微囊和聚赖氨酸微囊，由于其制备技术复杂，其包埋效率、包埋产率、稳定性（即存活率）要求甚高，对包埋物质的生物活性有一定影响，而且价格昂贵，因而限制了这种微囊的使用。

失活的益生菌自然无法定殖在胃肠道中，也不能给免疫系统传达有益信号，更不能形成独特的黏膜免疫屏障。但是，它依然具有多方面的保健功能。欲知其中的奥秘，我们可以做这样的比较理解：是什么让经过加热灭菌的酸奶仍然具有促进健康的作用呢？

一些科学家认为，灭活的益生菌可以黏附在胃肠道黏膜表面，将有害菌团团围住，从而影响有害菌活性。另外一些科学家认为，即使发酵食品（如微生物酵素）中的益生菌全被灭活，但益生菌的代谢产物依然存在。而且乳酸菌的代谢产物并不输于活的益生菌，这些代谢产物也有助于促进身体健康。除此之外，益生菌的代谢产物还是一种很好的益生元——活菌的饲饵。

经口服的益生菌（包括乳酸菌与双岐杆菌）只在肠道发生作用，其所具有的"小肠表皮屏障功能"会削减有益菌的部分免疫能力。科学家们经过多年研究实验，发现益生菌代谢产物如短链脂肪酸，能避开小肠表皮屏障，其生物活性完全不受影响，因而引起普遍的关注。

1. 短链脂肪酸

短链脂肪酸是益生菌发酵过程中的一种重要的代谢产物，包括甲酸、乙酸、丙酸、异丁酸、丁酸、异戊酸、戊酸等。它们均是蛋白降解、氨基酸代谢和碳水化合物代谢的最终产物。短链脂肪酸可以通过以下几种途径发挥作用。

● 短链脂肪酸可以抑制有害菌的生长繁殖，为益生菌创造舒适的内环境，有助于保持肠道菌群平衡。

● 为结肠黏膜表面的细胞提供营养，保护肠道黏膜，增强肠道黏膜抵御"外敌入侵"的能力。一些科学家认为，保持肠道黏膜健康是防治食物过敏症的关键，因为健康的肠道黏膜可以避免出现食物进入身体其他部位而引起免疫反应。

● 短链脂肪酸可以发出调节炎症反应的信号。树突状细胞存在于整个肠道黏膜中，是白细胞的一种，正是树突状细胞操纵着整个消化系统对危险时作出的反应。如果这些细胞检测出肠道内有足够的短链脂肪酸，就会给免疫系统发出"停止免疫反应"的信号，短链脂肪酸还可以刺激调节性 T 细胞的生成，进而使炎症反应得到控制。

● 短链脂肪酸不仅是肠上皮细胞的重要能量来源，还可影响肠黏膜屏障和肠上皮细胞的通透性、氧化应激反应以及影响肠道上部的运动，增加饱腹感。有越来越多的证据表明，可发酵的膳食纤维对饱腹感的作用，就是通过益生菌代谢产物短链脂肪酸介导的。

● 短链脂肪酸可以降低肠内容物（如粪便）的 pH 值，进而降低肠癌发生率。譬如，丁酸可以改变大肠表皮细胞的基因表达，抑制转型细胞，并促使正常细胞增殖。短链脂肪酸除了可以促使转型细胞凋亡之外，还能避免正常细胞凋亡，预防癌变。

短链脂肪酸中乙酸、丙酸、丁酸含量最高，三者约占总量的 90% ~ 95%。其中丁酸除了对癌变、炎症、氧化应激起作用外，还可以通过影响结肠防御屏障的组分，加强屏障的保护作用，防御肠道内抗原。丁酸通过修复肠道黏膜损伤，防治溃疡性结肠炎。丙酸则能促进人体对钙的吸收。

2. 细菌素

细菌素是微生物酵素中益生菌的一种重要代谢产物。细菌素是细菌在代谢过程中合成并分泌到环境中的一类对同种的、亲缘关系较近的种有抑制作用的杀菌蛋白或多肽物质。细菌素对分泌它的细菌无害，但对其他细菌来说，无异于杀人不眨眼的刽子手。微生物酵素在发酵过程中，根据植入不同的乳酸菌属可以产生上百种细菌素。

随着抗生素的毒副作用及耐药性问题不断加剧，细菌素可以在部分情况下减少甚至取代抗生素的使用。微生物酵素对于体内慢性炎症的良好功效，很可能就是细菌素的功绩。但是细菌素与抗生素依然有很大区别：它们在合成途径、作用方式、抗菌谱、毒性和耐药机制方面都不同。抗生素的抑菌谱较广，并有明显的毒副作用；而细菌素仅对近缘关系的菌起作用，具有无毒、无副作用、无残留、无抗药性、对环境无污染等优点。

微生物酵素中含有的细菌素，是一种类似噬菌体，但它是不能自我复制的活性蛋白质类物质，只对近缘相关的菌种有致死作用，从而使肠道菌群向有利于自己的方向发展。

许多研究证明，酸奶、奶酪、泡菜、酸菜等发酵食品中都含有细菌素，这些细菌素大多来自乳酸杆菌。

3.益生菌的代谢产物——氢气

最新研究表明，益生菌在代谢过程中产生一种内源性气体——氢气。这些内源性氢气无时无刻不在保护着人体健康，氢气是人体除了氧气之外的另一种必需气体。

大肠内充满了成千上万的肠道细菌，数量远比小肠多，小肠与大肠内的细菌数量之比大约为1：100000。大肠内的菌群具有产生氢的强大能力，大肠气体的源头就是氢气，这在呼吸气体中可以被检测到。

氢气通过抗炎症作用、免疫调节、组织修复以及选择性抗氧化作用机制等，有缓解免疫异常引起的过敏反应，减轻过敏症状，降低发作频率，直至最终不再发作。关于氢对于过免性免疫疾病的功效，包括接触性皮炎（皮肤过敏）、过敏性鼻炎、湿疹、荨麻疹、类风湿关节炎等，已经得到临床证实。

过去抗氧化的研究思路是建筑足够强的抗氧化剂。但是抗氧化能力太强必然导致"内源性的氧化还原失衡"。氢气做为温和抗氧化剂可以选择性地清除羟自由基和过氧亚硝基阴离子，而对其他自由基没有影响，被称为"选择性抗氧化作用"。

到目前为止，许多优秀的研究报告都证实，氢气对代谢性疾病、循环系统疾病、免疫性疾病、老年退行性疾病等70余种常见病有很好的防治作用。同时氢气能够减轻药物诱导损伤，可以大大降低一些药物的毒副作用，包括减轻化疗药顺铂的肾毒性、耳毒性、神经毒性，明显减轻毒副作用引起的各种症状。

研究发现，百岁老人产氢能力异常强大，超过普通健康人的三倍以上。科学家们分析了产生氢气的原因：一方面，这些老人饮食中包括更多能被氢细菌利用的糖类，例如大豆多糖、纤维素、直链淀粉、寡聚果糖等；另一方面这些老人大肠的高氢细菌的比例数量非常高。这项研究提示了氢气是人类长寿的重要因素。可以相信，微生物酵素的代谢产物氢气，是补充外源性氢气的方便措施，将成为抗衰老的重要手段。

综上所述，微生物酵素中的活性益生菌在发酵和储存过程中会被消灭殆尽，但它的代谢产物依然存在，这主要是短链脂肪酸、细菌素和残留的氢气。也就是说，益生菌虽然失活，但是益生菌的代谢产物仍然可以继续发挥多种保健作用。

七、微生物酵素与发酵食品

豆酱、腐乳、豆豉、酱油、米醋、泡菜、酸菜、榨菜、辣白菜、纳豆、酸面包、腌渍菜以及酸奶、奶酪、优酪乳等发酵食品，数千年来不论穷人和富人，国人和洋人的餐桌上都离不开它。尽管"吃腌渍菜致癌"的妖魔化宣传总在发声，但这些发酵食品一直作为"饮食尤物"，让人难以割舍。

让食物发酵后的食用方法古已有之，可以说是我们祖先经过长期探索的饮食智慧结晶。古人把发酵当作一种储存食物的方法，同时改变口味并易于消化。实际上古人通过发酵食品明智地从体外补充了微生物酵素，成为维护身体健康的重要方法。

由于现代人以熟食为主，很少吃生食，煎、炒、烹、炸使食物酵素被破坏殆尽，长期下来对健康极为不利。具有悠久历史的发酵（酿造）食品正是解决这一问题的辅助途径，它不仅为我们从外部补充酵素提供了来源，并且在提高食物营养价值和消化率方面也有极大作用。所以有必要重新认识我们的饮食传统，重视发酵（酿造）食品在日常生活中的应用。

食物发酵是微生物对食材中的营养成分进行分解和利用，不同的食材在发酵时产生不同的营养因子和益生菌，从而生成具有活性的微生物酵素，产生重要的生理功能。如某些微生物（主要是酵母菌和植物性益生菌）在发酵过程中可以产生一定量的微生物酵素、有机酸、维生素、类固醇、核酸、辅脱羧酶和细菌素等。这些物质对健康防病与抗衰老具有重大意义。

在我们日常生活中，豆类、大米、乳品的某些成分（如大豆中的大豆胰蛋白酵素、稻米中的有机酸等）不易于被人体吸收，经过发酵后，益生菌不仅分解掉不利于消化的物质，还会生成新的营养物质。如人体无法自身合成的维生素 B_{12}，只能靠发酵产生，它可以帮助中老年人防治贫血，同时为素食者提供维生素 B_{12} 的来源，因为蔬果等素食中是不含维生素 B_{12} 的。

以大豆、小麦、稻米等为主的谷物发酵，首先要经过煮沸将这些种籽类中的酵素抑制物质分解后，再接种酵母菌、乳酸菌等有机微生物，进行培养发酵使之成熟。这种发酵过程就如同我们人体肠道中的细菌可以制造出大量生物酶一样，发酵食品所使用的微生物也可以制造出微生物酵素。以大豆发酵制成豆酱为例，首先将大豆煮熟，然后再接种曲霉菌，民间用的是"麯子"，事先做好的，也可能是陈年的豆酱麯子，然后与煮好的大豆和食盐混合后，放进培养容器中，保持合适的温度，待其发酵。活动的豆酱菌与麯子产生反应，将大豆中的主要成分蛋白质分解成各种氨基酸。氨基酸具有改善味道的作用，特别是其中的谷氨酸能起到增鲜作用而制出美味豆酱。

传统的豆酱制作方法中，大酱汤和酱油尽管发了霉，但那些发霉的物质对人体是无害的，只要把发霉部分去掉就可食用。从大酱和酱油中摄取植物性乳酸菌的历史悠久，说明它能孕育出有生命的活的新鲜食物。

纳豆是蒸煮后的大豆经纳豆芽孢杆菌固体发酵而成，含有金雀异黄酮、葡萄糖、维生素 K_2 和多聚谷氨酸等，能促进钙吸收，提高成骨细胞活性，防治骨质疏松。纳豆被称为"血栓克星"，因为经过发酵它产生一种纤溶酵素——纳豆激酶。纳豆激酶是一种丝氨酸蛋白酵素，具有极强的纤溶作用，能够降解交联的纤维蛋白血栓。而纳豆激酶在人体内的半衰期比尿激酶等溶栓药物长得多。有研究报告称，相同大小的血栓，尿激酶将其溶解需要 12 小时，而纳豆激酶只用 3 小时。由此可见，纳豆还具有防治心血管疾病、调节免疫功能和抗衰老等功能。作为发酵食品的纳豆，被称为健康的保护神。

豆豉是用大豆、黑豆和青豆发酵而成的。它与纳豆的发酵原理基本是一样的，发酵后不仅保留了原有的大豆异黄酮和低聚糖等物质，还产生了一种新的酵素——豆豉纤溶酶。豆豉纤溶酶是一种可抗凝与溶栓双重功效的酵素。它通过消化道被人体直接吸收将血栓溶解，很适合血液黏稠度高、患血栓性疾病的中老年人食用。豆豉是中国传统的发酵食品，其中四川永川毛霉豆豉和永川复曲豆豉溶栓效果最优，曲霉豆豉次之，辣味豆豉溶栓效果较差。需要提醒的是豆豉纤溶酶不耐热，炒菜时加入豆豉会将溶栓酵素灭活，失去应有的疗效，最好是拌凉菜时直接加入，并减少盐的用量。

泡菜是最受欢迎的发酵食物之一。研究发现，泡菜在腌制发酵过程中产生了两种物质——植物乳酸杆菌和消化酵素。泡菜的成熟与乳酸菌的发酵密切相关。在其成熟过程中有利于人体的乳酸菌增多的同时，病原菌微生物几近消失。泡菜中的乳酸杆菌把其他同腌的蔬菜中的糖分转化成乳酸，起到使泡菜味道鲜美和杀灭病原性微生物的作用。泡菜腌熟时，酸性溶液形成，维生素含量也随之提高，到 2 ~ 3 周的成熟期，维生素含量达到最高峰，尤以维生素 C、维生素 P 最高。这些维生素进入肠道后可与硝酸盐或亚硝酸盐发生作用，从而抑制亚硝胺的生成，起到防癌的作用。泡菜的乳酸杆菌能分解食物中的胆固醇，降低人体血清胆固醇，防治高脂血症。泡菜中的萝卜、白菜、大蒜等含有异硫酸氰脂，其对降低胆固醇也有帮助。

酸菜是北方地区最常吃的一种发酵食品。酸菜不仅能够把大白菜中原有的营养成分全部保存下来，而且发酵成熟后产生大量的乳酸能直接被人体吸收。发酵过程产生的三磷酸腺苷（ATP），是一种人体细胞代谢所需要的能量物质，对慢性肝炎、慢性心肌病、脑血管意外后遗症均有治疗作用。乳酸还能保持胃肠道的正常生理功能，抑制大肠中的腐败菌繁殖。

东北农业大学的《自然发酵东北酸菜中的分离与鉴定》研究报告显示，从自然发酵的东北酸菜样品中分离乳杆菌，并对其种属进行鉴定，通过形态学观察及过氧化氢酶素、糖发酵等生理生化试验，对所分离菌株进行初步鉴定，结果表明，从 15 份自然发酵的东北酸菜中分离获得 21 株菌，其中 6 株为植物乳酸杆菌，8 株为短乳酸杆菌，6 株为罗伊氏乳酸杆菌，1 株为米酒乳酸杆菌。这说明东北酸菜中含有丰富的益生菌资源，食用后益生菌及其代谢物产生的营养因子及微生物酵素，对维护健康具有重要意义（东北农业大学学报 2010 年第 11 期）。

东北酸菜确实味美而富有营养，在发酵过程中，往往伴随有新的蛋白质和维生素产生，还有一些微生物具有合成酵素、B 族维生素的能力，从而增加了食物中的营养成分，乳酸菌的代谢产物短链脂肪酸和细菌素有极其广泛的保健功能。但是，酸菜在腌制过程中，易被微生物污染，使其还原成亚硝酸盐。食用了含亚硝酸盐过多的酸菜，会使血液中的血红蛋白变成失去携氧功能的高铁血红蛋白，使人体缺氧中毒而出现皮肤和嘴唇青紫、头痛、头晕、恶心呕吐、心慌等中毒症状；酸菜在腌制过程中，还会产生致癌的亚硝酸化合物，易诱发癌症，在霉变的酸菜中这种亚硝酸化合物较为明显。

研究表明，由于乳酸菌不具备硝酸还原酶，严格的纯乳酸菌发酵产生的亚硝酸盐含量非常低，基本不具备转化为亚硝胺的条件。只有在腌制过程中酸菜霉变腐烂的情况下才有这种可能性。为了阻断亚硝酸盐的生成并促进其分解，在腌制过程进入发酵期时，加入维生素 C（每公斤白菜加 100 毫克），因为维生素 C 可与氧原子结合，使一氧化氮因缺氧而无法形成亚硝酸根，进而阻断亚硝酸盐的产生。

亚硝酸盐在自然界广泛存在，每天都会随着粮食、蔬菜、鱼肉、蛋奶而进入人体。自然界中亚硝酸盐在蔬菜中的平均含量是 4 毫克／千克；而腌制的各类酸菜、酱腌菜中，亚硝酸盐平均含量约在 7 毫克／千克左右。通过一些技术措施，比如腌渍酸菜要保证发酵 3 周以上腌熟再吃，以及加入维生素 C；

腌制泡菜加入鲜姜、鲜辣椒、大蒜、大葱、洋葱、紫苏等配料，可以帮助降低亚硝酸盐水平。此外，茶多酚有阻止亚硝基化合物合成的作用，按 1 公斤菜 10 克茶叶的比例加入腌菜中效果亦很好，乌龙茶最好，其次是绿茶、红茶和花茶。尽管日常膳食中绝大部分亚硝酸盐在人体内均以"过客"的形式随尿液排出，但如果体内亚硝酸盐含量超过 200 毫克，情况就不妙了。所以酸菜、酱腌菜既要讲究腌制方法，又不要过多和长期食用。

发酵食品在发酵前后味道变化，是自然营养成分、分子结构变化的结果。以牛奶变酸奶过程中营养成分的转变为例：酸奶是通过保加利亚乳杆菌和嗜热链球菌共同作用，使乳糖经乳酸菌发酵，20% ~ 30% 被分解成葡萄糖和半乳糖，其余的转化成乳酸或其他有机酸；牛奶中的蛋白质被乳酸菌的蛋白酵素分解成多肽，多肽又进一步被肽酵素分解成氨基酸，因此酸奶中的氨基酸要比牛奶中的多 2 ~ 5 倍；牛奶中的脂肪经乳酸菌的脂肪酵素作用被分解成脂肪酸和甘油；牛奶中的柠檬酸经蚀橙明串珠菌或丁二酮乳酸链球菌作用，转变成具有香味的 3- 羟基丁酮和丁二酮。在牛奶发酵过程中，乳酸菌还会产生人体所必需的维生素 B_1、B_2、B_3、B_6、B_9、B_{12} 等营养物质，所以酸奶具有许多保健功能。

面粉含有乳酸菌和多种酵母，面团发酵时酵母会产生二氧化碳气体，使面团膨胀。全谷发酵的酸面包的独特酸味来自于乳酸菌产生的酸性物质。虽然在烤面包的过程中，乳酸菌死亡了，但它们产生的短链脂肪酸和细菌素等代谢产物依然存在。任何一种发酵酸面包（例如俄罗斯人爱吃的"列吧"），都含有对健康有益的益生菌代谢物，如果你买的是全谷发酵酸面包，还可以摄入大量膳食纤维。但是，这里要提醒读者的是，面包房和家庭常用的"发酵粉"制作的面包和馒头不属于此类。发酵粉是一种复合添加剂，主要成分是碳酸氢钠和酒石酸，还有一种"泡打粉"，主要成分是枯矾、小苏打和碳酸钙等。用发酵粉和泡打粉制成的面包不含益生菌代谢产物，味道也不能和用乳酸菌或酵母制成的酸面包相媲美。

发酵食品与微生物酵素同源，它汇聚了人类的智慧，是非常优质的保健食品。但是，并不是所有的发酵食品都对人体健康有好处。以动物性食品为原料制作的发酵食物，如咸鱼、鱼片干、海米、鱿鱼丝等海鲜食品中往往有一定量的亚硝胺致癌物。不合格的腌制或干制海鲜食品可能有漂白问题，还有硝酸盐问题，主要问题是添加剂超标。为了避免口味过重和微生物过度生长而多添加了防腐剂；为了改善口味加入糖精；为了色泽鲜艳用亚硫酸盐漂白或放一点色素等。虽然这些添加剂毒性较小，但如果违规添加仍属不合格产品。

其次是酒类，白酒、葡萄酒特别是麯酒，原料虽然是小麦、大米、高粱、葡萄等植物性食品，但是在发酵过程中都要产生酒精。从酵素营养的角度看，它不仅不能给体内增加酵素储备，而且人体必须消耗体内酵素对酒精进行解毒。所以这些属于发酵食品的酒类，如果抛开其具有的药用功效，不能说是对人体健康有好处的发酵食品。

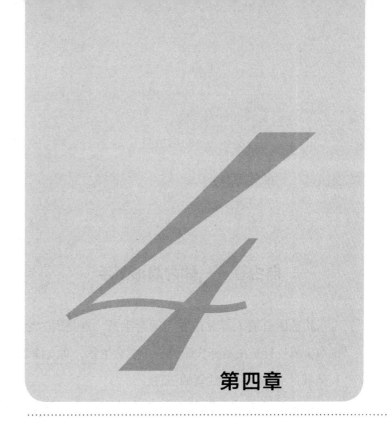

第四章

抗氧化酵素

- ◆ 自由基——体内隐形杀手
- ◆ 抗氧化——清除过多自由基
- ◆ 抗氧化共生环理论
- ◆ SOD 酵素——超氧化物岐化酶
- ◆ 关于类 SOD 化合物
- ◆ 过氧化氢酶
- ◆ 谷胱甘肽过氧化物酶
- ◆ 酵素食品中含有多种抗氧化物质

一、自由基——体内隐形杀手

几乎所有的人都见过铁、铜会生锈，这是因为金属被氧化的缘故。人体也像金属一样，在新陈代谢过程中也会生锈，而人体氧化过程中所生的"锈"就是氧自由基，是活性氧的一种。

自由基是人体新陈代谢过程中的副产物，化学结构上，自由基是在最外层分子或原子轨道上单个未配对电子的带电基团、分子或原子。它是一个不甘寂寞的单身汉，极不稳定，为了寻找伙伴夺取一个电子配对来修复自己，使自己成为稳定的物质，从而攻击细胞大分子，致使细胞膜结构的完整性受到破坏。自由基有极强的氧化能力，是一类具有高度化学活性的物质，可以引起蛋白质、脂类、糖类变性，酵素失活；自由基攻击核酸及正在复制的 DNA、RNA 或直接攻击基因，则可造成基因突变，引发罕见的遗传疾病，导致人体衰老和死亡。

在正常情况下，自由基处于不断产生与不断清除的动态平衡之中，并且在新陈代谢中发挥一定作用。自由基反应是能量代谢的基础，部分自由基是细胞内重要信号分子，是维持正常生命所必需的物质。但过多的自由基也是细胞的危险杀手，是导致机体罹患各种疾病以及衰老的直接原因。有些自由基来自环境因素，而绝大部分是体内各种生化反应的代谢产物。在人体代谢过程中，大约有 4% 的氧气没有用完或受其他物质的影响，而转变成"超氧化阴离子自由基"，转而攻击人体本身的细胞，造成氧化压力与伤害。自由基无处不在，对人体的攻击是多方面的，既有来自体内的，也有来自体外的，既在深层次引起突变，又在最表层留下痕迹（如老年斑），可以说，人体处在自由基的内外夹击之中。

　　按照突变积累理论，病变和衰老起始于"一个细胞"，发生于第一次呼吸下的衰老，细胞组织受到活性氧、自由基的氧化胁迫，使构成细胞组织的各种物质，如脂质、糖类、蛋白质、脱氧核糖核酸（DNA）等所有的大分子物质，发生各种氧化反应，引起性变、交联、断裂等氧化伤害，进而导致细胞结构和功能的破坏，以及机体组织的损伤和器官的病变，其概略情况见图4-1。

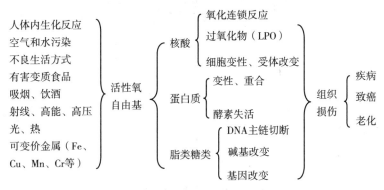

图 4-1　自由基和活性氧对身体组织的伤害过程

　　金属上的锈斑会不断扩散，直到将其结构破坏殆尽为止。人体组织也一样，当氧化损伤愈来愈严重时，自由基的扩散速度也跟着加快。正常原子或分子所带的电子，只要被自由基这个单身汉俘获，失去电子的物质再拉别的分子中的电子，就产生了一个新的自由基，如此周而复始，便开始了电子夺取的恶性氧化连锁反应。人体的每个细胞每天可受到 $10^3 \sim 10^4$ 次自由基的逐层噬咬，从而导致氧化应激，便出现病变，为高血压、糖尿病、癌症等打开方便之门。

　　自由基引起分子结构和性质的改变，必然会导致许多生物学、生理学及病理学过程发生变化，必然改变信息传导、基因表达、细胞凋亡及其他生命过程。自由基对细胞核的损伤是生病的基础，由于人体是由各种不同的功能细胞组成，因此便可导致各种类型的疾病发生。

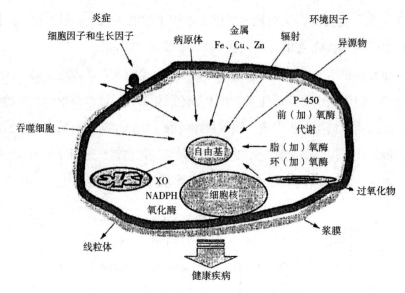

图 4-2　内源性和外源性的自由基来源

资料来源：Afonso V，Champy R，Mitrovic D，etal，Reactiveoxygen species and spueroxide dismutases：role in jointdiseases，Joint Bone Spine，2007，74（4）

二、抗氧化——清除过多的自由基

自由基氧化伤害是人类疾病与早衰的真正"元凶"。然而，生命体内的自由基是与生俱来的。不仅饮食、吸烟、饮酒中产生自由基，就是在正常呼吸的过程中也能产生自由基，因为我们从空气中吸入氧气，用来分解细胞中的糖分和燃烧脂肪而释放能量，在这些被吸入的氧气中有4%会变成氧自由基。因此，设法清除过多的自由基，阻止活性氧与自由基的氧化伤害的"抗氧化"，几乎是防病抗衰老的代名词。

人类在长期进化过程中，体内必然具有平衡自由基或者说清除自由的能力，这主要靠内源性自由基清除系统，也被称为抗氧化系统。机体抗氧化系统主要包括超氧化物岐化酶、过氧化氢酶、谷胱甘肽过氧化物酶、谷胱甘肽、硫辛酸、胆红素、牛磺酸、辅酶 Q10、胱氨酸、组氨酸、尿酸等。这个系统可以减少或防止体内发生氧化损伤。特别是酶类物质所构成的"抗氧化酵素系统"，可以使体内活性氧自由基变成活性较低的物质，从而削弱它们对机体的攻击力。

酶素抗氧化作用仅限于细胞内，而抗氧化剂有些作用于细胞膜，有些则在细胞外就起到防御作用。这些物质就深藏于我们体内，只要保持它们有足够的数量和活力，它们就会发挥清除多余自由基的能力，使体内自由基保持平衡状态，减少氧化伤害。

虽然体内已经有了自由基的天然防线，但是，随龄氧化以及环境污染、辐射、疾病、不良生活方式和饮食习惯、精神压力等因素，都将扰乱体内抗氧化能力的平衡，使清除自由基的能力下降，导致大分子氧化伤害逐步积累，从而产生与慢性病有关的病理变化。因此，机体的抗氧化防御和修复系统在慢性病发生发展和衰老过程中起着举足轻重的作用。为了提升机体的抗氧化能力，额外补充抗氧化剂来巩固人体对抗自由基的防线，就变得愈来愈重要了。

补充外源性抗氧化剂的好处在于增强机体抗氧化能力的同时，迅速阻断自由基参与氧化反应或在氧自由基形成的瞬间就将其排出。因为抗氧化剂的分子结构比较特殊，其电子是单个排列的，可以给出电子中和自由基，而自身不会形成有害的物质，也不会发生连锁反应，以此来达到机体抗氧化的目的。

由于上世纪末人们在健康观念中把抗衰老与抗氧化联系在一起，抗氧化剂已成为养生保健的宠儿。所以抗氧化剂在市场上出现了各种各样的新产品。尽管种类品种繁多，但归纳起来，可以分为两大类：一类是酶类抗氧化剂，即抗氧化酵素；另一类是非酶类抗氧化剂，以维生素、矿物质和植物生化素为主。抗氧化酵素包括：①超氧化物歧化酶（SOD）；②过氧化氢酶（CAT）；③谷胱甘肽过氧化物酶（GPX）。非酶类抗氧化剂包括：①维生素类：维生素A、E、C、K，β胡萝卜素；②矿物质类：硒、锌、铜、铁等；③植物生化素：如番茄红素、原花青素、葡萄籽OPC、茶多酚、叶黄素、虾青素、活性多糖以及生物类黄酮等多酚类抗氧化剂数千种。

抗氧化酶素系统和非酶类抗氧化剂在体内组成一道防线，防止有害自由基对机体的伤害，维持体内自由基产生与清除的平衡。抗氧化酶素修复系统并能对机体氧化损伤部位进行修复，保证机体健康。

人体本身具有平衡自由基或者说清除多余自由基的能力。但由于现代社会人们生活方式的改变、社会环境的变化，常常会使清除自由基的能力下降，同时外源性自由基也时刻攻击我们。因此，我们一方面要补充外源性抗氧化剂以阻断外界自由基的攻击，并提升机体抗氧化的能力；更重要的是要主动采取积极措施，预防体内过多自由基的生成，使身体免受其害。

譬如，饮食方面，吃下去的食物愈多，自由基生成的也愈多，这就好比火力发电厂烧煤，煤烧得愈多，烟囱排出的硫化氢和二氧化碳也愈多，对环境污染也愈严重。限制食物摄入量能减少自由基生成，并能增强人体对氧化应激的敏感性和增加机体的抗氧化应激能力。

吸烟是自由基生成最多最快的一种方式，研究表明，每吸一口烟会产生10万个以上的自由基。吸烟会导致体内抗氧化酶素活性降低，数量锐减。戒烟是预防自由基生成的重要措施。

电离辐射将能量传递给细胞内大分子，分解产生大量自由基，70%为羟自由基，进一步造成DNA、蛋白质和生物膜的损伤，甚至细胞癌变。

过度疲劳产生的"氧化压力"可导致体内尤其是肝脏部位累积过多的氢氧自由基，从而造成肝细胞损伤或死亡。积劳成疾就是氧化压力超负荷使机体抗氧化系统不堪重负的结果。

经常保持平和心态和愉悦心情，可以减轻氧化压力，减少自由基生成。相反，当情绪低落、心情沮丧时，体内肾上腺素和副肾上皮质激素分泌增加，体内酶素——主要是胺氧化酶素要缓和并分解这些激素，在分解过程中，会释放出大量羟自由基和过氧化氢等自由基。所以每天保持好心情，能够远离自由基氧化伤害。

三、抗氧化共生环理论

抗氧化剂是使活性氧簇或自由基对细胞伤害最小化的"灭火器"，但是这些抗氧化剂是按等级发挥作用的。生物学家发现，在这种复杂的等级制度中，抗氧化酵素系统成为机体抗氧化主体，还包括数千种生物类黄酮、数百种类胡萝卜素、已知的必需维生素（包括维生素 C 和维生素 E）以及硫辛酸和辅酶 Q 等。尽管每一种抗氧剂都有其独特的抗氧化功能，但是只孤立地应用其中任何一种未免过于简单化，都不可能达到预期的效果。

1999 年美国的莱斯特·佩克教授发现，人体吸收了所摄取的抗氧化剂之后，其在体内不是单独工作的，会和体内抗氧化物质的分子形成"抗氧化共生环"。它们环环相扣如锁链一般，进行着循环工作，从而阻止细菌和病毒侵害而致病。他认为多种抗氧化剂作用的效果大于个体，抗氧化剂彼此间相互作用，使人体抗氧化物质再生、再循环。共生环中的抗氧化剂能够大力彼此增效，当整个抗氧化物质一旦结合至它们阵容齐全时，就能够在体内阻止任何多余自由基的伤害，会产生一种集约性的能量，抑制并摧毁氧化过程。共生环产生的团队效用，可以使人远离疾病困扰，健康百岁。

佩克教授认为，可以形成抗氧化共生环的抗氧化剂包括必须从体外摄取的维生素 C、维生素 E 以及硫辛酸、辅酸 Q10 和谷胱甘肽（GSH）。谷胱甘肽是细胞内重要的抗氧化物质，在许多功能中，最显著的是促进 DNA 的生成，是合成和修复 DNA 的开关。GSH 同时能够调节一些基因，这些基因和许多慢性疾病一起与癌症、动脉疾病息息相关。

无独有偶，瑞典科学家们认同"抗氧化共生环"理论，但他们做了不同的解读。他们认为人体之所以能清除自由基，关键在于超氧化物歧化酶，即 SOD 酵素，尤其是 Cu Zn-SOD 和 Mn-SOD，其作用很难被其他抗氧化物所取代。

每一种抗氧化物都不能单独发挥作用，必须和其他的抗氧化物一起动作，协同增效。

如果体内SOD酵素量不足或活性下降，那么催化酵素和谷胱甘肽过氧化物酵素（GPX）分解双氧水的活性就会受到抑制，甚至造成自由基连锁反应，产生更多、更毒的活性氧自由基危害健康。

抗氧化共生环理论至关重要。在正常的反应过程中，抗氧化剂变成一个"有益"的自由基（比自由基破坏性小、能被清除），它必须通过其他抗氧化剂的作用使它循环再生，恢复它原来的抗氧化地位，因此是抗氧化共生环中抗氧化剂自身的再循环，而不是个别抗氧化剂的再生。这意味着体内高抗氧化水平对健康长寿的重要性，为了维持它的功能，必需确保体内关键抗氧化剂的循环再生。

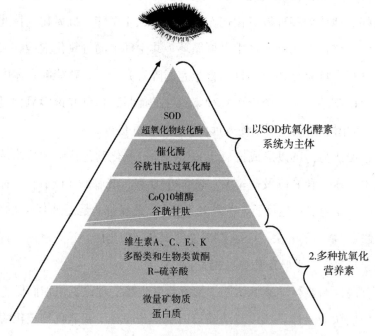

图4-3　人体基础抗氧化网络共生环

尽管每一种抗氧化剂都有其独特的抗氧化功能，但是单独使用某一种抗氧化剂效果并不理想，这也是某些营养师在应用某一种抗氧化剂效果不尽如人意而感到困惑并不得其解的原因之一。所以在机体抗氧化系统中，以补充抗氧化酶为主体，同时摄取非酶类抗氧化营养素，从而形成人体基础抗氧化网络共生环以及多种抗氧化剂的矩阵结构，共同抵抗自由基伤害，才能达到全方位防护的效果。

四、SOD 酵素——超氧化物岐化酶

SOD 是 Superoxide Dismutase 的英文缩写，称为超氧化物岐化酶。从 1938 年的 Mnrn 等人首次从牛红血球中分离得到超氧化物岐化酶算起，人们对 SOD 酵素的研究已有 70 多年历史。1969 年美国的 Mccord 等人重新发现这种酵素具有特殊的生物活性，弄清了 SOD 催化超氧阴离子（O^{-2}）发生岐化反应的性质，因而正式命名为"超氧化物岐化酶"，人们一直沿用至今。直到欧洲疯牛病的出现，欧美国家才禁止从动物血液中提取 SOD 用于人体，从此各国开始研究用生物发酵的方法来取得 SOD 酵素。

SOD 酵素是生物体内催化氧自由基发生岐化反应的重要抗氧化酶。它是广泛存在于绝大部分需氧生物体内的一种蛋白酶。它的主要功能是能特异性地清除体内生成过多的强氧化性物质和致衰老因子——超氧阴离子自由基，调节体内氧化代谢和抗衰老功能。

SOD 酵素属于金属蛋白酶，按照它的化学结构和所携带的金属离子种类不同，可以分为以下三类：铜锌超氧化物岐化酶（Cu Zn-SOD）；锰超氧化物岐化酶（Mn-SOD）；铁超氧化物岐化酶（Fe-SOD）。

三种不同的 SOD 酵素都能催化超氧化阴离子自由基，将之岐化为过氧化氢（H_2O_2）和氧气。Cu Zn-SOD 酵素分布于胞浆中，而 Mn-SOD 酵素分布于线粒体中，分别清除胞浆和线粒体中的氧自由基，从而有效地阻止脂质过氧化，抑制脂褐素形成，消除老年斑。SOD 酵素具有抗氧化、抗辐射、抗衰老、抗炎、

抗癌、提高免疫力的作用。

SOD 酵素是被国内外科学界、医学界公认无争议的，迄今发现的所有酵素类中，唯一能岐化 O^{-2} 的大分子清除剂，被称为自由基的克星、人类保健珍品，其保健功能作用被世界各国认定。

美国注册专利号为（CN1152337A）：用于预防和治疗大脑局部出血、溃疡、炎症、心律失常、浮肿、中毒、风湿、类风湿关节炎、风湿性关节炎、放射性损伤、药物中毒等症。

欧盟注册专利号为（499621）：用于预防和治疗癌症及术后放、化疗带来的脑损伤，抑制癌细胞再形成或扩散。

法国注册专利号为（CN1167441A）：用于预防和治疗特异性脑损伤和非特异性脑损伤引起的脑功能识别障碍。

日本注册专利号为（4327541，4312533）：用于治疗器官移植后的抗免疫反应具有奇效，用于治疗大脑局部出血导致神经坏死，作为防治半身不遂的治疗药物。

我国原卫生部批准 SOD 酵素为延缓衰老的功能保健品，批准文号：

抗衰老：97–748　　　98–81

调节免疫：97–221　　　97–598

调节血脂：97–9　　　97–267

美容：97–795

抗辐射：97–697

SOD 酵素的作用：

1. 抗氧化

人体内有三种主要自由基毒素，即超氧阴离子自由基（氧毒 O^{-2}）、氢氧自由基（氢氧毒 OH^-）、过氧化氢自由基（水毒 H_2O_2）。三种自由基中，超氧阴离子自由基占 95%，所以一般提到自由基时大都是指超氧阴离子自由基。

　　SOD 酵素之所以被称为超氧化物岐化酶，关键在于强调这个"超"字，是因为 SOD 酵素比其他任何抗氧化剂清除氧自由基的能力都强大，它每秒钟大约可以分解 10 亿个氧自由基，也就是把氧自由基转化为过氧化氢（H_2O_2），俗称双氧水。尽管过氧化氢也是一种活性氧，对人有害，但体内的过氧化氢酶（CAT）和谷胱甘肽过氧化物酶（GPX）活性极强，可将其迅速分解成完全无毒的水。这三种酶（酵素）组成了一个完整的抗氧化酵素群。SOD 酵素清除超氧阴离子自由基的机理见图 4-4 所示。

$$2O_2^- + 2H^+ \xrightarrow{\text{SOD}} H_2O_2 + O_2$$
$$H_2O_2 + AH_2 \xrightarrow{\text{过氧化氢酶}} 2H_2O + A$$

图 4-4　SOD 清除超氧化阴离子自由基的机理

2. 抗衰老

　　自由基衰老理论的中心内容认为，衰老来自于机体代谢过程中产生过多自由基对细胞进行破坏性作用的结果，其主要机制有以下三方面：①生命大分子交联聚合脂褐素积累；②器官、组织、细胞功能减退；③免疫功能降低。

　　人的衰老是一个渐进过程，从 25 岁开始记忆力减退，内源性合成 SOD 酵素渐减；女人 35 岁进入大衰期，"五七阴阳脉衰，面始焦，发始堕"，骨质含量逐年减少，60 岁以上老人体内 SOD 酵素含量只有年轻人的 50%。SOD 酵素有助于降低氧化速度，减少血浆中的自由基，使体能增强，提高人体免疫力。SOD 酵素哺育生命，维护细胞健康，体内 SOD 活性愈高，人体就愈健康，寿命就愈长。

　　科学家对 SOD 抗衰老的证言令人鼓舞：

　　美国国立保健协会、国立老化研究所卡特拉博士说："SOD 似乎是为人类提供'健康与年轻'的最优异营养补助食品，我们许多研究显示，用它可以延缓衰老，帮助长寿。"

"SOD 是一种神奇物质，你可用这种物质把你的生命时钟倒转。"——美国营养学家汉斯·卡特勒博士说。

"在补给充分的营养素下摄取 SOD 的话，你将可以返老还童，其程度叫你不敢相信。"——美国著名营养学家马丁·弗里曼博士如是说。

3. 抗肿瘤

形成肿瘤的外部和内部因素很多，但无论哪些因素，最终都是以自由基破坏抑癌基因表达并使原癌基因活化而导致癌症的。当 SOD 酵素进入细胞后，DNA 得到强有力的保护并进行有效的自我修复，使体内的抑癌基因和原癌基因稳定平衡，在增强骨髓造血功能、激发并提升机体免疫力的同时，使趋于突变的细胞在癌变之前就被破坏，并防止其聚集和黏附在其他位置，从而达到防癌抗癌的作用。

此外，SOD 酵素可减轻肿瘤患者放、化疗的毒副作用，增强体质，改善患者生存质量。

4. 防治慢性病及其并发症

SOD 酵素是活化白血球的利器，并有效地增强人体免疫力。它对于因自由基氧化伤害而引发的各种慢性病及其并发症，具有防治和抵抗能力，在临床上，主要用于各类炎症病治疗，尤其是治疗类风湿关节炎、慢性多发性关节炎、心血管病（包括高血压、动脉硬化）、糖尿病及并发症、胃肠道疾病、慢性阻塞性肺病、白内障、老年痴呆、肝胆疾病、肾脏疾病、肿瘤等，特别在缺血——再灌注以及防治多种自身免疫性疾病方面有特殊作用，上述各方面均有许多临床报告。

根据氧自由基生物学家和医学家的预测，"运用 SOD 几乎可以治愈现在所有的疾病"。随着 SOD 技术的运用，在面对众多疾病时，人类变得信心十足。

5. 抗辐射

由于 SOD 具有清除超氧阴离子自由基、抗氧化并保护线粒体的功能，当体内 SOD 浓度增加时，能促进辐射后机体白细胞数目的恢复，保护造血组织，提高免疫功能，提升人体对自由基外界诱发因子的抵抗力，从而有效避免辐射导致的细胞损伤异常分化和 DNA 突变，增强机体对辐射、高能、高压、烟雾、有毒化学品及药品的适应性。

SOD 酶素对脂类过氧化、红细胞溶血以及干细胞、外周红细胞与白细胞的辐射损伤都有保护效应，其中对干细胞的辐射损伤还表现出治疗效果。

外源性 SOD 进入体内后，94% 在细胞外液，可在细胞外液中发挥清除氧自由基的作用，进入细胞内的 SOD 虽不及 6%，但清除效率可以较细胞外增高 430 倍而起主要作用，从而补充了辐射后 SOD 清除与活性下降，并增强了内源性清除氧自由基的能力，减轻辐照损伤，促进恢复。

采用 SOD 酶素减轻放射治疗肿瘤病人的放射病综合征，不仅可使患者有较好的生活基础以适应治疗，而且可使医生考虑增加放射剂量以提高疗效。

6. 抗疲劳，改善亚健康

人体血液中含有一定数量的小分子抗氧化剂（SOD–Like，下节详述），但是这些小分子抗氧化剂并不能胜任全部清除氧自由基的能力。当血清自由基浓度增高，毒素就随着血液流遍全身，让身体中毒，这就是所谓的"毒血症"。毒血症诱发全身性疾病的种种前临床症状，实际上就是自由基导致的亚健康状态（亚健康与疾病并没有明显的界限），比如昏昏沉沉、萎靡不振、记忆减退、思维迟钝、失眠健忘、便秘、腹泻、食欲不振、容易感冒以及各种慢性炎症等。

SOD 酶素一方面可以激活白血球并增加数量，以提高免疫功能和抗病能力；另一方面它直接分解血液、体液、肌肉组织中的自由基，排出脂质过氧化物垃圾，从而改善亚健康状态。

补充外源性 SOD 酶素能降低体内乳酸浓度，同时使脾指数明显降低，胸腺指数增加，血色素上升，增强身体耐缺氧抗疲劳能力和对剧烈运动的适应能力，使人感觉到浑身充满活力。

7. 抗皱美容

SOD 酶素能保留原有生物活性而透皮吸收，其稳定性强、半衰期长，特别是酵素修筛 SOD 具有 7 小时以上的清除作用，由此便可增强 SOD 构象的稳定性。SOD 酵素容易通过皮肤组织，在汗腺或皮脂腺孔处透过角质层及上皮细胞到达真皮下组织而发挥其活性作用，是养分最佳的传递媒介。特别是老年人，皮肤组织变薄，细胞排列疏松，真皮组织密度下降，SOD 酵素更容易从表皮细胞的间隙进入皮肤内，起到皮肤抗衰、抗皱、抗炎之功效。

正确使用 SOD 酵素就能内调外养。SOD 酵素对皮肤起着双重健肤作用：一方面，SOD 酵素在体内能大量清除自由基，在皮肤表层抑制自由基的氧化伤害，特别是抵抗紫外线对皮肤的伤害，抑制黑色素形成；另一方面，它可以促进胶原蛋白适度变联，阻断弹性蛋白分解酶的产生，以增强并稳定肌肤内胶原质与弹力素形成，从而维护皮肤的弹性与致密度。与此同时，吞噬细胞对色斑进攻增强，强化自我防护与自我修复功能。因此，常用 SOD 酵素有防晒、祛斑、退粉刺、减轻面部氧化、延缓皮肤衰老，甚至出现神奇"变脸"之美容效果。

五、关于类 SOD 化合物

SOD 酵素——超氧化物岐化酶是一种金属生物酶，其化学本质是蛋白质。曾经有一种说法：SOD 有两种，一种是大分子 SOD，另一种是小分子 SOD。显然，这种说法是不对的。SOD 酵素只能是生物大分子化合物，不可能是小分子化合物。但是，自然界确实存在着一类小分子化合物，它们也能岐化超氧阴离子自由基，具有 SOD 活性。这类小分子化合物大部分是天然抗氧化剂，如维生素 C、黄酮类化合物、多酚羟基化合物、有机酸等，其虽然具有一定的 SOD 活性，但不是天然 SOD，学术上也没有这一概念。

为了有别于大分子 SOD——超氧化物岐化酶，我们将这类小分子化合物称为"类 SOD 活性样化合物（Compounds with SOD activity）"，简称"类 SOD 化合物（SOD-Like）"。

SOD-Like 化合物虽然也能催化 O^{-2} 发生岐化反应，但它与天然 SOD 扮演的角色不一样。它们基本上属于辅酶素一类的营养物质，这些小分子 SOD-Like 化合物的活性与天然 SOD 的差别主要可能是前者无类似于后者的微环境，没有酶的活性中心；而且它们之间的活性比值也不相同。SOD-Like 化合物对不同的 O^{-2} 体系产生不同的影响，不同的 SOD-Like 化合物有各自不同的最佳 pH 值，而且各种测定方法也不同。那么，如何区分 SOD-Like 化合物和天然 SOD 酵素呢？最简单的方法有三种：

1. 用蛋白质沉淀剂进行定性判断，如出现浑浊和沉淀即为 SOD，无浑浊和沉淀为小分子 SOD-Like 化合物。

2. 透析检验，若透析后透析液仍有活性则为 SOD，反之为小分子 SOD-Like 化合物。

3. 加热处理，将样品加热至 100℃保持 10min，若加热前有活性加热后无活性则样品应为 SOD。因为 SOD 加热后会失活，而小分子 SOD-Like 化合物，如茶多酚用 95 ~ 100℃沸水冲泡其活性仍很高。

根据科技人员的考察和筛选，我国含 SOD 或具有 SOD-Like 化合物生物活性的植物资源相当丰富，从低等的藻类到高等植物，不同来源，不同科属种，不同器官，不同组织，以及植物细胞的不同组分都存在 SOD 或 SOD-Like 活性。例如，茶叶中的龙井、黄山毛峰、碧螺春的抗自由基能力很强；中草药中的红参、五味子、甘草、槲皮、大黄、绞股蓝等都具有 SOD-Like 活性。

近年来运用生物发酵方法提取 SOD 酵素已较为普遍，许多蔬果以及中草药中都含有 SOD 活性成分，同时也含有 SOD-Like 化合物。比如，刺梨、余甘果、沙棘、红豆杉、蓝梅、猕猴桃、野木瓜、桑葚、山楂、猴头菇、番石榴、芒果、蜂花蜜、刺五加、芥蓝叶、菠菜、小白菜、小麦苗等。这些蔬果同时含有丰富的多种维生素、有机酸、活性多糖等植物生化素，以及多种矿物微量元素，其营养价值与保健功效都是比较高的。其中，余甘果（也称滇橄榄）作为 SOD 原材料具有极高的热稳定性；果粉在加热至 100℃时，其 SOD 活性仍保持 97% 以上，常温贮存一年后，SOD 含量仍有 98%。然而，大多数蔬果经热加工后要保持其活性是不可能的。

近几年国内市场上出现的 SOD 酵素与 SOD-Like 化合物着实让普通消费者难以区分。笔者认为，二者的临床价值与保健功能是有差别的。SOD- 超氧化物岐化酶，从各发达国家与我国原卫生部批准的功效来看，从抗衰老到防治脑损伤和癌症，都具有明确的临床价值。而小分子 SOD-Like 化合物，其天然抗氧化剂含量较丰富，包括维生素 C、E，生物类黄酮，糖肽，有机酸，多酚化合物等。譬如，在自然界里，多酚是一类数量庞大的抗氧化剂，其中生物类黄酮是最大的一群，至少有 5000 种以上已被发现。生物类黄酮的研究报告也最为丰富，例如槲黄素的研究报告显示，它具有非常显著的消炎、抗过敏、抗肿瘤、抑制肥大细胞、预防心脏病、白内障、气喘等效果，临床上将槲黄素与维生素 C 合用，对于抗过敏有立竿见影的效果。

由于小分子 SOD-Like 化合物易被机体吸收，稳定性好，无毒副作用等，具有较好的实用与临床价值，应用于酵素养生保健中，表现出具有"抗氧化共生环"的效应。其对于消除体内自由基和慢性炎症，改善亚健康的一些前临床症状以及各种不明原因的功能性障碍，更具有独特的功效。因此，至于学术上有没有"类 SOD 化合物"的概念问题并不重要。

需要提请读者注意的是，小分子 SOD-Like 化合物因资源丰富，价格应该较便宜，而目前精品 SOD 酵素国际市场售价每千克 80000 多美元。

六、过氧化氢酶

过氧化氢（H_2O_2）即人们熟知的双氧水，比水（H_2O）多了一个氧原子（O），这个氧原子极不稳定，总想从别的物质分子中再夺取一个氧原子，形成 O_2。平时我们用双氧水杀菌消毒，就是因为细菌遭到 H_2O_2 的破坏而死亡，消毒时起泡是产生氧气的结果。

然而，过氧化氢可穿透大部分细胞膜，因此它比超氧阴离子自由基（不能穿透细胞膜）具有更强的细胞毒性，穿透细胞膜后可与细胞内的铁发生反应生成羟基自由基。

过氧化氢酶（CAT）是抗氧化酵素系统的重要一员，又被称为触酶，是以铁卟啉为辅基的结合酶。SOD 酵素将氧自由基岐化后生成过氧化氢（H_2O_2）和氧气（O_2），过氧化氢在体内仍然是具有氧化剂毒性的物质，过氧化氢酶的作用就是促使过氧化氢分解为分子氧和水，使细胞免于遭受 H_2O_2 的毒害。

CAT 作用于过氧化氢的机理实质上是过氧化氢的岐化，必须有两个 H_2O_2 分子先后与 CAT 相遇且碰撞在活性中心上，才能发生反应。H_2O_2 浓度越高，分解速度越快。

几乎所有的生理机体，都存在过氧化氢酶。其普遍存在于能呼吸的生物体内，主要存在于植物的叶绿体、线粒体、内质网以及动物的肝和红细胞中，其酶促活性为机体提供了抗氧化防御机理。

过氧化氢酶的生物功能是在细胞中促进过氧化氢分解，使其不会进一步产生毒性很大的氢氧自由基，从而保护抗氧化酵素系统的功能作用，对于人体的生长发育和代谢活动亦具有重要意义。

七、谷胱甘肽过氧化物酶

谷胱甘肽过氧化物酶（GSH–PX 或 GPX）是在哺乳动物体内发现的第一个含硒酵素，也是抗氧化酵素系统的又一重要成员。硒是谷胱甘肽过氧化物酶的活性成分。

谷胱甘肽是属于含有巯基的小分子肽类物质，由谷氨酸、半胱氨酸和甘氨酸通过肽键缩合而成的三肽化合物。它的主要功能是抗自由基、抗衰老、抗氧化。由于还原型谷胱甘肽本身易受某些物质氧化，所以它在体内能保护许多蛋白质和酶等分子中的巯基不被自由基氧化伤害，从而让蛋白质和酶等分子发挥其生理功能。人体红细胞中谷胱甘肽的含量很多，这对保护红细胞膜上蛋白质的巯基处于还原状态，防止溶血具有重要意义，而且还可以使它继续正常发挥携氧能力。

红细胞中部分血红蛋白在 H_2O_2 等氧化剂的作用下，其中二价铁氧化为三价铁，使其变为高铁血红蛋白而失去携氧能力。还原型谷胱甘肽既能直接与 H_2O_2 等氧化剂结合，生成水和氧化型谷胱甘肽，也能将高铁血红蛋白还原成为血红蛋白。

此外，谷胱甘肽对于放射线、放射性药物所引起的白细胞减少等症状，有强力保护作用。它能与进入人体的有毒化合物、重金属离子或致癌物质等相结合，并促进其排出体外，起到解毒作用。谷胱甘肽同时是孕妇的必需营养补充剂，它关系到婴儿在母体内的生长发育，有些孕妇身体虚弱缺乏蛋白质，其实质就是缺乏谷胱甘肽。

硒是谷胱甘肽过氧化物酶催化反应的必要成分，它以硒代半胱氨酸的形成发挥作用，摄入硒不足时使 GPX 酶活力下降。当体内处于低硒水平时，酶活力与硒的摄入量呈正相关，但到一定水平时，酶活力不再随硒水平上升而升高。GPX 存在于浆胞和线粒体基质中，以谷胱甘肽为还原剂分解体内的氢过氧化物，能使有毒的过氧化物还原成无毒的羟基化合物，并使过氧化氢分解成醇和水，因此可以使细胞膜和其他生物组织免受过氧化物损伤。

直接服用谷胱甘肽并不是一个明智之举，因为其经过消化道时大部分不会被消化而很少进入血液，因此药店很少有谷胱甘肽直接出售。最好的方法是摄取能够合成谷胱过肽的原料，包括微量元素硒和半胱氨酸。美国 FDA 的每日推荐量为 55 微克，成人最大安全剂量为 280 微克。合适的硒补剂包括硒氨基酸螯合物，如硒蛋氨酸、硒酵母和硒酸钠。另一种硒补剂叫硒半胱氨酸，因为它是体内许多酵素的活性部分，因此被科学家誉为 21 世纪的氨基酸。

在酵素食品中，应用天然植物食材经酵母发酵生成含巯基小分子肽类物质，制造出来的谷胱甘肽及谷胱甘肽过氧化物酶，安全性极高，在体内也能够有效地被利用。

综上所述，在正常情况下，体内的大部分活性氧可以被机体防御系统所清除，但当机体产生某些病变时，超量的活性氧会对机体造成伤害。机体消除自由基活性氧（O^{-2}）的第一道防线是超氧化物岐化酶——SOD 酵素，将 O^{-2} 转化为过氧化氢和水，而第二道防线是过氧化氢酶——CAT 和谷胱甘肽过氧化物酶——GPX。CAT 可清除 H_2O_2，而 GPX 分布在细胞的胞液和线粒体中，消除 H_2O_2 和氢过氧化物。因此，GPX、SOD 和 CAT 一起构成了酵素抗氧化防御体系，三者协同作用，共同清除机体内活性氧自由基，从而减轻和阻止脂质过氧化作用，维护机体不受氧化伤害。

八、酵素食品中含有多种抗氧化物质

人类在进化过程中虽然已经形成了对活性氧具有防御作用的抗氧化系统，包括酶类（抗氧化酵素）和非酶类抗氧化剂。这种抗氧化防御系统主要是靠消除活性氧或使活性氧非活性化来完成的，但它们在机体内的抗氧化能力是有限的，还需要外源性抗氧化物质的补充才能达到有效地清除活性氧的效果，其主要途径是通过食物链。然而，食品的污染以及以熟食为主的饮食方式，使想从食物链中获取抗氧化物质变得极其困难，而从酵素食品中摄取多种抗氧化物质是一件很方便的事。

抗氧化剂其实就来自于大地之母的自然元素里，这些自然元素存在于动植物中。以植物为例，植物必须要在太阳底下生长，而阳光的照射正是自由基的来源之一，为了生存，植物会自动地产生抵抗自由基的物质来保护自己。而人类就得通过摄取这些植物来获得抗氧化能力，进而增强人体组织运作的能力。

研究显示，几乎所有的植物都含有天然抗氧化成分。以多种植物发酵熟成的酵素食品属于营养型抗氧化剂，它是一个庞大的体系。因为酵素食品选择材料的种类、数量的差异，不同的酵素食品会含有不同种类的对抗活性氧的抗氧化因子，主要应该包括维生素类和多酶类等。

1. 维生素类

维生素是人体不能自行制造，必须从饮食中摄取，而且是活命必需的营养素。所以人类只能从含量丰富的植物中获取营养型抗氧化维生素，包括维生素 A，β 胡萝卜素，维生素 C、E、P 等。

维生素 A 是促进生长、视觉和细胞分裂的重要物质，它是一种调节和保护身体的抗氧化剂。维生素 A 的前体物——β 胡萝卜素能消除单线态氧（一种活性氧自由基），构成了体内对氧化伤害的部分防御能力。很多研究报告支持维生素 A 与维生素 E 合用具有防癌的作用，特别是可降低消化道癌症的发生率。

维生素 C 具有很强的抗氧化能力。羟自由基（HO·）是活性氧中反应最强、毒性最大的一种氧自由基，维生素 C 与羟自由基反应却很容易，而成为 HO· 的清除剂，从而可明显降低运动诱导的氧化应激，保护细胞膜，预防老年痴呆，延长寿命。

维生素 E 是防御体内脂质过氧化反应的第一道防线，维生素 E 能终止自由基对各种生物膜的攻击和伤害，能保护生物膜内不饱和脂肪酸免受自由基攻击，是生物膜中维持稳定性不可缺少的抗氧化成分。

果蔬同时作为碳水化合物、蛋白质的重要补充来源，以及果蔬中的膳食纤维、果胶等多种次生代谢产物都具有重要的保健功能。大量的流行病学资料表明，果蔬中含有的已知和未知的抗氧化物质中，维生素类抗氧化因子能在一定程度上清除自由基，对预防疾病、提升健康水平有重要意义。

2. 多酚类

在自然界中，多酚是数量最庞大的抗氧化剂，含多酚和酚类化合物及其衍生物的抗氧化剂有 6500 种以上，其中生物类黄酮是最大的一群，至少有 5000 余种已被发现。

所谓多酚，就是很多个酚凑在一起的分子，由几个酚拼一拼就成了生物类黄酮、白藜芦醇、姜黄素、儿茶素、单宁素、木质素、没食子酸、槲黄素等优秀的抗氧化物质。上述多酚类化合物都是植物代谢过程中的次生副产物，它们存在于许多普通的水果蔬菜中。葡萄、苹果、柿子、西兰花、菜叶、葡萄柚、甘桔、草莓、蕃茄、洋葱、茄子以及各种香辛料、中草药、谷物、豆类、果仁等，都是酵素食品的重要原料。

多酚类化合物的抗氧化作用极强，它指向脂质过氧化自由基（Loo·）提供一个电子（氢）而使之成为较稳定的过氧化脂质（LOOH）。橄榄油、绿茶、葡萄、苹果、芝麻、荞麦等之所以被列为有益健康食品，就是因为它们分别含有橄榄多酚、茶多酚、葡萄多酚、苹果多酚、芝麻多酚、荞麦多酚等多酚类物质。例如，茶多酚的抗氧化活性广为人知，茶多酚对降低过氧化脂质、控制血脂、预防动脉粥样硬化和心脏病具有明显的效果。

多酚类化合物包括三大类物质，即生物类黄酮、酚酸类物质和单宁类物质。在多酚类物质中种类最多、存在最广泛的是类黄酮物质，这是一类广泛存在于绿色植物中的天然抗氧化剂。黄酮类化合物可作为自由基受体及链终止剂，具有明显的抗氧化特性，如竹叶黄酮、大豆异黄酮、银杏叶黄酮、甘草黄酮以及水飞蓟素、槲皮素、黄颜木素、杨梅黄酮、儿茶素、花旗松素、柚皮素、橙皮素、芦丁等。许多功能性保健食品也都是围绕着黄酮类本草植物的抗氧化特性研发出来的。

酵素食品含多种天然抗氧化因子是由它的发酵原料决定的。有的酵素食材中加入指标性本草植物，或者单一原料酵素如灵芝酵素、诺丽酵素、木瓜酵素等，比较容易体现其独特的保健功能和防治疾病的功效。我国是世界上药用植物种类最多、应用历史久远的国家，药用资源种类达 12800 余种，其中植物 11146 种，占总量的 87%。在这些药用植物特别是药食两用的植物中，含抗氧化物质较高的占有很大比例。譬如，人参、刺五加、生麻、黄芪中含有萜类皂苷；麦冬、洋地黄、党参中含有甾类皂苷，均可抑制自由基形成；具有抗氧化活性的还有三七总皂苷、西洋参皂苷、绞股蓝皂苷、紫胡皂苷等，它们属于皂苷类天然抗氧化剂。还有许多成分，如多糖类（枸杞多糖、茯苓多糖）和萜类（苍术酮）均为有效的抗氧化成分；金樱子多糖（PRL）能显著清除超氧阴离子自由基，抑制羟自由基对细胞膜的破坏而引起的溶血和脂质过氧化物的形成。由此可见，本草药用植物在酵素食品研发中，具有广阔的应用前景。

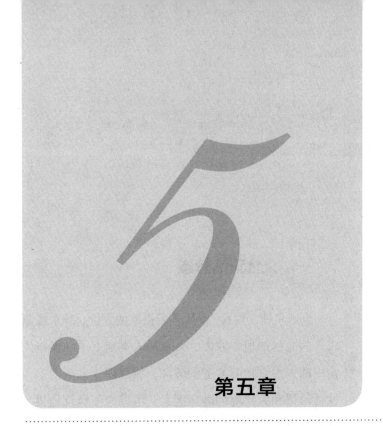

第五章

人体为什么缺酵素

◆ 火食灭活酵素

◆ 饱食生众疾促酵素缺失

◆ 精食浪费酵素

◆ 偏食体内酵素不足

◆ 毒食掠夺体内酵素

◆ 年龄长酵素衰减 疾病需求更多酵素

◆ 环境、心理、生活方式是酵素不足
的影响因素

一、火食灭活酵素

豪威尔博士说："现代人所摄取的食物，酵素普遍不足，这是现代人多病、成人病充斥的根本原因。"自从人类走上了一条以熟食为主的道路之后，食物中的天然食物酵素遭到破坏，加之现代人生活水平提高以后所形成的不良饮食习惯和大环境的破坏因素，可以毫不掩饰地讲，没有谁能够独善其身而成为高酵素状态体质的人。为什么人体内普遍缺乏酵素呢？

自从人类使用了火，便可以吃火食（即熟食），从而扩大了食物来源，也使人类文明向前迈进了一步。但是这种进步所付出的代价是高昂的，火食使人体从自然界直接摄取食物酵素极大地减少了，因此也给人类健康带来难以估量的危害。到目前为止，火食的危害并不能完全被人们所认同。

人们普遍了解食物烹调过程中，会使大量维生素、植物生化素流失，但是并不了解烹调同时也灭活了生食中天然存在的食物酵素。生食中天然存在的食物酵素最具活力和发挥最大功效的适宜温度是 20℃ ~ 40℃ 之间，而食物经过煎、炒、煮、炖、炸、烘培、烧烤、微波电磁加热等烹调方式，其温度均在 100℃ ~ 200℃ 以上。一些食物酵素通常在 48℃ 以上的环境中就开始遭受破坏，不同种类的食物酵素有不同的灭活温度，随着温度升高，破坏的种类进一步增多，破坏的程度进一步加深，极少数耐高温酵素到 115℃ 也都全部失去活性，而成为没有生命的"死食物"。

诚然，高温加热对食物起到了消毒杀菌作用，减少了有害微生物引起的传染病以及食物中毒等情况的发生。但是，与高温加热破坏掉多种营养素和食物酵素的代价相比较孰轻孰重，又该如何评说呢？

所有未经烹调的食物都含有大量与其食物营养成分相符的食物酵素。以现代人评价甚高（尽管有争议）的牛奶为例，生牛奶中含有脂肪酵素、淀粉酵素、半乳糖酵素等多种生物活性酶，这些酵素的主要成分亦为蛋白质，若加热煮沸，蛋白质会变性而失去功效。可惜的是，我们现在所喝的鲜奶或奶粉，经过巴斯德消毒法的高温杀菌，所含的酵素已经荡然无存，而且再经过"均质化"处理，牛奶中的脂肪已经变成了氧化脂肪，成为垃圾食品了。再如，油脂、种子、果核这类脂肪含量相对高的食物，本身含有较高浓度的天然脂肪酵素，以便协助分解食物中的脂肪；谷物这类碳水化合物则含有较高浓度的淀粉酵素，瘦肉中则含有大量的蛋白酵素（组织蛋白酶）及极少量的淀粉酵素；低热量的水果蔬菜则含有较少的蛋白质、淀粉消化剂（Starcn Digestant）与相当大量的纤维酵素。大自然赋予所有生食适当且均衡的食物酵素量，以供人类使用，然而，人类为了享受"口福"，利用"火攻之法"将其全部歼灭。

火食基本上全部猝灭了天然食物酵素，令我们失去了摄取外源性酵素的最大途径，即使残存一部分酵素也不具备应有的活性，所以无法中和大量的体内自由基，特别是 40 岁以后体内抗氧化酵素（SOD）逐渐减少，就会酿成诸多致病因素。火食同时增加了分泌酵素器官（如肝脏、胰脏、脾脏）的负担，导致消化器官及人体组织机能的衰退。

此外，火食还可以导致人体内产生各种毒素。以油炸食品（也包括煎炒）为例，油脂在高温加热过程中，可产生有致癌作用的多环芳烃；再比如碳水化合物丰富的食物，烹煮温度超过 120℃时，就会产生毒性极高的天然副产品——丙烯酰胺（俗称丙毒），其可导致基因突变，损害中枢和周围神经系统，诱发良性或恶性肿瘤。炸薯条、炸鸡腿、烤肉等油炸食品中丙烯酰胺含量都很高。此外，绝大多数油炸食品所用的油脂都会反复使用，油品和食物均被氧化，时间稍长一些便形成氧化脂块——脂质过氧化物（Lpo），这些物质进入人体不仅促使脑细胞早衰，而且需要大量代谢酵素去清理他们，从而增加潜在酵素消耗，减少体内酵素储备。

生食未经烹煮之所以容易腐败、发酸，是因为其中含有天然的食物酵素，一旦经过高温烹煮之后，酵素的活性被破坏掉，其好处是比较容易保存不再容易发酸；但缺点是食用后人体必须分泌更多的消化酵素，才能加以分解、吸收和利用。

一项最新研究报告指出：高温烹煮的食物不仅灭活酵素使食物难以消化，而且食用后可以使消化系统与血液循环中的白血球数目突然增加，因为白血球细胞的酵素受到破坏，白血球因而被大量释出，到处攻击、消灭有害物质，从而造成免疫系统紊乱，若找不到病毒或细菌等外来物，还可能攻击自身的器官，形成自体免疫疾病。研究人员发现，只要将经过高温烹煮或精加工的食物放入口中咽下三十分钟后，免疫系统就开始启动，白血球数目立即飙升，其严重程度犹如食物中毒，要特别注意。

美国哥伦比亚大学的科学家发现，经过高温加热的食物，比如罐头食品，可以长期保存，但对内分泌系统会造成极大的刺激，也会促进体重增加而罹患肥胖症。研究指出："我们也不需要有多伟大的见解就能察觉，（火食）这种对内分泌平衡的攻击所造成的不良后果，可能会留给我们一个烂摊子，很多表面上不相关的疾病将等着我们善后。"

在厨房里对食物进行的任何加热处理都会摧毁食物中的天然酵素。不论是缓慢或快速的烘培方式、慢火或急火烹煮、清炖及油炸等方式，都会使食物酵素完全摧毁。除了破坏酵素之外，也会将蛋白质和维生素破坏掉，并且形成一些未知的、可能致病的全新化学复合物，同时会增加体内代谢酵素的负担。烘培属于乾式高温，温度可达150℃~200℃，所以烘培的食物酵素也不会幸免被破坏。

国人常常迷醉于高温烹煮的飘香四溢和煎炸时"嗞啦"一声的成就感，并且引以"饮食文化"的诸多解读，什么事情一"文化"了，其形式和内涵都变得复杂而深邃莫测了。目前，饮食文化已经完全偏离了它应有的内涵，走上了一条"技术至上"的修正路线，过于强调色、香、味俱全，从而无视甚至破坏食品营养，单纯追求高超的烹调技艺。然而，严酷的现实表明，任何沉迷于"饮食文化"中的人，无一不得不抗起现代富贵病纠缠的风险。任何无视火食危害的人，都将会掉进慢性病的陷阱。

二、饱食生众疾促酵素缺失

饱食所直接带来的危害就是胃肠道负担加重。人体胃黏膜上皮细胞的寿命较短，每 2 ~ 3 天就应修复一次，如果上顿还没消化，下顿又填满胃部，胃始终处于饱胀状态，胃黏膜就得不到修复的机会。胃不仅要大量分泌消化酵素，而且大量分泌胃液，就会破坏胃黏膜，产生胃部炎症、胃糜烂、胃溃疡等疾病。

一个人空腹时胃肠道的血容量是人体总血容量的 10% 左右，当饱食后，胃肠道可达到总血容量的 30%。如此多的血液在胃肠道里，其他器官如心、肺、肝、肾、大脑等，自然会出现供血不足现象。人出现脑缺血时，感到饭后困倦，长期下去，就会导致记忆力下降、思维迟钝、智商减退、加速大脑老化。有的学者还证实，饱食使大脑中一种叫做"酸性纤维芽细胞因子"的蛋白质大量分泌，从而诱发早老性痴呆。调查发现，大约 30% ~ 40% 早老性痴呆症的病人，与其年轻时长期过量饮食有关。

《黄帝内经》云："膏粱之变，足生大疔"，膏是指油腻的食物，粱是指精美的食物，二者不仅可以使人变生疔疮之类疾病，而且可以促使体内酵素缺失。体内本来有限的酵素库存，如果一直处于"很忙"的分解食物的状态，对体内病理代谢症状的感知程度就会迟钝，甚至对疾病在萌芽状态全然不知，临床上就有人对大肠肿瘤到了癌变的程度也完全感觉不到的案例。

统计数据表明，以代谢障碍综合征为代表的肥胖症、脂肪肝、糖尿病、高血压、动脉硬化、心脑血管疾病、肢体痿废、肾病、心肺气虚等疾病，均与饱食有关。

饱食使无酵素的"死食物"涌入体内，体内的生理代谢被迫把重心移向消化系统，"消化作业"具有无可替代的迫切性。此时体内需要的能量估计有八成的酵素材料优先在"消化作业"中被消耗掉，从而导致体内酵素短缺。当体内消化酵素不足时，只有求助于体内代谢酵素帮忙，使代谢酵素"改行"从事"消化作业"，这样一来，代谢酵素的工作就"无人负责"。当库存的代谢酵素消耗过多时，而消化酵素又不会做代谢酵素的工作，该修的没修，该补的没补，该转化能量的没转化，如此便状况百出，健康警讯接踵而至。因此说，饱食消耗大量体内酵素，是导致人体酵素缺失的重要原因之一。

研究表明，饮食摄入的能量超过机体代谢能力时，不仅可使代谢酵素参与消化作业导致酵素潜能极大浪费，而且体内抗氧化酵素活性大为降低，身体清除自由基的能力减弱，从而引起细胞加速老化、变性和非程序化凋亡，促使人体加快衰老。

迄今为止，科学界所公认的唯一能够延长寿命的环境因素，就是限制饮食摄入量。当减少 20% 热量摄入时，血清超氧化物岐化酶（SOD 酵素）活性明显增高；而长期过饱，会使细胞壁增厚，细胞变懒，吞噬细胞和淋巴细胞敏感性降低，免疫力下降，加速衰老。正如古人所云："所食愈多，心愈塞，年愈损；所食愈少，心愈开，年愈益。""饱生众疾，饿治百病"是亘古至今被普遍认同的健康饮食原则。

我国居民生活水平近年来普通提高以后，有太多的人放纵自己的胃口，饮食"不知食忌"，理直气壮地"我的吃喝我做主"，追求味觉感受和刺激，忽视了营养的全面均衡性，从而陷入了不良饮食的生活中，导致不良生活方式引起的慢性病频发。

饱食过度消耗酵素，就是直接消耗生命。饱生众疾催人老的道理，足以让那些长期肥甘厚酒大快朵颐的人冷静下来，进而选择节省酵素的健康饮食习惯。

三、精食浪费酵素

　　几千年来我们的祖先一直遵循"粗茶淡饭"的饮食哲学，所以养育了全世界人口最多的民族。从营养学观点而论，粗茶淡饭是最佳的摄取模式，因为它少了加工，少了食品添加剂，也少了色素，保持着食物的原有状态及所含的营养成分，其中包含应有的天然食物酵素。但是由于现代饮食供应的社会化、市场化，人们吃的都是加工食品，而且是精细加工食品。

　　精食是指精加工食品。食物精加工的目的是为了商品化的"卖相"或者改善口感以及烹煮方法的某种需要。比如精加工的谷物，稻米加工成"免淘大米"，小麦加工成特精面粉等。加工过程中谷物的胚芽和麸皮全部被剥掉，稻米只剩下米核，麦子只剩下面筋，其中20多种营养物质和天然食物酵素全被扔掉。小麦胚芽和稻谷胚芽不仅含有植物生化素，同时富含多不饱和脂肪酸，以及维生素、钙、铁、锌、硒、铬等矿物微量元素和全部8种人体必需氨基酸。当小麦加工成"上等"精白面粉后，矿物质镁仅剩原来的19%，铬仅剩下12%。镁是酵素最好的辅剂，能促进新陈代谢并排毒，可防止钙由细胞外进入细胞内而引起痉挛，对于人体而言，其重要性并不亚于钙。米和面中的微量元素铬被精加工掉了，人体长期铬不足增加了罹患糖尿病和冠心病的危险，因为铬可以激活受损的胰岛细胞。

　　长期吃精加工粮食最易导致以下三种营养素缺乏：一是硫胺素（维生素 B_1），硫胺素缺乏易出现浮肿、手指发麻或感觉迟钝；二是核黄素（维生素 B_2），溢脂性皮炎和阴囊炎是核黄素缺乏的表现；三是尼克酸（维生素 PP），尼克酸缺乏可发生癞皮病，表现为皮炎、腹泻等症状。以上三种维生素都是不可或缺的酵素活化剂。

全谷物含有丰富的膳食纤维、抗性淀粉和低聚糖，这些成分在肠道里难以消化，到了大肠后发酵，产生短链脂肪酸，其有抗癌作用。全谷物血糖生成指数低，有防治糖尿病和减肥瘦身作用。所以从营养学角度看，"食不厌精"的观点是片面的。我们倡导吃糙米、杂粮和全谷物，长期不吃全谷物和杂粮，饭白了，脸却黄了。

精加工的熟食，其天然食物酵素及维生素已经被破坏，成为没有生命的"死食物"，消化这些"死食物"需要更多的消化酵素。问题不仅如此，精制熟食中大都含有防腐剂、增味剂、膨松剂、着色剂、乳化剂、黏稠剂、香料等添加剂。我国合法的添加剂已经发展到 21 大类共 2000 多种，其中个别有毒的化学添加剂并未受到法规条例的限制，仍在合法使用的行列中。譬如，在每千克肉里加入 150 ~ 200 微克的亚硝酸盐，可以使肉质色泽鲜艳，同时增鲜防腐，在火腿、香肠、热狗、大红肠等熟食中普遍使用着。亚硝酸盐的毒性大，潜伏期很短，是致癌物质亚硝胺、亚硝酰胺的前期物，当它进入体内与蛋白质分解产物"胺素"结合后，就可以产生一类致癌物质——亚硝胺。临床证明，大肠癌、直肠癌都可能与多食加工熟肉食导致肠内蛋白质腐败而产生的亚硝胺相关。

精制食品不仅破坏了食物酵素和天然营养素，而且使有限的体内潜在酵素大量用于对精制食物的解毒工作。这种酵素浪费是巨大的，甚至直接影响人的寿命，从精制食品中加入的各种化学添加剂给身体带来沉重的排毒负担，就可以得到证实。这些毒素堆积在细胞四周，刺激组织引起细胞变性，导致不适并诱发病变。目前，最令人堪忧的是精加工油品中的氢化植物油。为了商业利益，改变口感，好端端的天然植物油经过氢化处理，变成了反式脂肪酸。虽然它的口感更香酥、爽滑、松软，耐高温且久不变质，但是反式脂肪实际上是一种垃圾油，2007 年被欧盟列为"人类食物历史上最大的灾难！"

二十世纪末美国科学家经过 8 年的研究发现，反式脂肪会让细胞膜变硬，阻绝氧气与营养物质通透，使细胞缺氧出现大量自由基，营养难以吸收，废物无法排出，细胞膜的表面受体因而变得不正常，对荷尔蒙及抗体的敏感度降低，最后因水分和营养流失而凋亡。因此，过量摄取反式脂肪酸不仅增加患心血管疾病的危险，引起血管内皮细胞功能紊乱，促发炎症反应，增加血液黏稠和诱发血栓形成；还能干扰脂肪代谢，使患动脉硬化和心源性猝死增加 5 倍以上；此外还会导致腹型肥胖，增加女性患 II 型糖尿病和乳腺癌的危险；可使患不孕症的机会达到 70% 以上，甚至可以损伤人们的认知功能，诱发早老性痴呆。

凡是精制食品包装上标有人造黄油、人造植物油、起酥油、植物酥油、人造脂肪、奶精、麦淇淋、精炼油、植物末、转化脂肪、植物奶油等，都是氢化油——反式脂肪。

反式脂肪进入人体需要大量代谢酵素分解其毒性。天然植物油中的饱和脂肪酸在体内大约需要 5 天左右可以完成分解代谢，而反式脂肪酸则需要 50 多天才能分解代谢掉。体内代谢酵素和脂肪酵素不足者，可能需要更长的代谢过程。

食物是孕育生命和健康的根本，但同时也能成为折损健康最重要的原因，正所谓"食亦善人、食亦杀人"。我们倡导"天人合一，身土不二"的生态饮食观，所谓"身土不二"就是"一方水土养一方人"，中国人要吃中国饭，吃"神"造的天然的完整食物，不吃垃圾食品与精加工食品。

四、偏食体内酵素不足

偏食有几种情况，一种偏爱肉食，这是一个为数众多的人群；另一种偏爱甜食，女性占多数；还有一种挑食人群，即不爱吃的食物甚多、食物单调的人。偏食的人首先是营养不良的人，长期偏食造成营养紊乱，辅酵素缺乏，酸碱失衡，体内酵素不足，成为多种慢性病的诱因。

偏爱肉食、肥甘厚味无节制的人，体内过量摄取了动物脂肪，动物脂肪是动物自身储存脂溶性毒素的地方，这些毒素会在人体内停留、浓缩并逐渐进入血液和血管里，导致动脉硬化和"三高"症，并且成为冠心病、糖尿病、心肌梗死的直接诱因。特别要指出猪肉对人体的危害，明代医学家李时珍在《本草纲目》中写道："凡猪肉苦微寒，有小毒。凡猪肉闭血脉、弱筋骨、虚人肌。凡肉有补唯猪肉无补。猪肉毒唯在其首，疾者食之生风发疾。"猪肉中的旋毛虫可在不知病因的情况下致人死亡；临杀死时猪的恐惧、怨恨、悲痛所急剧分泌的荷尔蒙尤其是肾上腺素，令躯体充满毒素，残留在肌肉和血液里，以及饲料中的各种药物毒素残留物、化学添加剂残留物（如有机砷残留在猪肉中每公斤达 500 ~ 2000 微克）等。这些毒素进入人体后，导致血液呈酸性，产生大量超氧阴离子自由基。为了分解这些毒素，胰脏和肝脏需要分泌大量的代谢酵素，再从"酵素银行"提取多少代谢酵素才能把这些毒素分解掉呢？可以肯定地说，肉食是消耗体内酵素最多的食物，是导致人体酵素缺乏最为重要的原因之一。

这里需要特别提醒偏爱甜食的人，高糖饮食易使蛋白质糖化变质，造成神经损伤，削弱智力，加速大脑老化。高糖饮食的孩子智商低、成绩差、情绪不稳定，即使很少量的糖，就可以把体内环境导入一个混乱的生化状态，出现口渴、多痰、失眠等症状。过多糖分还会破坏免疫系统细胞，使人极易患感冒和其他与免疫系统有关的疾病。糖在糖尿病的发病过程中也起到了关键作用，偏食甜食的人，身体控制血糖机制面临重大挑战。糖还会引起钙磷平衡被破坏，并且导致将蛋白质分解成氨基酸的蛋白酵素功能下降，使这一分解过程反应程序处在混乱状态。在这一混乱状态中，身体要消耗大量代谢酵素，以尝试恢复正常状态，一旦体内代谢酵素不足就会引发疾病出现。

多项研究证明，糖只有"空白热量"而没有什么营养价值，而且精糖是一种反营养物质。多糖饮食能使钙、镁、铬、锌等矿物元素流失，而引起诸如骨质疏松、过敏和免疫缺陷等严重情况。人体在处理糖时，不仅需要大量的酵素，同时需要很多营养素参与，如此一来，导致酵素与营养素同步消耗，长时间就会出现"酵素银行"亏损状况。

药物、吸烟、饮酒及食用刺激性食物，不仅直接消耗代谢酵素用于解毒排毒，而且有上述嗜癖之人大都偏食，也许因为药物所致不吃某些食物，也许因为嗜酒偏吃某些东西。偏食导致营养不良，一方面食物酵素摄入减少，另一方面酵素消耗增加。

有人天生就挑食，这可能因为先天体内分泌消化酵素的器官或功能有缺陷的缘故，目前医学上尚难以纠正；但后天发生偏食者不在少数，这种情况与心理因素、饮食结构、疾病状况及环境影响有关。无论前者或后者，都会导致体内酵素不足并产生营养不良或免疫缺陷等病态。

中医认为，每种食物都有不同的"性、味"，我们只有把"性"和"味"结合起来，才能准确地分析食物的功效。食物中的五味，不论哪一味多吃都是大忌。比如，酸性入肝，过食酸味会使肝气淫溢而亢盛，脾气衰竭；过食苦味使皮肤粗糙、毛发脱落；过食辛味筋脉败坏，精神受损；过食咸味骨骼损伤、心气抑郁；过食甜味心气沉闷，气逆作喘，脸发黑，肾气失衡。

五、毒食掠夺体内酵素

现在人们把食物分成天然食物、问题食物和黑心食物三大类，黑心食物应该就是毒食。凡是有毒、变质、掺假、假冒、过期、染菌、药物残留超标、放射物污染超标等所有危害人体健康的食物都属于毒食。看看近年来媒体曝光的毒食"食"在恐怖。

调味类的头发酱油、棉籽"香油"、工业盐代食用盐、化肥尿素提炼的味精等。

食用油类的地沟油、馊水油、多氯苯联糠油、多种氢化油（反式脂肪）、石蜡制牛油、假猪油等。

谷物类的镉大米、黄曲米、硼砂面条、双氧水面条、毒米粉、滑石面粉、液化丁烷蛋糕等。

副食肉类的洗衣粉鸭血、毒羊肉（含阿托品）、毒猪肉（含瘦肉精）、避孕药螃蟹、氨水鱼翅、甲醛海参、农药火腿、三聚氰胺奶粉、二烯酸珍珠奶茶、工业明胶蜜饯、各种假酒、假红心鸡蛋（苏丹红）、皮鞋炼奶、漂白粉丝、硫酸亚铁臭豆腐、硫酸镁毒木耳、碱性品绿海带、超量苯钾酸泡菜和榨菜、色素西瓜等。

前不久媒体有报导，美国哈佛大学药学博士，通过肠道内窥镜胶囊摄像机和检测数据接收器，进行了胃肠道泡面的消化实验。实验结果指出，泡面里共加入了136种抗氧化成分，其中包括制作泻药、美白剂的"酒石酸"，用于隐形眼睛、洗发精的"聚二甲基硅氧烷"，就连打火机的成分丁烷，也成为"特丁基对苯二酚"加进面条里，这也是为何方便面口感又弹又劲道的原因。方便面里同时还加入有24种钠盐以及调味包里含过量的铜、砷、铅、汞等重金属。为了增加面条的润滑口感，还加入了用于机油里的"丙二醇"，它可以引起肝肿大、染色体异常以及生殖能力降低。三分钟就能泡好的一碗面，在肚里了消化36小时还赖着不走，堪称典型的"大众毒食"。

读到这里，人人都会感到毛骨悚然。人类堪称"下毒"能手，除此之外，尚有"合法"加入的化学添加剂食品、有抗食品、转基因食品、垃圾食品等问题食品。问题食品里充斥着"合法"加入的防腐剂、抗氧化剂、香料、色素、调味剂、甜味剂、酸碱调整剂、品质改良剂、发色剂、漂白剂、杀虫剂等。有资料统计，现代人平均每年要吃下3.6公斤食品添加剂，平均每天吃下70～80种。据说上世纪50年代使用的DDT和666有机氯农药，在土壤里半个多世纪还难以降解。这些化工原料大都不存在于自然界，"食"在危险，进入人体虽然"合法"，但人体免疫系统通通把它们视作"敌人"、"非我"，皆属于必清除之列。

还好，人体内有一套解毒排毒系统，这套系统包括肝脏、肾脏、肠道、皮肤、肺脏等，其中肝脏是最重要的解毒器官。人们把肝脏比喻成人体化工厂，是因为肝内进行的酶促反应有超过 500 种的功能，包括：氧化作用、还原作用、羟基作用、硫化作用、脱氨基作用、去碱化作用、加甲基化作用等。肝脏又会加工制造，又会处理垃圾，又擅长毒物管控，堪称多才多艺。然而，这一切功能和作用，都是在酵素的催化反应中实现的。

肝脏内百分之九十九的代谢反应，都是为了要排除毒素而产生的，都需要酵素的催化作用才能完成排毒、代谢过程。毒食中含有大量的五花八门的化学毒素，都需要在肝脏里分解后排出，酵素在肝脏里所启动的催化反应过程，可以用"掠夺式的酵素消耗"来形容，代谢反应所产生的能量，有相当大的部分都用在了解除、排除毒素上。

毒食"掠夺式的酵素消耗"十分惊人，酵素催化反应之能量大量用于解毒、排毒，导致体内酵素严重缺失，成为低酵素状态之人，以至脸上灰暗、体倦乏力、易感冒、没有精气神，长时间处于亚健康状态或进入前临床病态。

六、年龄长酵素衰减 疾病需求更多酵素

随着年龄增长，我们身体各脏腑的功能会明显衰退，尤其是体内细胞对氧的消耗，也就是所谓的"基础代谢率"会逐渐降低。所以细胞活得愈久，其代谢能力愈差，耗氧量也愈加减少。这表明在年轻力壮的时候体内有较充足的酵素库存参与新陈代谢作业，并表现出基础代谢率旺盛的状态。而随着年龄增长，体内潜在酵素被逐年消耗，使库存储备越来越少，从而导致基础代谢率也逐年降低。

美国伊利诺大学的科学家在对老鼠的喂食实验中，发现组织中的酵素活

性会随着老鼠变老而日渐衰弱。18 个月的老鼠（已属高龄）体内酵素比年轻老鼠的要衰弱得多，1 个月大的老鼠体内某种组织酵素活性以 1040 个单位来表示，而 18 个月的老鼠体内这个值只有 184 个单位。这种情况证明动物和人类组织与体液中的酵素活性也会随老化而降低。豪威尔博士同时把它视为一种规则——酵素潜能量是有限的，并且会随着时间流失而变得衰弱。

老化是指一生中一定的潜在酵素减少，所引起的身体消耗。与引起老化的其他诸多因素相比较，酵素与老化的关系更为密切。

关于酵素的活性和数量与老化的关系，科学家们做过许多人体实验。

法国的艾卡德医师分析了 1200 人的尿液样本，发现年轻人的淀粉酵素平均值为 25 个试验单位，而年纪大的人只有 14 个试验单位。老年人的淀粉酵素活性也只有年轻人的一半。

医学报告显示，一群平均年龄 25 岁的受试者，其唾液中的淀粉酵素平均含量比 27 位 80 岁以上的老人受试者高出 30 倍。

在脂肪酵素含量的实验中发现，60 岁以上的老人脂肪酵素只有年轻人的一半，80 岁以上的老人则只有年轻人的 $1/4 \sim 1/3$。正是因为老年人体内脂肪酵素不足，才引发许多循环系统疾病，如动脉硬化、高血压、冠心病及脂肪吸收不良等。

从病理学的角度而言，人体在壮年时期的消化分泌物极为丰富，但却是以牺牲代谢酵素为代价换来的。消化酵素随年龄增长而衰减，在人的生命后期，细胞和组织内的酵素活性与数量也会降低并减少。这种情况年轻时还不易察觉，但是上了年纪后，会明显地感觉到差距很大。因此，豪威尔博士告诫："年轻人愈挥霍其体内酵素，就愈快发生酵素枯竭或老化的状况。"

人体是以营养素为材料，籍由酵素这个操盘手来构建身体并且赋予生命活力的。当体内因为某些营养缺乏或者酵素不足时，就会罹患疾病，酵素因此会发挥它的各项功能去帮助驱除疾病，所以需要更多的酵素使组织细胞再生之催化反应，以促进病理代谢转化为正常代谢功能，所以患病时酵素需求量会大大增加。

因为体内酵素不足导致疾病发生，如果病后又常服用化学合成的西药，不仅妨害并抑制体内酵素的功能，而且使原本就稀缺的酵素加大消耗量，简直是雪上加霜，如此便形成酵素消耗的恶性循环，成为体内酵素不足的重要原因。

老年人体弱多病较为普遍，体内酵素库存随年龄增长而逐年减少，再加上老年病的困扰，补充食物酵素显得更为重要。实践证明，持续地补充食物酵素对多种老年病的康复和养生保健均具有良好的预期效果。

七、环境、心理、生活方式是酵素不足的影响因素

1. 环境污染导致体内酵素不足

（1）食物链污染。从土壤污染开始，粮食、蔬菜和水果中的农药以及化肥残留物，导致食物酵素含量先天不足，营养素锐减，品质下降，一直到加工食品中各种化学添加物和烹调过程等使食物酵素遭到严重破坏，致使现代人从食物中获取酵素极其有限。食物链污染是现代人体内酵素不足的重要因素。

（2）空气污染。空气污染使人们吸入大量废气、汽车尾气、尘埃颗粒物、PM2.5、烟雾（包括二手烟）等。为了维持身体的恒常性与正常生命活动，体内需要更多的代谢酵素去净化呼吸系统，也需要更多的抗氧化酵素（SOD）去分解空气中大约3%的氧自由基。

（3）水质污染。水质污染使天然活水变为死水，水中矿物质缺失、杂质增多，能量物质失衡直接影响体内酵素的催化功能，增加酵素消耗。我们每天使用的自来水中有许多声名狼藉的物质，除了用于杀菌的氯以外，还有目的在于预防儿童蛀牙的"氟"。但近几年研究发现氯与氟都能削弱体内酵素

的活性，氟还能降低甲状腺功能，伤害免疫系统，使人体无法充分利用钙、镁等矿物质，增加罹患骨质疏松症等骨科疾病的风险。

2. 不良生活方式就是浪费酵素的生活方式

饮食方面如暴饮暴食、贪吃嗜睡、大鱼大肉、不吃蔬果、甜食过量、垃圾食品、吸烟酗酒等，浪费了大量酵素。人们过于注重"吃"，而忽视了"吃什么"、"怎样吃"以及"不吃什么"。

错误的饮食结构与不良的饮食习惯是导致体内酵素不足的重要原因。

此外，现代人由于工作压力大，生活不规律，形成了不良的生活习惯，包括通宵熬夜、睡眠不足、沙发休闲文化、不爱运动以及透支体力"过劳"现象等都是以牺牲体内酵素为代价的。

优质的睡眠和充分休息可以减少酵素消耗，并促进体内酵素的生成；平和的心态、微笑和幸福感可以减轻精神压力，促进身体气血的良好循环，而且还可以促进酵素活化。与此相反，生活紧张，心理压力大，生活节奏快以及烦躁、忧虑、愤怒、寂寞、悲伤、嫉妒等消极情绪，也会产生毒素。为使这些毒素保持在一定范围，机体要消耗大量酵素库存，对其进行解毒。一旦毒素超过一定界限，就会转变成严重的疾病，此时恐怕完全靠补充酵素解决问题就被动了。

3. 日常生活中接触到的破坏酵素的事例

（1）转基因食品有毒，酵素含量很低，并且加速耗竭体内酵素。

转基因食品是指利用所谓"基因工程"破坏农作物最基本的基因屏障，再将特定物种植入其中，改变农作物原有的基因序列，繁殖出"前所未有"的新一代农产品。其结果或者可以大大提高产量；或者可以防治病虫害；或者使外型更美观、口味更佳等。

研究显示，这种转基因食品的天然食物酵素含量很低，而且缺乏活力。譬如，转基因番茄改变了其易发酵腐烂的性状，变得可较长久保存运输而不烂；在黄豆中植入细菌基因，使其不容易发霉，因而降低了出现黄曲霉素的机会。但一种农作物或食物不容易腐败，正表示其所含的酵素很少，或者酵素缺乏活性。再如，转基因小麦，是面筋含量很高的新品种小麦，然而，70%以上的人对高面筋面粉耐受性不佳，经常食用容易诱发过敏反应，还可能弱化淋巴系统，影响健康。还有，如果为了提高牛奶产量而给乳牛施打"基因重组生长激素CBGH"，食用其乳制品除了可能提早发育外，还可能耗竭体内酵素库存，出现免疫抑制作用。

转基因食品对人类健康有严重威胁。美国、英国、法国、俄罗斯的科学家通过动物实验都得出同样结论：转基因食品（玉米）诱发肿瘤。美国环境医学科学院的报告指出："一些动物实验表明，食用转基因食品有严重的损害健康的风险，包括不育、免疫问题、加速老化、胰岛素的调节及主要脏腑和胃肠系统的改变。"报告还指出，插入到转基因大豆里的基因会转移到生活在我们肠道里的细菌的DNA里面去，并继续发挥作用。这意味着吃了转基因食品以后，我们体内将不断产生有潜在危害的基因蛋白质。说形象一点，转基因食品会把我们的肠道转变成活着的农药制造厂，可能直到我们死去为止。

转基因造成基因漂移污染，破坏自然生态平衡。已经有转基因油茶中转入的基因污染了蜜蜂肠道中微生物的案例。转基因是一种邪恶技术，"人类已经越界了，做出了只有上帝应该做的事情（英国王储查维斯语）"。本书并不讨论转基因食品的危害，只是它已经超出了含酵素多寡的问题，笔者强烈建议拒绝转基因食品。

（2）辐照食品破坏食物酵素

辐照作为一种新的灭菌保鲜技术，在粮、菜、果、肉、调味品、中药等领域均已应用。辐照食品指的是经过放射线照射加工帮助保存食物，辐照能杀死食品中的昆虫以及它们的卵及幼虫、微生物和部分细菌，也有助于保鲜，延长食品的货架期。

通过实际调查研究发现，放射线照射无法百分之百消灭微生物，反而可能诱使食物产生更多的黄曲霉素和腊肠杆菌而引起食物中毒。更重要的是，生鲜食物经过辐照后，几乎全部破坏了食物中的天然食物酵素，因为酵素被破坏，才不容易腐败，所以具有保鲜效果。除此之外，辐照还会破坏食物中的营养成分，如维生素 A，维生素 B_2、B_3、B_6、B_{12}，维生素 C，维生素 E，维生素 K，以及蛋白质、不饱和脂肪、益生菌等。美国食品跟踪调查组织有位成员韦诺娜·蒙特，是《辐照杀菌食物之死》的作者。她认为，辐照杀菌食品可能诱发癌症、未成年死亡和体重过轻。

辐照食品在我国几乎都没有标识和说明，有人怀疑那些所谓的"有机食物"可能也照射过放射线。

（3）重金属污染抑制酵素活性

日常生活中，重金属的威胁无处不在，如地下水的"硬水"、被污染了的湖河养的鱼，陶瓷器皿中的金属涂料、补牙材料、特殊药物或器材、汽车尾气等。可能抑制酵素活性的重金属很多，其中包括过量的矿物质，譬如矿物质铁和铜，都具有特殊的生理功能，但浓度偏高就易产生毒性，其他重金属也一样。

最容易接触的是日常用水中的重金属超标，使水的能量物质失衡，直接影响酵素的催化功能。养殖鱼（特别是鱼头）含的重金属较多，应该格外注意。专家建议，不妨利用超滤膜、反渗透膜或离子交换系统净化来确保水质。应该提醒注意的是，活性碳过滤器反而会聚积重金属，目前，许多市售的瓶装水灌装线都采用了活性碳过滤器工艺，这种瓶装水的重金属含量着实叫人产生疑虑。

第六章

酵素养生三原则

◆ 生食原则

◆ 粗食原则

◆ 排毒原则

一、生食原则

1. 生食是大自然赋予人类的长寿食物

"看啊，长在地面上有种子和各种蔬菜，长在树上有种子和各种水果，这是神给你们的食物……"——《圣经：创世纪第一章第二十九节》。还有一段记载是："神就叫人类的始祖亚当和夏娃，要吃生蔬果，活了九百三十六岁……。"大自然赋予人类的食物，就是我们祖先赖以生存和繁衍的生的蔬果。

大自然规定了动物的特性。动物根据自己的特性法则进行饮食和生活，所以能够精力充沛地活到死去的那一天。自然界中没有因为肥胖而无法飞上蓝天的鸟，也没有因为肥胖而无法在原野上奔跑的羚羊和长颈鹿。癌症、心脏病、中风、糖尿病以及骨质疏松症等所谓的生活方式病，在生活于各文明之国的人类之间蔓延。而在自然界的动物中，却完全没有因为这些疾病而遭受痛苦甚至早死的事情，它们却快乐地保全大自然赋予的寿命，度过一生后自然地回归大地。

人类活到120岁自然寿命的人非常少，这不能不使我们联想到，这与人类违背"生食"这个最基本的饮食原则有关联。生食里面凝聚着丰富的酵素和生命力，正是自以为聪明的人类自己将这些生命活力、生命源泉物质消除掉，所以人类至今没有保全应有的"自然寿命"。

人类细胞里的酵素酷似水果的酶，而且构成人体的原子和构成植物的原子具有相互吸引的亲和性。如果人体构建新细胞时需要原子，那么就可以从摄取的天然食物中吸引特定的原子。因为这些特性，人体可以在天然生食的细胞中获得酵素这种眼睛看不见的力量，因而充满生命活力。

生食（特别是水果、蔬菜）是维生素和矿物质的宝库。这些营养素作为辅酵素（辅酶），既是某些酵素的重要组成部分，又是酵素的活化剂，可以提高酵素活性。这些营养素与酵素的协同配合，有助于身体代谢功能的顺利进行。

维生素 C 与人类的祖缘关系是我们早年丢失的一个护身法宝。人类（包括灵长类动物）是唯一一种体内不能合成维生素 C 的动物，也就是说，如果我们不吃富含维生素 C 的水果蔬菜，身体就不能享受到维生素 C 带来的益处，身体甚至不能正常运转。另外，矿物质铜、钙、铁、锌、硒、锰等微量元素，不仅能够使我们拥有健康的骨骼和血液，为更新组织细胞提供丰富的营养成份，也是赋活酵素的辅助因子和重要组成部分。

据记载，被誉为中国"养生学始祖"的彭祖，坚持几十天乃至数百天不吃食物，或者靠着自己的"生食养生谱"进食，因而活了八百岁；汉武帝的臣子东方朔"不食人间烟火"，只进生食，更是活了一千四百岁。这些记载我们无法证实其真假，但不可否认的是古人更懂得吃生食可以延年益寿。生食的维生素、酵素没有被破坏，而且生鲜蔬果中的外皮、种籽、纤维如果能咬得烂碎再吃下去，能释放出防病、治病、防老、保青春的天然物质——植物生化素。植物生化素中我们所熟悉的番茄红素、胡萝卜素、大豆异黄酮、花青素等数千种天然化合物，可以说是我们防病、祛病、维护健康不可或缺的一把金钥匙。

2. 选择生食全营养　全面保健康

你选择食物的标准是什么？大多数人以"便宜"、"便捷"、"习惯"、"解馋"和"流行"为主，而"营养"可能是排在后面。地球上存在的生物中，只有人类一直在食用不适合自身生理机能和构造的食物，被各种疾病折磨的动物也只有人类。为了全面保健康，首要的就是必须使食物与人类的生理机能和特性达到一致性。从酵素营养学和生物学的角度来看，只有以水果和蔬菜为主体的生食（包括谷物等），最适合人类的生理结构特点。有下面的理由可以佐证这种说法。

（1）以水果和蔬菜为主的生食含有丰富的水分，这种水分是有生命活力的，被称为生命之水。生命之水在我们体内发挥着难以想象的重要作用。这些水是向细胞运送营养的载体和途径，所有的营养物质都是经过水输送到肠道、血液中；同时，提取出来的水果和蔬菜的原子和分子在酵素的帮助下，被及时输送到身体的细胞、腺体、组织、器官以及全身所有的部位。对于身体来说，水分比食物更重要。

（2）生食保留了食物中的全部营养，同时也保留了与其营养成分相符的、足够数量的天然食物酵素。比如，油脂、种子、果核等这些脂肪含量多的食物，就含有较高浓度的脂肪酵素以协助消化自身脂肪；谷物及碳水化合物类食物就含有较高浓度的淀粉酵素；瘦肉含有大量的蛋白酵素；而低热量的水果蔬菜则含有较少的蛋白质、淀粉消化剂与相当大量的纤维酵素。大自然其实已经赋予所有生食适当且均衡的食物酵素量，以供人类使用。根据"消化酵素适应性分泌法则"，在吃生食时，食物本身所含的食物酵素所完成的任何消化程序，都不需要内源消化酵素的参与，即可完成全部"预消化"工作，以利于发挥全营养能量和保存酵素潜能，从而达到生食使酵素利用最大化、优质化的目的。

（3）生食能量直通车，是食物中最好的能量来源。生食比熟食供给机体的能量大约高出 6 倍左右，即使吃的量很少，所摄取的营养也很充足，而且吃生食能大量节约用于消化作业的能量。水果是唯一一种几乎不会因为消化而使用体内能量、却能够让身体获得最大限度能量的食物。水果能量转换率为 90%，也就是说，身体因为消化水果而失去的能量仅占从水果中摄取能量的 10%。而米饭的消化将会使用从米饭中摄取能量的 30%，肉类的消化则会使用 70% 的能量。

（4）生食具有解毒排毒作用。果汁是人体清洁剂，蔬菜汁则可用来调节人体建造组织、提高免疫功能。生鲜蔬果中富含纤维素和叶绿素，毒性物质由肝脏排出而被小肠吸收之前，能附着在纤维素和叶绿素上，并随着大便排出体外，由此减少毒素的积累效应。此外，生鲜蔬果能加速血液和淋巴液的循环，有助于尿液、黏液及汗液分泌排毒，同时将聚集在细胞内的毒素溶解，中和酸毒，起到净化血液与平衡体液的作用。

（5）生食是中性和弱碱性的，有利于保持机体的酸碱平衡。新鲜的蔬果、芽苗菜、五谷杂粮、薯类等，均为碱性食物，能有效改善酸性体质，保证人体各种机能处于最佳状态，激发机体的免疫功能。

（6）生食可以摄取多种植物生化素。不同的蔬菜水果含有不同的植物生化素，如大豆中的大豆异黄酮，西红柿里的番茄红素，大蒜中的蒜精，葡萄中的原花青素，胡萝卜中的胡萝卜素，甘蓝菜和花椰菜里的吲哚，玉米中的玉米黄素以及多种黄酮类抗氧化物质等。生食让人重新体会到食物的真实口味、质感和纤维，堪称实至名归的美味佳肴。因为新鲜生食中含有天然食物酵素（其是生食这个生物体生命活动的一种表现），才让人享受到美味口感。

生鲜蔬果最适合人类生理特点是毋庸置疑的，其他种类的生食又如何呢？应该说所有有生命的组织都含有酵素。以生活在北极、阿拉斯加的爱斯基摩人为例，因气温极度寒冷，他们无法获得蔬菜水果，终年以生兽肉、生鱼为主食，身体非常强壮。原始的爱斯基摩人将捕获的鱼，先埋在地下直到稍微发酵再吃，这种鱼称为"劲鱼"。它能提供充沛的体力和耐力，因为它含的食物酵素先行微微发酵分解，使人体不必分泌大量酵素同样获得全部营养并节省能量。有人类学家和探险队员到北极考察，持续过着与爱斯基摩人相同的饮食生活，从北极回国后，接受健康检查，没有发现任何疾病，身体非常健康。然而，当爱斯基摩人移居到新墨西哥州改吃熟食后，同样要得各种生活习惯病。可见熟食破坏了酵素和营养素后给人类健康造成伤害之深远。

多吃生食有益健康已被大多数人认同，但或许还有人存疑，生食中的天然食物酵素真能通过胃酸的洗礼进入肠道吗？诺贝尔奖获得者芬兰生物化学家阿里图·维尔塔嫩（Artturi Virtanen）教授，通过实验证明，口腔在咀嚼生的食物时，酵素与食物接触开始消化过程，进入胃以后胃酸并不能改变这些酵素的特性，它们在消化道中始终保持其特性。人体有保护酵素通过肠道的功能，从而使大多数酵素能到达肠道。在那里，这些酵素通过与自由氧相结合改变肠道菌群，从而减少可能引发结肠癌的发酵和腐化，这样也能为有益菌创造生存条件。

但是，有些生食中却含有酵素的阻滞抗体。例如小扁豆、黄豆、蚕豆以及鹰咀豆中均含有抑制因子，会妨碍蛋白质被彻底吸收。所有的谷类、豆类种子，都含有蛋白质酵素抑制剂；同样的道理还适用于富含植酸盐的谷物，因为植酸盐会与有益的矿物质结合。因此，能发芽的种子不能生食。

然而，豆类种子发芽以后则摇身一变成为生食中的"黄金蔬菜"——活性芽苗菜。活性芽苗菜色泽美观，口感清香脆嫩，而且比其种子原料增加了营养成分。比如，黄豆发芽后能使胡萝卜素增加两倍多，核黄素增加 3 倍多，维生素 B_{12} 增加 10 倍；黄豆种子中不含维生素 C，而每百克黄豆芽苗菜中含维生素 C 20~30 毫克。芽苗菜在生长过程中，在水解酵素作用下，将高分子贮藏物质转化为可溶性、人体易吸收的小分子，其天然食物酵素释放出来，还能增加自身的氨基酸和矿物质含量。这些都是人体正常生理活动所必需的。

淀粉酵素和蛋白酵素是两种主要的消化酵素，能在许多生食食物中找到；而脂肪酵素只能在生肉、生的富含脂肪的坚果和种子中找到，但不便生食。我们日常食用的苹果、葡萄和芒果之类的食物中还含有抗氧化酵素以及过氧化氢酵素，有助于消除自由基对人体的伤害。表 6-1 列出了日常饮食中能促进健康的酵素食物名称。

表 6-1　日常饮食富含酵素名称

食物	淀粉酶	蛋白酶	脂肪酶	抗氧化酶以及过氧化氢酶
苹果				★
香蕉	★			
卷心菜	★			★
蛋类（生）	★	★	★	★
葡萄				★
蜂蜜（未经加工/未经高温消毒）	★			
菜豆	★	★		★
芒果				★
牛奶（未经加工/未经高温消毒）	★			★
蘑菇	★	★		
菠萝	★	★		
大米	★			
大豆		★		★
甜玉米	★			
甘薯	★			
小麦	★	★		

　　每当你进食多种新鲜的天然食物时，会摄取大量的酵素、必需维生素、矿物质、氨基酸以及植物生化素，这些物质共同促进你的健康。如果将每种成分独立出来并视其为治疗特定疾病的药物，这一做法不仅不切实际，而且非常荒谬。

　　生食是活的有生命的食物，用植物生命哺育人体生命才能活得更好。"三天不吃青，两眼冒金星"。将生食当做活的生命看待，抱着对大自然感恩和敬畏的心态，力推"生食原则"是酵素养生的核心内容之一。

　　3. 生食的可操作性——选择生机饮食

　　葡萄中的原花青素（OPC）是属于天然多酚化合物，归类于生物类黄酮家族，是目前发现的最有前途的抗氧化（抗衰老）剂。它的有效成分在葡萄籽和葡萄皮里面居多，"吃葡萄不吐葡萄皮"尚可做到，而最有价值的葡萄籽真的嚼不烂，必须丢弃。

苹果的植物生化素及其酵素和辅酶存在于果皮下、苹果心和种子内。我们吃苹果时通常将这些部位切除，所以就算我们吃了再多的苹果肉，也很少吃到苹果的植物生化素与酵素。

花椰菜真正具有抗癌成分、能提升自愈力和免疫功能的植物生化素，在最粗的菜茎表皮里面，而我们做菜的时候，却把最粗的菜茎切掉扔了。

生食中的植物生化素含有天然化学物质及酵素和辅酵素。它们广泛存在于蔬菜根茎、水果皮、水果籽、豆类、谷物和植物种子中，并且被包覆在有韧性的细胞壁内，因此，人们只能从这些纯天然植物中获取。但是，由于这些蔬菜根茎、水果皮、水果籽、豆类、谷物、坚果和植物种子粗糙或坚硬，在食用上存在诸多不便（四不：打不烂、嚼不动、咽不下、消不化），通常被人们丢弃，实在可惜！

解决上述困惑即生食可操作的有效办法——选择生机饮食。生机饮食源自于美国的"生食疗法"，即"生食"和"有机"的一种饮食方式。它倡导选择天然的有机食材，采用先进的工艺设备，按照营养师提供的各种配方，将生食材破碎至十分精细的糊状，便可以直接食用。

4. 果蔬料理机的选择

要获取生食中的植物生化素及其酵素和辅酶，必须要在瞬间击破植物细胞的细胞壁——破壁技术，使细胞中的营养成分全部释放出来，以便被人体吸收利用。因此，正确选择果蔬机是成功制取生机饮食的关键。理想的果蔬机应该具备以下技术性能。

（1）要有足够的动力装置，输出功率不低于2200W（3马力以上）。一般市售榨汁机大都在750W以下，不能使用。

（2）旋转刀盘要有超高的线速度，转速在30000～45000转／分，以达到"瞬间击破"植物细胞，并且防氧化。

（3）要有合金结构钢的高性能材质的刀盘，具有高强度、刚性和韧性，才能击破根茎与种子，并保证有较长的使用寿命。

目前市面上在售的 3 马力左右的果蔬机，也只能释放 80% 左右的植物生化素及其酵素和辅酶。大多数 750W 以下的传统的榨汁机、搅拌机等，"出率"只有 50% 左右，大部分纤维素被当渣子丢弃，而且果汁也不具有"生机饮食"的"全营养"，必须是全食物才有全营养。

在目前市售的产品中，笔者近年来跟踪国内外果蔬机的技术进步情况，并且亲自进行实际应用，或者通过酵素养生班集体应用鉴别，特别建议选用国产全营养谷蔬调理搅拌机。该产品得到《不一样的自然养生法》的作者——美国自然医学博士、营养学博士吴永志的推荐，其主要性能和特点提供如下，以兹参考。

（1）性能

①最大功率：2200W（3.5 马力）

②最高转速：45000RPM

（2）特点

①功率大、转速高，能在 10 秒钟将粗糙的蔬果皮、蔬果渣、果籽及谷类完全打碎，并保存所有营养与酵素，让植物生化素最大限度地释放出来。

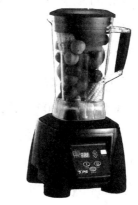

图 6-1　全营养谷蔬料理搅拌机

②刀盘采用航空专用碳合金材质，强高，寿命长。

③出率高，100% 为棉密精细的糊状生食，没有残渣。

④速度快，蔬果和谷物只需 10~60 秒钟就能被打碎，根据不同食材可延长时间使其更精细。

⑤电子程序控制操作，好清洗，只需 1~2 分钟即可清洗干净。

⑥多功能、多用途，水果、蔬菜、五谷杂粮、咖啡研磨、中药饮片等，干湿材料均可使用。

5.生机饮食养生食谱

生机饮食养生食谱在许多专业书籍上都有介绍，其中，有的是专门针对某种疾病设计的，而大多数是养生保健的生机食谱。下面推荐几种经过酵素养生班较长时间应用，效果比较好的生机食谱，供读者选择使用。自己也可以根据不同食材的性状和个人身体特征，设计适合自己的生机食谱。

（1）牛蒡清肠饮

[**配料**]牛蒡100克、青苹果1个、香蕉1根、菠萝100克、黄瓜1根、蜂蜜20毫升（或低聚果糖FOS10毫升）、矿泉水适量。

[**制法**]材料洗净切块后投入料理机，加适量矿泉水，开机加工2分钟后兑入蜂蜜调均匀，即饮。

[**功效**]清肠排毒，美体瘦身。

（2）降糖平和饮

[**配料**]苦瓜300克、南瓜100克、黄瓜1根、菠萝100克、肉桂粉10克、蜂蜜30毫升、矿泉水适量。

[**制法**]材料洗净切块后投入料理机，加适量矿泉水，开机加工2分钟后，兑入肉桂粉和蜂蜜调均匀，即饮。肉桂皮可先行用本机打成粉备用。1人份可分三次饮用，不可放置过夜。

[**功效**]平和降糖，提高免疫力。

（3）清血降压调和饮

[**配料**]西芹200克、青苹果1个、苦瓜100克、苜蓿芽80克、小麦苗粉5克、蜂蜜20毫升、矿泉水适量。

[**制法**]材料洗净切块投入料理机，加适量矿泉水，开机加工2分钟后，兑入蜂蜜调均匀，即饮。

［**功效**］平衡血压，降胆固醇。

（4）抗癌甜菜饮

［**配料**］甜菜根 200 克、芦笋 100 克、大杏仁 60 克、猕猴桃 1 个、小麦嫩芽粉 5 克、生姜 3 片、亚麻籽 1 小匙、矿泉水适量。

［**制法**］材料洗净切块投入料理机，加适量矿泉水，开机加工 2 分钟即可饮用。可频饮，亦可每日分 3 ~ 4 次饮，不可放置过夜。

［**功效**］防癌抗癌，增强体质。

（5）香橙抗皱美白饮

［**配料**］香橙 1 个、丝瓜 150 克、青苹果 1 个、圣女果 4 个、大枣 3 枚、蜂蜜 15 毫升、矿泉水适量。

［**制法**］材料洗净切块、香橙带皮、大枣去核，一起投入料理机，加适量水，开机加工 2 分钟后，兑入蜂蜜调均匀，频饮。

［**功效**］抗皱美白，排毒降脂。

（6）减肥降脂饮

［**配料**］胡萝卜 1 根、甜菜根 200 克、黄瓜 1 根、生姜 3 片、松子仁 30 克、海带芽 50 克、柠檬 3 片、矿泉水适量。

［**制法**］将大材料洗净切块，连同小料一起投入料理机，加适量矿泉水，开机加工 2 分钟后，即可频饮。

［**功效**］减肥瘦身，降脂稳压。

（7）元气饮

［**配料**］青苹果 1 个、胡萝卜 1 根、苜蓿芽 50 克、小麦苗粉 5 克、西洋参 5 克、枸杞 15 克、矿泉水适量。

［**制法**］材料处理好上料理机，开机加工 2 分钟即可饮用。

［**功效**］补气升阳，营养心肾，抗疲劳。

（8）营养早餐饮

［**配料**］苹果 1 个、胡萝卜 1 根、铁棍山药 200 克、香蕉 1 根、菠萝 100

克、核桃仁 50 克、亚麻籽 1 小匙、矿泉水适量。

[**制法**] 材料处理好上料理机，开机加工 2 分钟即可饮用。

[**功效**] 均衡营养，滋补强身。

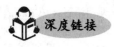

细胞破壁技术

细胞破壁技术是一种超微粉剂加工技术，有酶解法、化学法、物理方法或几种方法配合使用。以植物细胞为例，细胞壁分为三层，即胞间层（中层）、初生壁和次生壁。胞间层把相邻的细胞黏在一起形成组织；初生壁在胞间层两侧；次生壁在初生壁里面，又分为外、中、内三层，在内层里面有时还可出现一层。这样的细胞壁包裹着营养和水分不易透过。通过细胞破壁技术打破层层细胞壁，使植物营养成分和水分释放出来并保持其生物活性，以便被人体更好吸收。

可以选用具有细胞破壁功能的破壁料理机打破谷物、果蔬的细胞壁，使其释放酵素和植物生化素，最大限度地融合果蔬中的膳食纤维、维生素及其他营养元素。具有细胞破壁功能的料理机加工出的生机饮食，营养成分可高出 3~4 倍，更易吸收。

二、粗食原则

1. 粗食有利于预防慢性病

在酵素饮食中，可以把食物分成两大类，即高酵素食物和低酵素食物。高酵素食物本身酵素含量高，符合人体结构和营养需求特点，例如：五谷杂粮中的糙米、荞麦、燕麦、小米、薏米，各种豆类、薯类，各种坚果以及各种蔬菜、水果等，越是粗糙的食物酵素含量越高。低酵素食物大都是精加工食品和动物食品，例如：肉、蛋、奶、油、糖、盐、精白米、精白面、白面包等，越是精细的食物酵素含量越低。

食物本身并无粗细之分，粗食是相对于精加工食品而言的。比如我们日常吃的糙米和精米一样都是稻米，不同的是糙米在加工时脱出稻壳即可食用，而精米则进一步加工去掉了胚芽和米糠层。糙米的维生素、矿物质含量很充分，胚芽还含有天然食物酵素。如果把糙米放在水中浸泡 2~3 天，即可发出芽来。糙米在美国叫"褐色之米"，食用糙米已成为美国人的健康饮食新潮流。

根据调查，国人所食的大米中超过 93% 是精米，面粉中超过 86% 是精细面。精细米面中碳水化合物消化吸收快，使血糖升高的速度快，强烈刺激胰岛素分泌，使胰腺处于疲劳状态，容易导致胰岛素抵抗的发生。而胰岛素抵抗是 2 型糖尿病、动脉粥样硬化、高血压、血脂异常、肥胖症等慢性病的重要诱因。尤其在中国居民普遍进食较多粮食的情况下，主食精细化的害处更为严重。

粗食的好处不仅仅在于营养素含量丰富，更重要的是粗食属于高酵素食物。高酵素食物大都富含膳食纤维，血糖生成指数相当低，食用后血糖上升速度减慢，特别是某些富含蛋白质的粗粮，如荞麦、燕麦、黑豆、红豆等，能有效控制血糖水平，预防以糖尿病为代表的各种代谢综合征。

大自然的规律很奇妙，当吃低酵素食物时，体内要消耗更多的能量和酵素去处理食物本身，处理完之后所得到的营养并不多。如果我们不断地这样吃低酵素食物，体内酵素不断消耗而入不敷出，没有多余的代谢酵素去修复细胞组织，以至细胞不断老化，毒素不断积累，组织器官功能不断衰减，必然引发各种疾病。而高酵素食物，如粗粮和蔬果类在体内 2~3 小时就消化掉，处理速度非常之快，消耗的能量和酵素亦很少，然而所获得的食物酵素和营养素却很丰富。以高酵素的粗食为主食，每天能够提供人体 50%~60% 的能量需求，并保持体内高酵素状态，从而可以有效控制体重及预防糖尿病等慢性疾病发生。

2.杂食多样化营养互补

每种食物的营养成分、酵素含量都有各自的特点,杂食能保证营养多样化。中医的营养摄生学说,在《黄帝内经》中说得十分精僻,即"五谷为养,五果为助,五畜为益,五菜为充。气味合而服之,以补精益气。"这里"五谷为养"指的是米、麦、豆、薯等粮食能够补养五脏之真气,故"得谷者昌";"五果为助"指各种鲜果、干果和坚果能助五谷,使营养均衡,"以养民生";"五畜为益"指鱼、肉、蛋、奶等动物性食物能弥补素食中蛋白质和脂肪的不足,以"生鲜制美";"五菜为充"则指各色蔬菜能够补充人体所需的维生素和膳食纤维,以"疏通雍滞"。

杂食多样化有两个含义:一是"类"的多样化,即前面讲的养、助、益、充遵循自然,各类食物都要吃;二是"种"的多样化,比如谷物中各种粗杂粮很多,杂粮之所以受到人们的重视,就是因为它属于高酵素食物,其中含有高比例的氨基酸、维生素 B 族、矿物质、胡萝卜素等。它的营养价值都有相应的摄生健魄辅助治疗作用。比如,糙米有补中益气作用,黑米有聪耳补肾作用,糯米有健脾暖胃作用,玉米有防癌抗衰老作用,大麦有润肠利水作用,小麦有滋阴清热作用,燕麦有补益脾胃作用,荞麦有降压作用,小米有健脾和中作用,黑豆有补肾壮阳作用,绿豆有清热消暑作用;红小豆利水除湿、碗豆和中益气、薏米清热利湿、黄豆健脾宽中等。

中华民族传统饮食强调:"杂食者,美食也;广食者,营养也"的理念。杂食富含的膳食纤维被现代营养学称为"可促进发酵的物质",可促进肠道蠕动,平衡肠道菌群组成,有利于微生物酵素的生成,同时可清除大肠内的有毒物质,有预防大肠癌、糖尿病和胆结石的作用。

杂食不是说每次吃的越杂,获取营养就越多,越能互补营养之不足,而是提倡"杂食分餐",指每餐主食与菜肴有所变化,把不同的主副食分散在不同的餐次中。这样既避免了每餐过杂而造成"营养拮抗"的弊端,又能体现出从多餐杂食中得到"营养互补"的目的。

3. 全食物　全营养

酵素养生倡导吃"全食物"，即完整食物，其价值在于它具有生命活力和完全营养。既然有生命就应该"全部食用"，以利于摄取其全部营养。

食物的生命力是用肉眼无法确认但实际存在的，因为它含有食物酵素——生命的源泉。如果将重点放在实验室分析营养素成分和卡路里计算层面上，不足的部分用其他食物或营养素补上，乍看起来很是合理，但养分相加并不等于"全食物"，因为它没有生命，只能当成死的化学物质。

食物对人体的影响大不同于单一营养素对身体的影响。即使最普通最简单的一种食物，其营养结构也非常复杂，而且各种营养成分之间还存在着相互作用、关联与协同，这些作用、关联与协同会随着环境变化、加工方式和不同人的体质而发生变化。故此，只有"全食物"能够保持自己独特的"性"和"味"，因为食物是有药理作用的，就是中医强调的"药食同源"。如果把食物与营养割裂开来，或者只提取其中所谓的"精华"部分，食物本身所具有如同中药材一样的温、热、寒、凉四性，以及酵素营养素被破坏，就失去了它应有的生命活力，对食物价值造成极大伤害。比如，人们对豆类食品瞩目就是因为它具有胚芽能成为种子，是具有生命活力的"全食物"，并且被誉为"田园里的肉"和"优质蛋白质的仓库"，所以有"宁可一日无肉，不可一日无豆"的谚语。

传统的六大营养素加上植物中所含的成千上万种化学物质，都不足以概括"全食物"的好，因为它们的天然搭配只有在原生态的物质上才能获得。每颗小菜、每个果实都是那么奇妙，根本不是维生素你高我低那么简单，所以只有吃"全食物"才最有营养。

日常饮食中的"全食物"不能全是"整个"的，我们需要的是它具有生命力（药用价值）的部分。所以应该能"整个"吃的最好不分开吃，能全部食用的最好"通吃"，能带皮吃的不要削皮吃，尽量吃带皮、带籽、带芽、带梗、带叶的"糙"食物，用具有生命活力的食物来哺育人体，才更有利于健康。

综上所述，粗食原则中的粗食、杂食、全食物概念，是对"科学简化营养学"研究的一种逆反。正如美国纽约大学营养学家赖斯泰所言："在营养学研究中，单一的营养不能独立于食物，单一的食物不能独立于一个人的饮食习惯，而单一的饮食习惯也不能独立于一个人的生活方式。"所以，保持经常性粗食、杂食、全食物的饮食习惯，是酵素养生优化饮食结构的重要内容，更有利于通过良好的饮食习惯和优化的饮食结构补充食物酵素，从而保持体内高酵素状态的恒常性。

三、排毒原则

现代人赖以生存的环境，充斥着各种毒素。毒素在我们体内堆积，无声无息地蚕食着我们的细胞、组织以及免疫系统，折损着我们的寿命。可以这样说，大地生万物，万物皆有毒，我们生活在一个被毒素包围的世界。

酵素养生必先排毒。毒素的积累表现在许多方面，包括免疫功能降低、自身免疫疾病、酵素功能障碍、激素失调、心理失衡、代谢改变、营养紊乱甚至癌症等。毒素累积是绝大多数退行性疾病的初始原因。坏基因不是问题，老年不是问题，病菌也不是问题，虽然这些也都可能引发疾病，但真正的问题是体内过多的毒素。

如果毒素在体内积累的速度高于其被清除的速度，包括酵素养生在内的任何养生祛病方法，其效果都会大打折扣甚至无效。所以定期排出体内毒素，净化身体，一定会让你亲身体会到酵素养生祛病健身的震撼效果。

1. 认识自己　我们都是毒人

每个现代人都生活在大气污染、水污染和食物链污染的大环境中，加之过量饮食等个人不良生活习惯，以及食物中的化学添加剂、农药化肥残留物、化学药物产生的药毒等，导致每个人的新陈代谢都会产生大量的毒垃圾。在实行酵素养生之前，有必要先了解一下我们体内到底有多少毒素，我们又是怎样变成"毒人"的？

人体内的毒素包括内生毒素和外来毒素两部分。

食物中的脂肪、蛋白质、糖等物质新陈代谢产生的废物，肠道内残渣腐败后的产物，胆固醇、乳酸、尿酸、淤血、水毒和宿便，每天数以亿计的死亡细胞，以及心理与精神压力产生的毒素等，是内生毒素的主要来源。

被污染的空气、水、食物链、电子辐射、光辐射、噪声以及生活中接触到的化学物质、重金属所形成的环境毒素，是外来毒素的主要来源。有7万余种化工原料在衣、食、住、行中与我们的生活息息相关，其散发的甲醛、乙烯、苯、三聚氰胺等有毒化学成分让我们在不知不觉中吸入体内。外源性毒素让我们体内重金属超标，直接危害神经系统和各脏器功能。

美国医学界研究发现，人体内的毒素至少有10～25磅。乌克兰人体清理专家从不同人体内清理出3～25公斤毒垢、垃圾，其中肝脏、胆囊、胆管里清理出0.5～5公斤毒垢；氯、铅、汞等重金属、硝酸盐、药毒垢等被清理出0.5～2公斤；各关节部位清理的无机盐类毒垢最多达3公斤；肠内的毒垢与垃圾达6～15公斤。

毒垢侵蚀了脏腑，破坏了细胞，阻碍了细胞吸收营养和代谢废物的通道，细菌和病毒才有机可乘。因此说，毒垢才是疾病的主要起因，而不是外来的危险细菌，细菌和病原体无处不在，只有当我们身体变脏、毒垢积累太多时，它们才能兴风作浪，引发疾病。

各种不同性质的毒素，会对身体造成不同程度的伤害。水溶性毒素会伤害肾脏和肺部，同时经由血液送达人体的软骨、滑膜和肌腱部位。毒素积累在这些部位，引发各种类型的关节炎，如痛风就是尿酸在关节部位结成尿酸盐结晶造成的。脂溶性毒素则造成肝脏、皮肤和心脑血管的伤害，同时经由血液转移到淋巴系统或各个器官和黏膜，形成息肉、囊肿、肿瘤。各种类型的皮肤病变如暗疮、色斑也大都是与脂溶性毒素积累有关。那些不溶于水，也不溶于脂肪的毒素，则会对神经系统和循环系统造成难以挽回的伤害。

毒垢在血液和心脏里，导致血液被污染，冠状动脉及微血管堵塞，很多中年人因此患上心血管疾病；毒垢在躯干四肢就会导致腰腿痛、全身疼；毒垢在肌肉皮肤就会长瘤、长疮、长癣斑；体内毒垢过多导致肥胖、心脑血管病、各类炎症、内分泌失调、免疫力低下、骨质疏松、不孕症、老慢友、肺气肿、过早衰老等。西医学研究表明，70%肿瘤是由于环境因素引起的，其中又有90%与化学毒素有关，可以这样讲：癌症是人体内环境毒垢积累的结果。

其实，我们每个人都是毒垢的携带者，日积月累，年龄越大毒垢越多，这些毒垢滞留于血液、细胞和组织中，引起"自体中毒"，使自身免疫力每况愈下。人体本身就是一个污染源。"人体慢性中毒"学说已被科学界普遍承认。空气、水、食物以及环境中的毒素在体内积累是一个渐进的过程，对身体的伤害并不会立即显现，所以它的危险性常常被忽视，当毒素引发的疾病来临时才有警觉，但为时已晚。

人体有完善的排毒器官和足够的排毒能力，但现代人体内积累的毒素已经超过了自身排毒能力的数倍。据报导，普通美国人体内所含的有毒金属是工业时代祖先们的1000倍，毒素破坏了免疫系统抵御癌细胞的能力。有资料显示，我们每天可以接触到的化学毒性物质约有1180种；中国人食物中合法加入的2000种添加剂谁都不能幸免；人均每天摄入的农药化肥残留物在200微克以上，肉类中的激素在150微克以上。此外，还有污染食品、垃圾食品、有抗食品、转基因食品、反式脂肪酸（氢化油）、水中的三卤甲烷和氯，以及鸡蛋里的苏丹红、豆腐中的吊白块、火腿中的亚硝酸盐、牛奶中的三聚氰胺，还有肉食中的苯基嘌呤、甲基胆菲和生长激素等。从生理机能和构造上看，人体的排毒器官不可能具有排出如此大量的外源性毒素的能力。现代人体内毒素多得使蛔虫都无法生存，人类正快速成为"时代产物"的垃圾桶。

认识自己，难道我们不是"毒人"吗？

2. 若要长生　肠中常清

肠道是人体中重要的消化器官。它除了负责消化、排便任务外，其实还有很重要的一环就是帮助吸收营养；此外，肠道还是人体最大的的免疫器官，庞大的有益菌免疫"团队"就驻扎在肠道中；同时还是代谢废物与毒垢存贮基地。肠道有这么多作用，其重要性不言而喻，难怪人们把肠道称为"生命的动力、健康的基石"。

健康的"肠相"很少有皱褶并呈现细长柔软状态的，里面可以储存人体80%的代谢废物和毒垢。一个成年人的肠道里有 6~15 公斤的排泄物。研究一下排泄物的成分就会发现，如果这些排泄物不能及时被排出体外，在肠道内形成宿便滞留，将使肠道内产生硫化氢、苯酚、吲哚、粪臭素、氨、胺类等30 多种有毒物质，同时还会产生自由基。这些有毒物质会使肠内有益菌减少，而有害菌增多，破坏肠内菌群平衡，导致肠道环境恶化。与此同时，还将削弱肝脏功能，使肝脏解毒作用变得无能为力，反过来又使新陈代谢率下降，免疫力降低，健康状况将一步步恶化。

肠道内的温度大约 36.5℃，如果宿便在肠道内滞留时间越长，其异常发酵腐败产生的毒素越多。长此下去，肠道就会变得又厚又硬，内腔狭窄并且产生许多黏膜皱褶而渐渐老化，肠壁皱褶慢慢形成憩室囊袋（口袋一样的肠壁凹陷），被大肠吸干水分的宿便形成粪球便深藏在憩室囊袋中极难被排出，只好跟随主人同床共枕或随身携带走南闯北。这种不健康的"肠相"会叫你食欲不振、腹部不适、浑身酸痛、神疲乏力，却找不到病因，并且有可能引发大肠痉挛、肠炎、大肠息肉和大肠癌等疾患。不仅如此，粪便经由大肠吸收的水分、毒素又随水分重新进入人体，随着血液循环流遍全身各个角落。这种"毒素反哺"现象严重污染了血液，使血液变成了"毒血"，从而可以引发全身性疾病。

医学上有成千上万个不同的疾病名称，但实际上，几乎所有的疾病（除外伤）都是一种病——毒血症，即体内毒素积累过多进入血液流遍全身，让身体中毒。20世纪有一位叫约翰·蒂尔登的博士第一次使用了"毒血症"一词，他在《毒血症告诉你》一书中这样写道："毒血症是折磨我们的很多病的根源，疾病表现出的症状实际上是人体自身为了净化毒素而进行努力的结果。"

近年来，由于环境因素及不良生活习惯的影响，肠道疾病逐年增多。如便秘、痔疮、溃疡性大肠炎、过敏性肠道症候群等多发，大肠癌已上升到癌症排行榜的第二位。医学专家指出，人体90%的疾病与肠道不洁、宿便异常发酵有关，而体内绝大多数毒素都是通过肠道被人体吸收的。所以，要想净化血液，改变"毒血"状态，需先清肠排毒，净化肠道，改善肠内环境。良好的肠道内环境，能保持肠道菌群平衡，更有利于抑制有害菌生长，防止病原菌侵入肠内，让有益菌尽情地发挥作用。人体70%的免疫功能来自肠道细菌。干净的肠道呈酸性环境，还有利于抑制肠内腐败，防止便秘与腹泻，并能促进维生素和酵素的合成。

只有肠道内环境良好，身体大的内环境才会更好，也就是"胃肠好，才能身体好"。古人"若要长生，肠中常清"简单的一句话，道出了人类健康的最高秘籍。

3. 酵素排毒　身体更干净

哪些毒素是体内积累最多、隐藏最深的？医学专家指出，肠道宿便、血液毒素、细胞内毒位列前三甲。坊间有许多排毒方法，虽然也能将宿便和体内毒素快速排出，但有些方法长期应用会破坏肠道黏膜系统，导致肠道功能减弱；有些方法则无形中会增加肝脏和肾脏负担，并且难以彻底排除深藏在血液和细胞里的脂溶性毒素。

体内代谢酵素促进新陈代谢本身就是排毒，从而保持生命活动正常运作；外源性酵素食品和消化酵素，除了帮助食物消化吸收外，既能解毒又可排毒，使身体更干净。

酵素排毒是最健康的，因为它具有以下这些优点。

（1）酵素是身体必需的营养物质，在体内完成胃肠道对食物的消化吸收过程中，促进新陈代谢。它在促进三羧酸循环产生能量的同时，也完成了解毒排毒过程，这是适合人体结构与生理功能特点的最自然的排毒方式。它不会增加肝脏、肾脏等器官的负担或造成伤害。

（2）酵素可以帮助分解有毒组织，排除组织器官内残留的二氧化碳、异物、胆固醇、细菌病毒及人体代谢废物，使身体得到净化，同时又提供了富含氨基酸、维生素、矿物质、植物生化素等丰富的营养物质，在排毒的同时也为身体补充了营养，正所谓"寓排毒而'补'在其中"了。这种排毒方式有别于只排不补的另类"泻毒"方式所造成的电解质紊乱。需要指出的是，排毒是需要营养素才能自我净化，如果身体不能获得协助净化和重建细胞组织所需的营养素，排毒不会有效。

（3）酵素具有净化血液的作用，能分解并清除血液中的脂质过氧化物（LPO）以及酸性代谢物，维持血液的弱碱性状态，改善"毒血症"，使血液循环正常运行，通过排毒净化血液，使气滞血瘀造成的肩酸背痛、神疲乏力、头晕脑胀、失眠多梦、食欲不振等症状消除，彻底终结亚健康状态。

（4）酵素可以快速清除细胞内毒素。"毒人"细胞内的"便秘"问题甚至比肠道便秘还要严重得多。所谓"细胞便秘"就是细胞膜通透性不彰，该吸收的营养进不去，该排出的内毒排不出。酵素液这种富含营养的"生命之水"，可以直接给细胞输送氧气和营养素，解决细胞"便秘"和"潜饥饿"问题，从而排出细胞内毒，修复受损细胞，促进细胞新陈代谢。此外，抗氧化酵素可及时猝灭细胞线粒体在消耗氧中所转换的自由基毒素。细胞健康了，人体就健康了。正所谓"寓排毒而'治'在其中"了。

（5）内生毒和环境毒素侵蚀人体是渐进和连续不间断的，排毒过程也必须与其相适应，不可能一劳永逸。酵素排毒更具有这种连续性不间断的特点，因为它操作方便，安全有效。长期并连续坚持酵素养生排毒，不仅没有任何副作用，而且身体健康状况会越来越好。

4. 综合调理　避免毒素积累

酵素养生排毒具有诸多优越性，但也绝非一劳永逸。世界上只有一劳永逸的词，并没有一劳永逸的事。因为内生毒与环境毒素都是渐近式积累成疾的。保持良好的体内环境避免毒素积累，如同保持室内卫生一样必须天天打扫，一方面要远离有毒物质，更重要的是要综合调整，从生活细节中点滴做起。

（1）预防习性造病

我们把以糖尿病为代表的代谢综合征称为生活习惯病。正是由于人们不注重"习性造病"道理，长期过量饮食、肥甘厚味、起居无节、以妄为常、透支体力、睡眠不足、吸烟酗酒、不爱运动等这些不良生活饮食习惯，导致体内毒素积累而引发各种疾病。毒素无处不在，问题在于我们如何规避它，减少毒素的伤害。最根本的办法就是从细节开始改变不良习性，养成良好的生活饮食习惯，这是综合排毒养生健身的总纲。

《黄帝内经》上古天真论说："上古之人，其知道者，法于阴阳，合于数术，饮食有节，起居有常，不妄劳作，故能形与神俱，而尽终其天年，度百岁而去。"这就是综合调理养成良好习性最精辟的表述和最基本的要求。

（2）多摄取天然有机的、具有解毒排毒功效的高酵素食材

糙米、燕麦、小米、高粱米、玉米、薏仁、绿豆、红豆、木瓜、柠檬、苹果、菠萝、枇杷、草莓、樱桃、无花果、银杏、栗子、白菜、洋葱、苦瓜、白萝卜、大蒜、大葱、黑木耳、海带、荠菜、苦菜、茄子、芹菜、山药、生姜、丝瓜、马齿苋、马兰头、薄公英、花椒菜、鸭血、鲫鱼、鲤鱼、泥鳅等，都属于具有不同解毒排毒功能的高酵素食材。

此外，要定期适量食用一些药食两用的解毒排毒中草药，如菊花、芦荟、金银花、连翘、穿心莲、甘草、板蓝根、黄连、丁香、当归、奶蓟子籽、珍珠、五倍子、大麦麸、黄芪、红景天、车前草、大青叶、四季青、鱼腥草、陈皮、五味子、蓝绿藻等。对于不熟悉药性及用法的解毒排毒中草药，使用前一定要咨询专业医生。

（3）拒绝摄入"毒食"

稍加留意观察，就会发现"毒食"并不遥远，就在你我身边随处可见。如含有亚硝酸盐的肉制品与体内代谢产物"胺"形成致癌物质亚硝胺，熏肠、火腿、鸡块、咸肉均属此类，在超市里卖得正火；城乡"狼烟四起"的烧烤，可以产生一类致癌物质苯芘比；香漂四溢的各类油炸食品，可产生丙毒——丙烯酰胺，导致不孕不育并可致癌；发霉变质的粮食和食品所产生的黄曲霉素也是致癌物质，霉菌同时会引起过敏、气喘和肺部病变；鸡臀尖、鸭脖子是淋巴和甲状腺集中的部位，也是储存细菌、病毒和致癌物最集中的部位，依然叫卖于市……市场上和生活中的"毒食"数不胜数，必须加倍小心认真辨认，拒食之。

（4）摆脱药物依赖，远离药毒

是药三分毒，有些药物甚至比其要"治疗"的疾病更毒。世界卫生组织指出："在全球的患者中，有30%是药源性疾病。"美国的一项调查显示，30%的癌症与长期服西药有关；每年因感冒发烧接受输液治疗导致死亡的，中国有4万多人，全世界有20多万人，因此导致过敏者达100多万人，损伤肝脏和肾脏者达数百万人。

美国著名医学博士巴特曼把化学合成的西药称为"慢性毒药"。他指出："现代医学的错误观念由来已久，……如果拒绝改变错误的认知模式，依然采用化学合成的慢性毒药治病，那就是犯罪！"

据报导，在我国每年5000万住院患者中，约有三分之一的疾病与药毒有关。在2003年全民抗非典中，非典死亡人数约3000人，而同年因滥用抗生素而死亡数万人。此后政府便出台了严控抗生素滥用的各项措施。

药物滥用导致大量细菌、病毒进化成对人类危害更大的新菌株，其耐药性更强，毒性更大。而化学合成的西药，不仅对肝、肾功能造成直接损伤，对胃黏膜及骨髓造血机能亦有极大的破坏作用。西药大都以抑制人体免疫力为其药理特点，致使人体中毒，自愈功能受损，加速老化，从而引发各种药源性疾病，而且药性越强越"有效"的药物，同时毒性也就越大。

长期依赖各种药物必定会使自身的康复能力丧失殆尽。尤其令人担忧的是，一代人的功能退化还会经遗传贻害于子孙后代，造成人类整体物种对疾病的康复功能全面退化，所以，摆脱药物依赖，远离药毒，迫在眉睫，意义深远。希望健康长寿的人应该明白一个最简单的道理：慢性病及代谢疾病永远无法从身体之生物经验以外的药物来控制、预防或治疗。

（5）定期做肠道环保

为什么有人每天能顺利排便，肠道内还有宿便呢？这是由大肠的弯曲走向和结肠走向决定的，加之多年形成的肠皱褶或有憩室囊袋，粪便被卡住滞留导致宿便藏毒的现象较为普遍。由于不同的食物结构与性状、肠道功能随年龄衰减以及情绪等因素的影响，即使每天顺利排便的人，并不代表其肠内没有宿便，也不代表具有健康的肠相。因为除了宿便藏毒之外，体内还有热毒、湿毒、痰毒、血毒、药毒等，所以若要避免毒素积累，定期做肠道环保，十分重要。

选择"酵素一日断食法"，做定期肠道环保是最方便的方法。每星期六作为断食日，每月4次。一日断食不需要前期准备阶段，即不需要提前两天减少饮食，可以直接进入断食状态，复食也较简单，断食一日后次日即可正常饮食。

咖啡灌肠疗法是肠道定期环保的有效方法。将稀释的咖啡液从肛门灌入体内，可以直接洗净大肠，并且可以改善肝脏功能，咖啡中所含的咖啡因和茶多酚等成分，可以帮助扩张胆管，提高肠道的排出功能。饮用咖啡会杀死体内很多有益菌，阻碍它们活动，而从肛门灌进去的咖啡只能杀死有害菌而不会杀死有益菌。每日一次，可以做一星期停一星期，或者做三天停三天，都能收到良好效果。

（6）喝好水，忌饮料

水为万化之源，水参与人体生理功能十分重要。无论是营养物质的消化、吸收、运输和代谢，还是体温调节、废物毒素的排出等，都离不开水。水对解毒排毒有重要意义，因为水能帮助润泽细胞使其代谢正常，帮助中和细胞、体液、血液、尿液、汗液以及肠道中的毒素，更有利于排毒顺畅。水最大的功绩就是增强血液循环，促进新陈代谢，排泄老化废物毒素，促进肠内细菌、酵素的活化。脂质氧化物、化学添加剂、药毒、致癌物质等也会随着水为媒介被全部排出体外。我们的身体其实是由溶解在水中的诸多成分组成的，每人每天大约需要 2500 毫升水，除掉食物中所含水分，每天再补充 1500 毫升水是很有必要的。

"不用喝太多水，每天喝茶、饮料、咖啡、啤酒"可以吗？不可以。从营养学观点而言，任何含糖饮料和功能型饮料都不如白开水对身体有益。纯净的白开水最解渴，进入人体后能立即透过细胞膜促进新陈代谢，增加血液中血红蛋白含量，增进机体免疫功能和抗病能力。习惯喝"凉白开"的人，体内乳酸脱氢酶等酵素群活性高，肌肉内乳酸堆积少，不容易产生疲劳。

有些功能饮料不但不能解毒排毒反倒生毒素。含糖饮料（大部分饮料都含糖）热量过高，会快速引起肥胖；色素饮料（大部分饮料都含色素）在体内积累毒素会干扰酵素功能，影响孩子发育成长，过量色素附着在儿童柔软的消化道黏膜上，会引起消化不良，同时色素也是儿童多动症的重要诱因；碳酸饮料引起腹胀和慢性非特异性腹泻；饮料中的磷酸抑制钙吸收，常喝会导致骨质疏松，易骨折；含酒精饮料对肝脏和神经系统有明显伤害并减弱记忆力；咖啡饮料（包括浓茶）含咖啡因，虽然能提神，但喝多了损伤胃肠道，抑制钙和褪黑素的吸收，引起失眠、腹泻、心悸、铁吸收不良及头痛，加剧女性经前综合征症状，大量服用可导致精神分裂症等；可乐饮料实在可悲，除含有咖啡因外，还含焦糖色、苯钾酸钠、安赛密等多种化学添加剂，无任何营养价值还容易上瘾，长期饮用，导致体内毒素储积，引发包括儿童龋齿、肥胖症、不孕不育等多种疾患。

不仅如此，饮料中的糖、色素、咖啡因、化学添加剂等成分进入人体后，身体需要将这些杂质溶解去除，并对这些物质进行解毒，所以无端地消耗掉一定的体内酵素。

（7）坚持适量运动——天然排毒法

运动排毒是最好的天然排毒法之一，它如同健康饮食一样重要。运动减肥已经取得人们的共识，减少脂肪就等于减少了毒性负荷，因为脂肪是藏毒的重要部位，即便是瘦人的脂肪里也藏着一定量的毒素。脂肪被分解，这些毒素就会进入血液。人体通过锻炼加速血液循环，才能把血液中的毒素排出。

运动刺激全身血液、淋巴液循环，促进营养吸收，排出毒素。锻炼中以及锻炼后新陈代谢加快，有助于强化肝、肾这两个身体最重要的排毒器官的功能。

运动能促进白细胞生成，其是免疫系统的核心组成部分，能中和并破坏有害微生物及其他有害物质，并把它们排出体外，净化身体。

运动排毒的一个重要部分就是促使排汗，汗液中可以排出一部分代谢废物尿酸以及氯化钠、氯化钾、乳酸等，同时经汗液排出的还有重金属和其他有害物质。皮肤是人体最大的排毒器官，皮肤上的汗腺和皮脂腺能够通过出汗等方式排出其他器官无法排出的毒素，如瑕疵、黑斑、蝴蝶斑、皮疹等。人在静止状态1小时可失去3毫升汗液，但在运动情况下，1小时最多可以排出1000毫升汗液，可见排汗对身体排毒的重要性。

运动可以增强肌肉收缩，增加肺活量，促进废气和无用水的排出。运动后血内氧气含量比平时多几十倍，血红蛋白含量明显增多，人体细胞防御毒素的功能也大大提高。

运动促进胃肠蠕动，加快食物在体内的消化吸收过程，从而促进排尿、排便，使体内毒素大大减少。

运动应该成为每个人生活的一个常规部分。它是最好的净化身体的途径之一。多数其他排毒方法都只能短期、定期使用，运动排毒则可以并应该长期有规律地进行。

运动排毒一定要掌握适量、适度的有氧运动，千万不可进行剧烈的极限运动。剧烈运动会使体内产生大量自由基，为了给自由基排毒，又要消耗大量的体内代谢酵素，这样的运动得不偿失。所谓适量和适度的标准，根据不同人的体质而有差异，一般说来，每次运动时间应控制在 30~60 分钟。只要运动过程中呼吸顺畅，让身体稍微出汗就可以了；另一个指标是心跳频率控制在每分钟 90~110 次之间较合适。

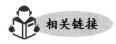 **相关链接**

咖啡灌肠——快速清肠排毒法

咖啡是具有药理功能的，但一般人只知道咖啡具有兴奋神经和利尿作用等。喝太多咖啡而摄入过量咖啡因，会使人身心处于持续兴奋状态，其利尿作用加快水分排泄，会引起细胞缺水，加速身体脱水过程。咖啡绝对不是好食品，过量饮咖啡会促进钙的排泄，导致骨质疏松；咖啡能够损害胰岛素功能，增加患糖尿病的危险；孕妇喝咖啡容易自发性流产或使胎儿出现畸形；咖啡还能抑制参与记忆过程的磷酸二脂酵素，使人丧失记忆。总之，从营养学的角度是不提倡多喝咖啡的。

但是，咖啡有其独特的作用——咖啡灌肠清肠排毒。

将优质咖啡水从肛门直接灌入肠内下部(横结肠、下行结肠、乙状结肠、直肠)，因粪便都堆积在这个区域，经过咖啡水稀释润滑，会很顺利地排出宿便。

咖啡因透过肛门静脉到达肝脏，振奋肝胆，可以帮助胆管扩张，让肝脏里所排出的有害物质，能顺利地和胆汁一起排到肠内，加上已知咖啡里所含的有效成分绿原酸（多酚的一种），以及刺激谷胱甘肽使其活性提高 6.5 倍之多，而具有很强的抗氧化作用，帮助强化肝脏分解毒素并排出体外，对净化肠道、改变不良肠相、提升肠道效能是一个非常有效的方法。

灌肠用的咖啡原液配制与操作：咖啡与水的比例为 1：10，每次用量 500~1000 毫升，保持常温，如果再加入 5% 的水果酵素效果更佳。

咖啡含有杀菌的成分，长期灌肠可能会洗刷掉一部分肠内的各类细菌，包括有害菌和有益菌。所以要适时补充肠道益生菌或摄入微生物酵素。当然也可以间歇式（灌几天停几天的方式）地选用咖啡灌肠。

饮用咖啡会杀死体内很多有益菌，阻碍它们的活动；灌肠则可以直接杀死有害菌（大肠中肛门左侧正是滞留粪便与有害菌最易繁殖的地方）。在美国，咖啡灌肠正被看作划时代的癌症辅助治疗手段，与酵素综合疗法合并实施，已经成为众人关注的焦点。

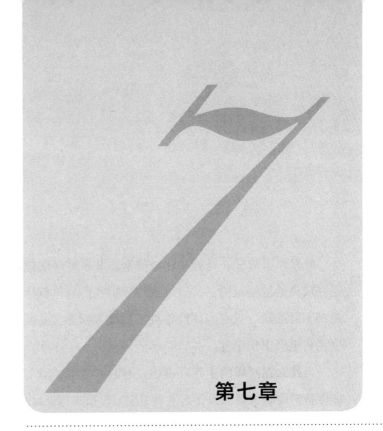

第七章

酵素养生三件事

◆ 补充酵素——摄入酵素补充剂和含有
天然酵素的食物

◆ 活化酵素——绑定辅酵素，激发体内
酵素活力

◆ 节约酵素——减少酵素消耗，改善不
良生活方式和饮食习惯

酵素养生的核心是养护体内酵素，其宗旨是促进体内酵素保有量持续稳定在较高的浓度范围。日以继夜地守护我们身体健康的酵素，对每一个人来说都不可或缺。只有身体经常处于高酵素状态，才能不生病或少生病，即使生了病也会很快康复。

为什么在同样的生存环境中，有的人"不经意"间病魔缠身，而其他人能保持健康状态呢？为什么世界卫生组织报告称全球只有少数（15%）健康人，而70%以上的大多数人是亚健康人群？关键就在于体内酵素保有量的差别，现代人的社会生活环境导致大多数人处于体内酵素亏损状态。

随着岁月流逝，人体慢慢衰老，体内酵素持续减少。不良生活饮食习惯，慢性疾病以及环境污染所带来的种种伤害，都在残蚀着体内酵素。单靠我们每天摄入的、已被严重污染了的食物链中的饮食，是不可能保持体内高酵素状态的。

体内酵素的减少不是突然的，也不是一次性的，而是缓慢并持续不断的。以目前的医学手段还无法准确测量出亏损状态，所以只能通过平时观察身体变化所发出的警讯来判断体内酵素浓度，并且能与一些亚健康症状、前临床症状联系起来，通过酵素养生的一系列方法加以改善。

有的人就是喜欢把养生说得很神秘，让普通大众听不懂。酵素养生虽然囊括了众多传统养生理论的内涵，但是听起来很通俗，其做法也很简单。酵素专家认为，围绕着改变不良生活方式的酵素养生方法，其实就是做好"酵素养生三件事"。

第一件，补充酵素——摄入酵素补充剂和含有天然酵素的食物。

第二件，活化酵素——绑定辅酶素，激发体内酵素活力。

第三件，节约酵素——减少酵素消耗，改善不良生活方式和饮食习惯。

一、补充酵素

1.酵素的制造有限度吗

豪威尔博士的酵素潜能理论认为，酵素是启动生命的钥匙，我们每个人在出生时都被赋予一份有限的酵素潜能，一生中的酵素潜能是有一定量的。当潜在酵素用完时，人的生命就将终止。这种"酵素潜能有限说"的理论具有十分广泛的影响。1997年诺贝尔化学奖得主波以尔更是把酵素比作"细胞的货币"，体内酵素潜能就如同银行存款，提取一笔少一笔，逐渐会出现酵素亏损并因此而罹患各种疾病。根据这一理论，我们可以认为在生活中要减少酵素消耗、持续地补充酵素，是唯一能够获得健康长寿的秘诀。与此同时，我们是否可以用逆向思维的方法，把补充酵素比作向酵素银行存款，不断地补充外源性酵素，就能减缓因年龄、疾病等因素导致体内酵素潜能的递减速度，以维持其保有量？

酵素在完成生化反应的催化功能之后，会将反应物转化成另一种物质，但酵素本身并不会改变。例如蛋白酵素作用在蛋白质上，会将蛋白质分解成氨基酸，反应结束后，蛋白质被分解而蛋白酵素依然未变，而且还可以重复使用。然而，酵素是极其脆弱的物质，无法忍受过度的光线及压力，尤其是温度及pH值的影响，所以酵素使用的重复性是有限度的，反应过程中有一部分酵素会耗损掉，并且随着其他被消耗的物质一起被排出体外。我们在发烧患者或剧烈运动者的尿液中可以检出多种酵素，这表明酵素已消耗。

酵素同时是有时效性的，其有效期短则几小时，长则几十天，因其种类不同而异。当体内部分酵素活性衰减，构象发生改变，其功能用尽后，会被转化成氨基酸而成为细胞制造新的蛋白质的原料。

在动物世界中，酵素强化剂可源源不断地自食物中取得，但对人类来说，由于我们现代人酵素摄取量几乎为零，因此全身60兆细胞都会被征召加入供应全部酵素需求的行列。原因在于我们从饮食中几乎吃不到高热量的生食，仅有的一点儿生拌菜、沙拉或多汁水果等生食热量很低，由于受到农药、化肥残留物的影响，酵素含量也并不高。如果酵素制造是有限的，为维持高热量熟食特别是肉食的正常消化，那么，只有持续地补充外源性酵素食品，才更有利于稳定体内酵素存量的平衡，有利于减缓衰老和退行性疾病的发生。

酵素营养被人们接受延宕50年的一个重要原因，就是有的人对补充外源性酵素食品存在某些疑问。他们认为酵素的本质是蛋白质，蛋白质一旦进入胃里，马上会被胃酸破坏而失去活性。其实这种说法已被近30多年来国外大量科研报告和最新文献予以否定。豪威尔博士提出了一个补充外源性酵素可协助身体对食物预消化的有力证据——"食物酵素胃"的概念。

在理解"食物酵素胃"的概念之前，我们应该先熟悉一下解剖学里关于胃可分成两部分的解释："胃的贲门是人体食物的储存库，也是唾液消化食物的部位；而胃的幽门则是胃酸消化食物的部位。但贲门部位看不到蠕动的现象。"

豪威尔博士指出："胃液对蛋白质的消化作用发生在胃的下半部，而上半部则是供食物酵素或者随着食物被摄取的酵素进行消化的地方，我们将这个部分称为'食物酵素胃'（如图7-1所示）。除了生的发酵食品与发芽食品外，最初的预消化——外源酵素对蛋白质、脂肪及淀粉进行的第一道消化，皆在此发生。胃的下半部会执行第二道预消化，但仅限于蛋白质。"

当食物经咀嚼研磨成较小的形态

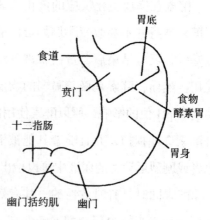

图7-1 食物酵素胃

后，食物通过食道抵达胃的上层部位——食物酵素胃（解剖学里称为胃底），食物在此暂时停留一段时间，大约 40~60 分钟，让咀嚼时口水中分泌的淀粉酵素以及食物中的天然食物酵素，同时进行消化动作。如此在预消化过程中，食物的分解就变得轻松多了，相比较其他参与消化的器官，也就不用承担太大的消化分泌压力了。

当食物经过预消化后进行到胃的下半部，胃蛋白酵素原在强酸环境中被激活转化为胃蛋白酵素。它和淀粉酵素都没有被破坏，反而更活跃地执行消化任务，蛋白酵素把蛋白质分解为较小的胜肽、氨基酸。早在 1836 年法国大学教授修旺在进行胃液实验时就已经发现，胃蛋白酵素只有在强酸状态下才会发挥作用，并以此命名"胃蛋白酶"。事实上，在众多外源性酵素中，大都具有这样的特质。

美国西北大学的研究人员已经证实，外源酵素的补充可以通过胃而不会被胃酸破坏。此项研究还发现，当人吃进已经发芽的大麦，其淀粉酵素会在胃中进行淀粉的消化分解，还能在进入肠道后继续消化功能。

美国伊利诺医学院病理系的培支教授也曾进行过马铃薯泥和面包的实验。他将这些食物给受试者食用，45 分钟后再次研究胃中的食物，发现马铃薯泥和面包中的淀粉，已经分别消化了 76% 及 59%。研究结果显示，大部分食物在胃内的前 40~60 分钟之内，会被食物本身的酵素或外源酵素补充剂予以消化一部分，然后才进入小肠。食物酵素胃的功能，能够使食物特别是生食进行自家消化，并且使食物变得更容易吸收，让食物中的营养成分全部保留下来，生食的功能全然发挥。

像牛和羊这样的反刍动物，都具有一个更为奇特的"酵素囊"。它们的唾液中并没有酵素，然而它们却有四个胃，其中的前三个胃也不具备分泌酵素的功能。它们的功能其实很简单，就是让吃进来的食物静静地摆在里头，让食物本身所含的天然食物酵素进行分解，也就是预消化。如此一来，最后也是最小的一个胃能够分泌酵素，消化这些食物变得更容易了。

有个形象的比喻叫"蛇能吞象"，蛇不见得能吞象，但蛇的确可以吞进一只硕大的老鼠，然后静静地等待老鼠被"自家消化"。所有动物体内都有组织蛋白酶这种蛋白质分解酵素，也被称为"细胞自溶酶"，可以消化肉中的蛋白质。鼠肉中的细胞自溶酶配合蛇体内的酵素，将老鼠完全化解为它所需要的能量和营养来源。

人类

（图中的方框即代表食物酵素胃）人类的贲门部即是食物酵素胃。

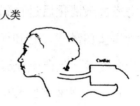

对鸡和鸽子这类以种子为食的鸟类而言，嗉囊即为食物酵素胃。

鸡

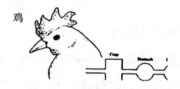

在牛、羊这类反哺动物体内，有三种食物酵素胃：

第一个——瘤胃

第二个——蜂窝胃

第三个——重瓣胃

牛

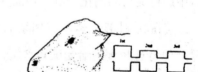

鲸鱼

海豚及鲸等鲸类体内的第一个胃就是食物酵素胃。

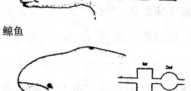

图 7-2　动物食物酵素胃示意图，
来源：《Enzyme Nutrition：The Food Enzyme Concept》

动物和人类都一样，食物酵素胃都是食物消化道之旅的第一站。除了图 7-2 中列举的动物外，还有许多啮齿类动物、猿猴及蝙蝠等物种有颊囊及髋囊，用以保持食物湿度及温度，以便其中的食物酵素可进行预消化。

《格雷的解剖学》（Gray's Anatomy）中说明人类的胃是由在生理上有明显区别的两个部位构成。胃的贲门部是一种食物贮存区，唾液的分解作用会在此继续进行；幽门部则是活跃的胃消化活动中心。贲门部不会出现蠕动波。外源酵素所进行的预消化在大自然中普遍存在。我们的酵素潜能其实不只是制造内源酵素来分解食物，还有其他更有用、更费力的工作待其完成。

人类和其他数千种动物一样，拥有让外源酵素协助消化食物重担的工具。食物中的组织蛋白酵素，以及其他习惯在胃中与组织蛋白酵素在相同 pH 值范围内作用的外源酵素，已经准备好接手消化工作，以便让酵素潜能分泌较少的消化酵素，而制造身体所需的代谢酵素。淀粉在胃中也同样会正常而有效地被分解，而唾液、食物或补充品中的酵素则可在肠道中重新获得活性，并且恢复作用。

外源性酵素补充剂的预消化作用，甚至比内源性胰酵素的效果还要好，这是因为酵素补充剂在胃的酸性条件下也能发挥作用，而内源性胰酵素只能在小肠和碱性环境中发挥作用。特别是某些类型的脂肪酵素干燥粉末，在胃的上半部位——食物酵素胃处，可以作用较长时间，对于脂肪的消化更有积极意义。如果你摄取外源酵素补充剂来帮助你进行预消化，"消化酵素适应性分泌法则"与你体内的"食物酵素胃"相得益彰，会令你挪用较少的体内酵素进行消化，而将其更多用在代谢上。这将有助于保持精力充沛、预防疾病，并且会协助修复造成病痛与机能不全的各种病因，获得健康体魄。

消化系统的智慧"策划出这种美好的协调性达到如此完美的共生关系，可不是演化过程中的一点小计谋就能办到的，不幸的是，人类却很少努力从这类蕴含在生食及补充品中的外源酵素获益"（豪威尔语）。

2. 人人都需要补充酵素

为什么说人人都需要补充酵素？原因很简单，人人都需要获得能量来源才具有生命活力。我们每天吃了许多保健品或者美味佳肴就能获得体内能量吗？问题并非如此。饮食摄入的糖分和脂质通过消化过程要进入三羧酸循环，其是人体获取能量的主要方式，经过一次循环后，糖分被分解为 8 种酸类物质，才能生成能量 ATP（三磷酸腺苷）。在这一循环过程中有 11 种酵素参与发挥作用，因为三羧酸循环就是一系列酶促反应的过程，反应过程中如果缺少任何一种酵素都会使循环停止，而且每种酵素只能发挥其专一特性，更不可能由其他酵素替代。所以摄入再多营养价值高的食物，没有酵素群参与三羧酸循环过程，也不会制造出新的能量，无法维持脑和内脏功能，无法健康地自由活动。

为什么人们按照来自权威资讯教导的方法，去吃食疗餐、能量餐、补充各种营养素等，并不像专家讲的那么神奇有效呢？其根本原因就在于大多数人体内酵素存在不足，其中亚健康人、慢性病人的酵素亏空更大一些。在没有采取补充酵素的前提下，尽管我们吃进了很多高营养价值食物，实际获得的能量并不多，因为营养素或美味佳肴并没有释放出它们应有的保健功能。

随着年龄增长，特别是现代人生活和工作上的压力都很大，很容易造成体内酵素过度使用，导致酵素潜能减少，甚至出现亏空而表现出诸多亚健康症状，所以每个人都需要适当补充酵素食品。

若要将每天的均衡饮食或营养素补充剂变成身体的净能量来源，补充外源性酵素是最好的方法、唯一的途径。

如果我们能从酵素食品中补充外源性消化酵素，体内酵素库存则不必为消化食物做"替补"消费资源，省下来的体内代谢酵素就可以去完成组织器官修复、净化血液和细胞更新，使我们活得更年轻、更健康，这是一笔投入产出比最高的回报。

以下是迫切需要补充酵素的人群：

（1）需要改善体质或先天体质较弱、需要增进健康的人；

（2）免疫功能低下、经常感冒、容易感染疾病的人；

（3）经常萎靡不振、疲劳乏力、昏昏沉沉的人；

（4）未老先衰、体弱多病的人；

（5）各种久治不愈的慢性病患者；

（6）手术前后的病患者；

（7）各种癌症患者；

（8）患有各种不明原因功能性障碍的人；

（9）喜好吃肉而不喜欢吃蔬菜、水果及饮食品种单一、偏食的人；

（10）先天性脾胃不和、消化功能不良的人；

（11）长年素食者；

（12）产期、产后的妇女；

（13）发烧、生病和运动中的小朋友；

（14）成长中的少年儿童；

（15）年长的老者；

（16）运动员及从事体育工作人员；

（17）重体力劳动者；

（18）患有皮肤病以及希望肌肤美白、靓丽的人；

（19）有吸烟、饮酒甚至酗酒等不良嗜好，以及作息不规律、工作压力大的人；

（20）在有毒、辐射、烟尘、化学腐蚀等污染环境中工作的人。

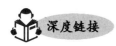 深度链接

三羧酸循环

三羧酸循环是人体内获取能量的重要方式，也被称为柠檬酸循环。该循环是一个由一系列酶促反应构成的循环反应系统，具有极其重要的生理意义。

三羧酸循环是三大营养物质蛋白质、糖、脂肪在体内彻底氧化最终代谢的通路，也是三种主要营养物质互变的联络机构。三羧酸循环可以为其他合成代谢提供小分子前体。

在人体获取能量时，一个葡萄糖分子在无氧酵解时可以生成两个ATP分子（三

磷酸腺苷），而有氧氧化可净生成32~38 个ATP，这都是在酶促反应的三羧酸循环中完成的，如下图。

草酰乙酸 ——→ 柠檬酸 ——→ 异柠檬酸 ⤳ aα-酮戊二酸
苹果酸 ←—— 延胡索酸 ←— 玻珀酸 ←— 玻珀酰辅酶A

三羧酸循环图

3. 从哪里获得酵素

从哪里获得酵素涉及到酵素的产生，即酵素来源问题。酵素的来源主要有以下几方面。

（1）人体自身合成酵素

酵素原本就存在于生物体内，包括人类在内的所有生物体一生下来体内就有一定数量的酵素潜能。人体内的酵素是依靠遗传基因构造在体内合成的，所以有些具有先天性遗传疾病（如地中海贫血、尿酮症等）的患者，都是因为基因无法合成某些酵素而导致，由此证明基因决定了体内潜在酵素的存量。

人体内各个器官都会制造酵素，如口腔在咀嚼时分泌淀粉酵素，胃在胃酸刺激下分泌胃蛋白酵素，胰脏每天分泌大量的消化酵素等。

维持人体健康的体内酵素的来源，大致可分为两种：一种是如前所述处于细胞中由各器官分泌的，而另一种则是数量庞大的处于肠道内由细菌合成的。

使体内生成大量酵素的是肠道内的细菌。肠道内的有益菌的一个重要功能就是帮助人体制造酵素。人体肠道内大约可以生成3000 多种具有生物活性的微生物酵素。因此，增加肠道内益生菌数量，改善肠道内环境，使肠道内细菌活性化，的确可以增加体内酵素存量。

（2）从生鲜的食物中摄取天然食物酵素

无论是生鲜的蔬菜、水果还是鱼肉等食物，大自然都已赋予其足以完成"自家消化"的酵素量，也就是说，生鲜食物所含的酵素只能够作为消化该食物自身的营养素使用，不能直接给人体增加代谢酵素存量，这是由"消化酵素适应性分泌法则"所确定的。但是，摄入生鲜食物可以节省体内消化酵素，而不能直接替代体内代谢酵素工作，只能作为合成体内代谢酵素的物质来源。因为在免疫应答方面，自身的蛋白质都带有自身遗传基因的信息，天然食物酵素作为蛋白质（氨基酸），如果遗传信息不是自身的，就算是被肠道吸收了，免疫细胞也要把它当作"非我"而攻击，所以天然食物酵素只能作为材料"支援"或"诱导"体内生成代谢酵素。因此，只有摄入更多的生鲜食物，才能增加体内代谢酵素的浓度与储存量。鉴于当今的环境污染与食物链污染的现状，生鲜食物存在许多安全隐患，让人们直接吃生菜、生鱼、生肉是不现实的。

为此，本书在"生食原则"一节中，已为读者介绍了"生食的可操作性——生机饮食"的操作方法。通过生机饮食，我们不仅能获取天然食物酵素"自家消化"的好处，而且还会将生鲜食物诱导增加体内代谢酵素保有量变为可能。因为细胞内生成的酵素，是靠我们每天摄入的多样性食物作为材料合成的，也就是说，生机饮食的营养是经过细胞破壁后的天然营养，包括其中所含的天然食物酵素，经过一次分解后，在体内又合成了新的酵素，成为体内代谢酵素的新成员，这可能是因为拥有相同信息的氨基酸更容易合成酵素的缘故。

（3）酵素食品（酵素补充剂）

酵素食品（酵素补充剂）是最便捷、最有效的酵素补充方法，也是被多数人所接受的补充酵素的方法。由专业厂商生产的各种酵素原液和粉剂，目前在保健食品市场上已经占有一席之地，可以方便获得。厂家多采用传统的发酵方法，精选数十种乃至上百种蔬菜水果、谷物等，经过半年至一年甚至更长的发酵期提取出综合植物酵素。为了获取微生物酵素，在发酵过程还要投入营养基，植入数种优良菌株共生培养。由于优质酵素生产周期长、选料精、工艺复杂，往往价格比较贵。一些优质酵素品牌具有优异的养生保健效果，所以备受消费者青睐。

4.酵素产品的识别与选购

科学界对酵素的认识还处在初级阶段，全世界还没有任何一个国家制定出综合植物酵素、微生物酵素的专业技术标准。国内市售的酵素品牌，包括台湾地区及发达国家的产品都是以保健食品面市的。这使得酵素的生产、检验及产品评价存在很大的不确定性，也给消费者选择和应用产品带来困惑。

普通消费者如何选择优质酵素呢？通过认真分析如下各项指标，就可以比较全面识别与评价酵素品质。

（1）看原材料——产品含有完整的分解酵素群

看原材料的种类、数量和种植养殖基地。优质酵素应选用有机蔬果作原料，其有专门的种植基地或来自天然野生的有机食材。品种至少要有50种以上，品种越多，发酵后释放的营养物质越全面、充足，萃取的小分子营养素和酵素的含量越高。原材料多样化有利于保证产品有完整的分解酵素群，能参与消化道各种大小营养分子和化合物的全面分解，保证具有完整的能量来源。

（2）看菌种及数量

优质酵素选用国家（或国际）安全认证的功能性益生菌种。优良菌种具有更好的分解转化能力，可在原料发酵过程中转化出更多的小分子氨基酸及酵素、营养素。每个菌种都只能萃取特定的营养素，菌株数量愈多，发酵后萃取的酵素营养素愈多，营养价值愈高。

（3）看发酵时间——产品有高活性

优质酵素应该有较长的发酵时间，一般应不低于半年至一年甚至更长。时间愈长，酵素活性与比活性愈高，纯度亦愈高，而且质量稳定，不易被杂菌感染，口感和色泽更好。比活性是评价酵素品质的最重要的指标。

（4）看色泽与口感

优质酵素色泽为酒红色或淡褐红色，有一定的浓稠度，目测无任何杂质和沉淀物，明晰清沏。

口感味道为酸中带甜，甜中微酸，口味绵滑，醇厚清爽，绝无涩味、苦酸、浓呛以及其他异味。根据原材料不同，酵素的口感略有差别，比如有的酵素原液稍有一点土味也属正常，这可能与某种原材料有关。

（5）看安全性

酵素的安全性至关重要，优质酵素应向消费者出具权威机构的产品检测报告。检测报告的内容除了酵素活性（U/mg）数据外，重金属含量和细菌总数是考量安全性的主要指标，包括铅、砷、细菌总数、致病菌分类数等数十项检测内容。各项指标均符合相关规定才能成为优质酵素。

（6）看工艺技术与厂商口碑

历史较长且具有良好口碑的知名品牌，是工艺技术成熟、产品质量稳定的保证，一般来说是可以依赖的产品。相比较而言，最好是采用常温非加热的自然发酵工艺技术。

根据上述六条识别酵素的标准方法，我们可以把酵素大致分为三类。

第一类　优质酵素食品

优质酵素食品精选的原材料和菌种较多，发酵时间长（有发酵540天的好产品），酵素和各种营养素含量丰富，酵素活性与比活性高，纯度高，消化酵素群完整，具有可靠的安全性。完全满足前述的六条识别标准，可以长期食用，具有全方位的保健功效。

第二类　一般酵素食品

一般酵素食品长期食用是安全的，但功效不足，仅具有部分功能而不具备全方位保健功效。

①基础植物原料少，一般以数种或十数种植物为原料，基础营养不足而无法转化全营养素和完整的消化酵素群。

②单一菌种，受限于基础养分不足，难以培殖多菌种的微生物酵素。

③发酵时间短，一般约几个月，甚至有一两周的发酵周期就出厂面市，产品色泽呈淡黄色，入口略有刺激味。

④酵素群不完整，对难溶化合物、有害化学物质及残留农药等分解效果有限。

第三类　化学混合物

化学混合物以植物、五谷粉末或食物，掺入工业用或药用的单一纯蛋白分解酵素，不含有益生菌群，只含单一或 2 ~ 3 种分解酶，如胰凝乳蛋白酶。它没有小分子生物能量，不具有完整的分解酵素群的特性及其功能，食用后会出现消化功能增强的假象，但它会瓦解蛋白质结构，导致蛋白质吸收障碍。长期食用会破坏消化道黏膜系统和细胞组织，不但对健康无益，严重时可能对胃肠道造成伤害。因此，化学混合物绝不可长期食用。

酵素品质鉴别与选购十分重要，劣质酵素达不到预期的养生保健效果，将会使我们酵素养生的信心受挫。"吃对酵素，提高细胞排毒力，就可决定自己的身体年龄。"因此，建议在应用酵素之前，最好先学习一些相关知识。酵素的知识并不复杂，普通人都可以学会。只要按照本书介绍的一些基础理论知识，并且把知识变为常识和方法，就能够识别酵素食品之优劣，防范落入不肖业者设下的各种陷阱。例如：①添加酵素：在酵素原液中添加大量的浓缩果汁，口感很好，安全性也没有问题，但是酵素和其他营养素的含量缩水，其功效与酵素原液相比较差距很大。②合成酵素：合成酵素并不能称其为"酵素"。市面上发现有用水果醋勾兑的营养液，不具有酵素的活性和功能，所含的重金属与致病菌也不得而知，有极大的安全隐患，一定要注意防范。

5. 酵素的食用方法

（1）直饮酵素原液

方法：酵素原液可以直接饮用，也可以加入 3 ~ 5 倍的好水稀释后饮用，水温保持在 45℃以下时即可直接混合，夏季亦可用常温水或冰水混合。加水稀释后的酵素成分与功效不会改变，但应该即时饮用，不宜长时间放置，特别是夏季室温高更应注意。开封的瓶装原液应在一个月内用完，每次饮用完毕置入冰箱冷藏保管。千万不可溶入食品防腐剂保存。

用量：酵素的用量并不严格，但对于不同用途的用量应加以区分，包括保健用量、治疗用量和特殊用量三种情况。

①保健用量：可按本人体重的 1/1000 ± 10% 作为一天的参考用量。例如，60 公斤体重的人每天饮用 60 ± 10% 毫升酵素原液，分为早起空腹和睡前空腹两次饮用。BMI（体重指数）大于 25 的人每日最高限量为 100 毫升酵素原液。100 毫升酵素原液中大约有 220 卡路里热量，相当于一碗米饭或一个馒头，所以在不减少食物摄入量的状态下超量饮用酵素原液有可能加重肥胖。

②治疗用量：慢性病患者用于治疗，一般应饮用保健用量的 2~3 倍。重症患者根据专家诊断，必要时可以实行"攻击性酵素综合疗法"，即配合药物超大剂量饮用酵素原液，会取得令人满意的疗效。攻击性酵素综合疗法必须在有经验的医生指导下严格操作，绝不可以自作主张擅自妄行。

人体对于酵素的需求具有"剂量效应原则"，特别是对于病患者来说用量大则功效强，因为酵素的疗效窗口比其他任何营养素都大得多。它没有任何毒副作用，一般说来大剂量对病患是安全的，与此同时也应看到，短期内过多的酵素进入体内可能无法被吸收，会与代谢废物一同排出体外，造成不必要的浪费。

③特殊用量：减肥瘦身、女性美容、断食疗法中的酵素用量，要执行各自专业人士的指导。

（2）添加酵素原液

①酵素原液加酒：将酵素原液加入白酒、黄酒、啤酒、威士忌等酒中。以威士忌为例：一瓶酒加入 30 毫升酵素原液，放置一周后饮用，因为酵素与酒混合，酵母菌再度活跃分解酒精，使其口味更加香醇，功效并未改变。

②酵素原液加果汁、菜汁、牛奶、乳酸饮品：酵素原液加入果汁后，果糖和葡萄糖含量增加，糖尿病患者要控制摄入量；加入菜汁后，口味改变，

可选择与自身健康诉求相关的有食疗功能的蔬菜品种；根据经验，200 毫升牛奶可兑入 10~15 毫升酵素原液，如超过 15 毫升，牛奶蛋白质会凝结而不易入口，但其功效不会改变。

特别注意的是，不要将酵素原液兑入已含有化学色素、防腐剂的果汁类饮品中。虽然混合饮用没有什么安全隐患，但化学添加剂会导致酵素失去功效，造成浪费。

（3）粉剂酵素的食用

粉剂酵素用温水冲服即可，注意水温不要超过 45℃。用量可参照酵素原液，区分保健用量、治疗用量和特殊用量。

粉剂酵素可以用来调理食物，使食物更加美味、增鲜，有利于食物营养吸收的功效。坊间有很多酵素美味料理方法，本书不能一一列举，只提示性举例几种。

①在新鲜度稍差的鱼身上抹遍酵素粉末，煨 10~20 分钟，可去除鱼肉腐败物质及腥臭味，使其恢复新鲜度而有光泽，鱼眼也闪闪发光。

②多筋的肉类抹上酵素粉末，煨 30~40 分钟，肉质变得柔软而富有弹性，开锅就烂，味道鲜美。

③酵素生拌菜：在大拌菜中加入适量酵素粉或 60 毫升原液均可。

④传统炒菜出锅后，待温度稍降即淋入酵素 60 毫升，可提高新鲜度。

⑤糙米含有较完整的 B 族维生素和多种矿物质，但因其口感欠佳而不受欢迎。在煮糙米之前 2~3 小时，把米淘好，掺入适量粉剂酵素拌匀，蒸煮熟后，口感变好，易于消化吸收。

6. 自制酵素

酵素原液制作工艺一直是各厂家的商业机密。但是，坊间却流传着一些自制酵素的简单方法，甚至有"一分钟自制酵素"的介绍。这些简单方法可靠吗？为了见证安全有效的自制酵素原液，笔者曾不间断地实验达三年之久，体会到真正做出安全的好酵素并非易事，有许多严格的工艺要求在家里很难做到位；同时也觉得尝试 DIY，不啻为一种获得有趣经验的途径。

（1）自制酵素方法

①材料选择

a. 主料是水果、蔬菜和药食两用中草药。

水果如苹果、柿子、红枣、山楂、黄梨、白梨、木瓜、菠萝、柠檬、石榴、香蕉、樱桃、桑葚、杨梅、草梅、葡萄、火龙果、香橙、文旦等。

蔬菜如山药、番茄、白萝卜、苦瓜、大蒜、洋葱、南瓜、小麦苗、豆芽菜等。

要达到强化某种保健功能，可以根据药性选择适量的药食两用中草药，如党参、灵芝、芦荟、黄芪、黄精、蒲公英、车前草、决明子、马齿苋、连钱草、鱼腥草等。

自制酵素可以是单一品种的水果酵素，如木瓜酵素、苹果酵素、苦瓜酵素等；也可以自制多种蔬果的综合植物酵素，如果保证其材料在 20 种以上，可以产生更加丰富的营养素。

b. 辅料是糖，如红糖、砂糖、冰片糖、蜂蜜（最好是椴树蜜）、果寡糖等任何一种均可。

加糖的目的是要当做微生物的食物，使微生物繁殖得更快。糖的置入量应不低于蔬果主料的 60%，一般以 1∶1 更为合适，发酵时间越长，糖的置入量应该越多，糖量可以减少坏菌成长的可能性。

②工器具

发酵容器应选择玻璃或陶瓷的广口瓶或罐，最好不用塑料材质的。容器的容积大小根据需要而定，家庭中以 3~10 公升为合适，容积太小无法做到材料多样化。此外，还需要沥水器皿、无纺布（或纱布）、刀、案板等。

③作法

a. 将容器、器皿洗净，用热开水消毒后方可使用。

b. 将主料洗净，沥干水分，切碎，越细越好，以保证蔬果的活性成分在发酵过程中释放得更快、更完全。但要注意果蔬浆液莫流失。干燥的中草药洗净后，应以干炒方式来杀灭上面的杂菌。

c.在瓶（罐）底部先置入一层糖，再置入水果、蔬菜等主料，并同时撒入适量的酵母菌，然后，再依糖、蔬果的顺序交互置入，共分三层，最后一层要放一些柠檬片并撒满糖，其目的是为了起杀菌作用，用力压实后，再根据果蔬出水情况加适量的水（如果蔬果水分大也可以不加水）至容器的八成满。

d.用无纺布（或纱布）覆盖，再用橡皮圈扎紧瓶口并加盖后，放置在室温 20～25℃不被阳光照射的阴凉处。

e.第 2～3 天就会发酵浸出许多汁液，此时开盖用手将其搅拌均匀并放气体，之后每隔 3～5 天放气并搅拌，至不再浸出汁液为止。

f.经过一个月的发酵，容器中的材料呈泥糊状液体，待其沉淀。

g.发酵熟成的酵素上面是褐红色的液体，将其抽出后，再将下面混沌的液体用三层纱布过滤，滤液即是成品酵素。

h.将成品酵素即刻置入冰箱冷藏备用，防止二次发酵。

④注意事项

a.蔬果的产地和季节、成熟度等都会影响酵素抽出率，还要注意蔬果是不是有机的，有农药残留的应采取去除措施，以及南北方蔬果品种的成本问题。譬如，木瓜酵素有极强的分解功效，只在木瓜乳汁中含量较高。青木瓜乳汁只占其重量的 2%，经纯化或冷冻干燥后出率极低，成本很高，因此更适合制作单一品种的木瓜酵素。

b.发酵成功的酵素液 pH 值 < 4，属于酸性溶液，色泽呈褐红色。发酵过程中如果出现长青苔、白霉、黑霉或者液汁变黑，有恶臭味，说明有杂菌导致变质。如果出现酒香味属正常，说明液汁有乙醇成分，真正成熟时应该出现以主体材料为主的清香味。

c.只有那些发酵时间很短的水果渣子还可以食用。

（2）自制酵素与专业酵素商品之比较

家庭自制酵素所使用的蔬果种类、菌类、发酵天数都较少，且整个发酵过程中的温度、pH 值、菌种的发酵变化难以控制。因此，发酵出来的成品酵素种类、营养元素含量都比较低，品质也不稳定，所以被称为"植物营养发酵液"更贴切。虽然它也具有一定的保健效果，实际上却不具有专业酵素商品的全部保健功效（如表 7-1 所示）。

表 7-1　自制酵素与专业酵素商品比较

项目	自制酵素	专业厂的酵素商品
原料使用	自购原料，品种少，质量无保证	专用养殖基地供货，品种多，品质有保证
使用菌种	单一菌种	酵母菌，乳酸菌，醋酸菌为专业优选菌种
发酵环境	家庭环境易污染，不易掌控	工厂化标准工艺流程，严格工艺规程，无菌操作
发酵时间	时间较短	半年至一年以上
产品成分	因材料少，时间短，营养成分含量低	酵素和营养素含量丰富
安全性	无保证	通过相应的安全检验
功效	功效低或功效单一	优质酵素有全面的保健功效

7. 补充酵素问题解析

（1）补充酵素会产生依赖性吗？停服后是否会有不良反应？

酵素吃久了，是否会产生依赖性？体内不再分泌了？也许有人会产生如此疑问。我们可以做一个比喻，每天吃蔬菜水果的人是否会对水果蔬菜产生依赖性？不会的！酵素吃久了也不会产生依赖性！西方人有在饭前吃蔬果以帮助食物消化的习惯，就是个中原因。酵素不含任何镇静剂、兴奋剂和化学添加物，没有任何毒副作用，长期服用不但不会有依赖性，而且可以控制和清除人体对其他药物的依赖性。

停服酵素后会不会出现不良反应？我们再做一个比喻。每天洗脸，使人既清洁又有自信。人停服了酵素就如同停止洗脸一样，不洗脸会感到难受是灰尘堆积的缘故，而长时间停服酵素使体质可能有所下降甚至患上疾病。这说明你不应该停服，而需要及时补充酵素。

（2）酵素与药物可以同时服用吗？

食用酵素时，如遇医生诊断治疗服药期间，中西药均可同时与酵素一起服用。因为酵素可以诱导药效全然发挥，更有利于改善症状和疾病痊愈。特别是中药制剂与酵素同服，可以明显提高药效，因为酵素与大多数中草药都是植物，具有相同的天然植物属性，同时服用时药物起效快，作用强，可显著缩短病程。对于迁延不愈的顽疾，例如肺结核已经形成穿孔时，通常西药的标准治疗方案需要半年以上才能痊愈，如果标准治疗并用酵素原液，只需要一个多月就能够将穿孔填满。有足够多的临床实践证明，酵素与药物同服具有增效的作用。鉴于此，就不必因为服药而停止食用酵素，也不必因为补充酵素而把药停了。对于慢性病患者正确的做法是根据病情好转进程，逐渐减少药量，最终达到全部停药，获得全面康复。

（3）什么人不宜饮用酵素原液？

酵素养生保健几乎适用于所有的人，包括老年人、儿童、妇女、亚健康人以及慢性病患者等。但是，这并不表明因此就可以随意滥用，有一些人在服用酵素时应该特别注意。

①妊娠中的孕妇

酵素原液对于胎儿的发育、妊娠中毒症的处理、难产体弱的孕妇均有积极的影响。每天服用30～60毫升酵素原液，对母体和胎儿出生后的健康有很好的帮助。但是，孕妇在妊娠的前三个月内最好停服酵素，因为酵素促进大肠蠕动，超量饮用酵素有造成流产的可能。此外，在妊娠期间绝不可以实施酵素断食疗法。

②正在接受医生治疗但已失控的糖尿病人，服用酵素原液要十分慎重。

③因为过敏体质对酵素产生强烈反应的人，不宜服用酵素原液。当然，也可以查明过敏原因后，从低剂量开始逐渐加量以不产生强烈反应为标准，如此便完全有可能改善或治愈过敏症。

二、活化酵素

酵素是具有催化活性的特殊蛋白质，能执行有别于其他功能性蛋白质的地方就在于其高活性。人体内酵素具有良好的活性和均衡的高浓度时，才可能有健康的体魄。然而，目前专家们很难从病情与生活饮食习惯中来判断体内酵素活力与浓度状况。那么只有一种可行的办法，就是找出能够活化酵素的因素和条件来。

有些酵素的活性仅仅决定于它的蛋白质结构，这类酵素属于简单蛋白质，如蛋白酵素、淀粉酵素、脂肪酵素、脲酵素和 RNA 酵素等；另一些酵素则必须结合辅助因子后，才能表现出酵素活性，这类酵素属于结合蛋白质，其酵素蛋白与辅助因子结合后所形成的复合物称为"全酵素"。在催化反应中，酵素蛋白与辅助因子所起的作用不同，酵素反应的专一性取决于酵素蛋白本身，而辅助因子则直接对电子、原子或某些化学基因起传递作用。

影响酵素活性的主要因素，是酵素的协同因子，协同因子有可能是辅酵素，也有可能是矿物质，而构成辅酵素的材料正是维生素。所以酵素、维生素、矿物质是三位一体相辅相成的关系，缺一不可。

此外，温度、酸碱度等影响蛋白质性质的因子，均可影响酵素的催化活性。试想，酵素没有活力、活力降低或失去应有的功能会怎样？很显然，新陈代谢只能以极其缓慢的速度进行。消化酵素不能发挥作用，食物在体内不能消化吸收，身体无法产生能量；肝细胞酵素如果变得衰弱，肝脏功能就会下降甚至得肝病；抗氧化酵素活性降低，就会使免疫力下降、加速衰老等，从而引发各种疾病。

活化酵素是酵素养生的核心内容之一，因此，满足活化酵素的各种因素与条件，使体内酵素发挥其应有之功能显得尤为重要。

1.维生素是酵素的活化剂

酵素在体内并不是以单体状态发挥其功能的，酵素需要其伙伴辅助才能活化并发挥作用。因为维生素与酵素的基质特异性有关，维生素就是酵素的伙伴，被称为"辅酵素"或"辅酶"，辅酵素是酵素的活化剂，是体内生化反应的辅助因子。

维生素是维持生命的必需要素，其适量存在让人更加健康，如果体内过少或者过多地存在某种或某几种维生素，那么身体就会陷入疾病状态。美国《时代杂志》早在1992年第14期就因维生素的重要性而将其作为封面报导指出，维生素在防治心脏病、癌症和抗衰老等方面的功效，比化学药品更为重要。现在欧洲尤其是德国的西医弃用西药，而把处方维生素和草药制剂作为治疗疾病的第一线药物。近期，由我国原卫生部发文，国家首次把营养提升到治疗的高度，临床营养需要承担起营养治疗、营养诊断和营养检测等多种职能。国内某些大医院也开辟了以维生素等保健食品的专科门诊，针对慢性病和亚健康进行治疗。由于维生素负责细胞的平衡动作，一旦缺乏，酵素的生物活性就跟着下降或失去功能而不能正常工作，细胞因此逐渐衰弱甚至死亡，如此身体组织器官也相继受到波及。反之，如果体内没有充足的酵素去引发、催化所有的生化反应，维生素也不会被人体充分吸收利用，它们之间是相辅相成的关系。如果因为缺乏某种维生素而患上维生素缺乏症，就应该在补充某些选择性维生素的同时，相应地补充微生物酵素，这样会收到更好的效果，绝对不要用化学药物来遏制症状的出现而本末倒置。

大多数B族维生素可以作为酵素的辅助因子和活化剂。它们在体内的作用是相互联系的，共同参与细胞内蛋白质、脂肪和糖的合成、分解以及相互转化。转移酵素需要更多的维生素 B_1、维生素 B_2、维生素 B_3、维生素 B_6 和维生素 C 等。酵素在促进人体新陈代谢过程中，同时改变人体将食物转化为能量的方式。这个过程必须要有 B 族维生素参与，而且最好是 B 族维生素复合剂，以便于激活多种消化酵素和转移酵素。

● 维生素 B_1（硫胺素），是与体内碳水化合物（糖）代谢有关的酵素活化剂。硫胺素能激活酮转移酵素，这种酵素是葡萄糖代谢的直接氧化途径所必需的。现已发现，焦磷硫胺素对增强红细胞中转酮醇酵素活性的结果，可以灵敏地反映出硫胺素的状态。

● 维生素 B_2（核黄素），是专门参与蛋白质代谢以及另外一些酵素的有机组成部分，使这些酵素能接收或传递氢原子或正电荷。这些反应是细胞线粒体中的葡萄糖和脂肪酸释放能量时所必需的，因此可称其为蛋白质酵素活化剂。同时，维生素 B_2 有助于提升体内酵素的分解作用，帮助清除同型半胱氨酸。高同型半胱氨酸是导致心脏病的一个独立因素。

● 维生素 B_6，其主要功能莫过于参与脂肪、糖的代谢，是许多重要酵素系统的辅酶素（如转氨酶、脱羧酶等），可激活多种酵素，促进生化反应。维生素 B_6 是高同型半胱氨酸的克星，只要坚持每天补充 50mg 维生素 B_6，对预防冠心病有极大好处。此外，高甲状腺素者、嗜酒者血液中维生素 B_6 水平低，致使其辅酶素的激活作用降低，必须增加摄入量。

● 维生素 B_{12}（钴胺素），在体内以辅酶素形式存在，是促进蛋白质和核酸有关酵素的活化剂，尤其在肝脏内有近 500 种酵素的合成，需要维生素 B_{12} 作为辅助因子，其作用十分重要。

● 叶酸，是正常红细胞和白细胞发育成熟必不可少的维生素。摄入不足时，将会影响到关键酵素的活性，从而影响到基因组织的稳定性，导致基因变异，因为叶酸参与两大生命物质即 DNA（脱氧核糖核酸）和红细胞的合成。每日服用 400 微克的叶酸就足够牵制同型半胱氨酸的力量，可以预防冠心病的发生。

● 维生素 PP（尼克酸），其主要功能表现在帮助脱氢酵素在生理反应中脱氢，而且是多种辅酶素的成分。如果没有尼克酸，人体就不能利用碳水化合物、脂肪和蛋白质来产生能量，也无法合成蛋白质和脂肪了。

● 维生素 K，又称甲萘醌，属脂溶性维生素。维生素 K 是肝脏合成凝血酶原和其他凝血因子必不可少的，其主要功能是防止不正常出血，因此被称为"抗出血维生素"。维生素 K 具有激活酵素的作用，在肝脏内合成凝血酶原，会在人体出血后迅速将血液中所含的纤维蛋白原转化成纤维蛋白，起到自然止血作用。

B 族维生素在体内的许多作用都是相互联系的。它们大多数是作为新陈代谢的催化剂——酵素的辅助因子，参与细胞内蛋白质、脂肪和糖的合成与分解以及相互转化。B 族维生素大多为水溶性的，其成员在体内贮存量都不多，而且代谢较快，排泄渠道也相似。临床上观察到维生素 B 缺乏，通常是几种因子同时缺乏，而不是缺乏单一因子，所以最好补充复合维生素 B，而且必须每天给予合理补充才能奏效。

2. 矿物微量元素与酵素活性

酵素虽然是以氨基酸为结构主体，但大多数需要结合各种不同的辅助因子来构建其结构催化中心。酶促反应中，酵素蛋白质决定反应的特异性，辅助因子决定反应的种类和反应性质。大约有 70% 左右的酵素需要矿物微量元素作为辅助因子中的辅基，激活并参与构成特殊的化合物，而许多无机矿物质元素在机体中的生理作用便是参与酵素的合成或是酵素的活化剂。如果矿物微量元素不足，不仅导致某些酵素的活性、热稳定性以及其后的催化反应速率大打折扣，同时可能因为缺乏微量元素成为有害健康的诱因。

● 锌是组成酵素结构的重要物质，人体内大约有 300 种酵素含有锌元素。锌不是被放于酵素结构的催化中心，就是用来稳定酵素蛋白的主体结构，例如，碳酸酐酵素、谷氨酸脱氢酵素、DNA 聚合酵素、RNA 聚合酵素、碱性磷酸酵素、胰腺羟基肽酵素及乳酸脱氢酵素等。锌离子能激活肠磷酸酵素及肝、肾过氧化氢酵素。如果缺乏锌，很多酵素会失去活性，并导致一系列代谢紊乱和病理变化，引起缬氨酸、蛋氨酸、赖氨酸代谢紊乱，谷胱甘肽合成减少，结缔组织蛋白和肠黏液蛋白合成过程受干扰。特别是脂肪酵素、肽酵素必须在锌的作用被激活时才能发挥作用，糖类、脂类、蛋白质与核酸的合成与分解过程中，都离不开含锌酵素良好的生物活性。锌同时是 SOD 酵素（超氧化物岐化酶）的重要辅基，可以清除自由基，延缓衰老。

● 磷是合成核酸、核蛋白、磷脂与其他含磷化合物的重要元素，也是许多酵素与辅酵素的重要元素。

● 铁是多种酵素的活性中心，也是许多酵素的组成成分和氧化还原反应酵素的激活剂，在人体生化反应中起着重要作用。铁参与血红蛋白、肌红蛋白、细胞色素、细胞色素氧化酵素及触媒的合成，并激活巯基脱氢酵素、苯丙氨酸羟化酵素、单胺氧化酵素、黄嘌呤氧化酵素以及过氧化氢酵素（CAT）等活性。体内三分之二的铁存在于血红蛋白中，血红素缺乏，过氧化氢酵素（CAT）抗氧化活性就会下降。细胞色素酵素是体内复杂的氧化还原过程不可缺少的，有了它才能完成电子传递，并在三羧酸循环中使脱下的氢原子与由血红蛋白从肺"运来"的氧生成水，以保证代谢正常；同时在这一过程中，释放出的能量，供给机体需要。在氧化过程中所产生的过氧化氢等有害物质，又可被过氧化氢酵素所破坏而解毒。

● 铜是体内30多种酵素的活性成分及其活化剂，如细胞色素C氧化酵素、尿酸盐氧化酵素、赖氨酸氧化酵素以及某些血浆和结缔组织的单胺氧化酵素等。铜是超氧化物岐化酶——SOD酵素的重要成分。铜通过SOD酵素催化反应可以猝灭超氧化阴离子自由基，具有铜蓝蛋白的酵素称为铜蓝蛋白酵素。有资料表明，铜蓝蛋白酵素是人类血清中唯一有效的亚铁氧化酶。铜蓝蛋白能调节血清生物胺、肾上腺素和5-羟色胺酵素的浓度。如果铜代谢发生障碍，会引起相应组织结构的功能异常。

● 硒是构成谷胱甘肽过氧化物酶和烟酸羟化酶等重要的必需成分和活化剂。谷胱甘肽过氧化物酶能催化还原谷胱甘肽变成氧化型谷胱甘肽，同时防止大分子发生氧化应激反应产生自由基，使对机体有害的过氧化物还原成无害的羟基化合物，并使过氧化氢分解成醇和水，因而可以保护细胞膜的结构和功能，使其免受过氧化的伤害与干扰。硒同时可以激活淋巴细胞的某些酵素，从而加强淋巴细胞的抗癌作用。硒摄入不足时，使谷胱甘肽过氧化物酶活力下降和自由基含量上升，对心肌细胞造成损伤。当体内处于低硒水平时，酵素活力与硒摄入量呈正相关，但到一定水平时，酵素活力不再随硒水平上升而上升。

● 钴作为多种酵素的辅助因子，可以催化水解、氧化、聚合、水化、转移及脱羧等反应，成为一些酵素活性中心的组成成分。钴是 DNA 聚合酵素及转录酵素的辅助因子，并成为酵素蛋白催化活性所必需的分子构象。但是，过量的钴对酵素活性有抑制作用。

● 钙，α 淀粉酵素的分子中大多数含有钙离子，结晶的钙型 α 淀粉酵素比一般结晶的杂离子型 α 淀粉酵素活性高 3 倍以上。钙对于提高 α 淀粉酵素的稳定性也有重要作用，比如唾液淀粉酵素和胃蛋白酵素会由于钙的作用被激活。人体缺乏钙就不能正常消化。

● 镁是酵素最好的帮手。镁离子参与所有的能量代谢，激活和催化 300 多个酵素系统。镁通过激活细胞膜上的 Na^+–K^+–ATP 酵素，保持细胞内钾的稳定，维持心肌神经、肌肉的正常功能。因为缺镁而引起的缺钾，直接补钾无效。镁可促进成骨细胞碱性磷酸酶活性及蛋白质分泌，促进骨骼形成与生长。镁大部分存在于细胞内，而钙则大半存在于细胞外，当细胞内的镁减少时，细胞外面的钙会钻进细胞内，造成逆转现象。一旦细胞内钙含量超过容许范围，会使细胞异常紧张，引起痉挛或收缩。

● 锰参与多种酵素的合成与激活，其中包括作为 SOD 酵素（超氧化物岐化酶）的辅基，可以清除自由基，延缓衰老。金属辅基在催化酵素活性时真正起决定性作用，锰离子与铜离子、锌离子一样，均可以催化超氧阴离子自由基（O^{-2}）发生岐化反应，并可以维持构象，确保反应正常。锰还是半乳糖转化酵素、ATP 酵素（三磷酸腺苷酶）的成分及活化剂。

● 碘通过甲状腺素促进蛋白质合成，活化 100 多种酵素，调节能量代谢。甲状腺素能加速各种物质的氧化过程，增加人体耗氧量和产生热量。

● 钼参与多种酵素的合成与激活，除参加细胞内电子传递外，对人体内嘌呤代谢也起着催化作用。其中，醛氧化酵素能解除人体内毒醛类的毒害作用，清除自由基，并有抗癌抗衰老作用。

3.酵素与辅酵素相互绑定才有活性

酵素之所以对某一生化反应具有高度选择性，是因为酵素分子中存在着某些特殊的活性部分，即酵素的活性中心。它包含了许多非蛋白质物质——辅基，其由部分有机分子和金属离子所构成。矿物微量元素与酵素蛋白相互绑定才具有活性。所以很多矿物微量元素都是特殊金属酵素的必需成分，例如过氧化酵素和细胞色素 C 中的铁离子（Fe^{2+}）、细胞色素氧化酵素中的铜离子（Cu^{2+}）、α 淀粉酵素中的钙离子（Ca^{2+}）等。此外，还有一类金属激化酵素，金属与酵素蛋白结合并不牢固，该类酵素必须与金属离子结合，否则不起作用，如有机钴制剂维生素 B_{12}（钴胺素）。

矿物微量元素不仅是酵素的重要成分和活化剂，而且其医疗保健作用涉及方方面面。与维生素不同，人体不能合成与分解矿物微量元素。体内所有的矿物微量元素都只能由机体与环境进行交换，并且由相应的酵素来"管制"，使其按人体生理需要控制存量。如果缺乏某一种或几种元素，酵素就会失去催化活性，就会造成一种或数十种生化反应提前中止，并出现细胞的"潜饥饿"状况，这也是导致各种慢性病的重要原因之一。反之，如果过量摄入某一种或几种矿物微量元素，酵素就会把它们"驱逐出境"，这样才能保证矿物微量元素在体内的浓度范围，同时保证酵素的正常活性。酵素的这种性能，保证了矿物微量元素的代谢平衡。

由此可见，矿物微量元素尽管用量很少，但其重要性绝对不可忽视，应当配合酵素养生合理补充。

医生和营养专家往往把很多疾病归结为维生素、矿物质等某单一营养素不足引起的，即所谓"选择性营养不良"疾病。然而，即使补充了这些选择性营养素之后，其效果又难以尽如人意，就是因为作为酵素辅助因子的维生素和矿物质与酵素之间没有相互绑定，导致正常的生化反应无法完成，病理代谢过程就不会达到预期效果，甚至由此动摇营养素可以治病的信心。为了改变这种情况,人体通常需要数倍于推荐的营养素来维持正常的酵素催化功能,换句话说,就是提供大量的辅酶素——维生素和矿物质,来"逼迫"酵素反应发生,当然与此同时补充酵素食品更是不可或缺的。

4. 37℃体温有利于酵素活化

体温对于酵素活性的影响极为明显,该体温是指人体内环境中的温度,而非体表温度。籍由简单的实验即可证明酵素在温度稍高的环境中比在温度偏低的环境中更活跃。爱德华·豪威尔所做的淀粉酵素实验表明:在38℃环境里的淀粉酵素至少比在26℃环境里分解效能提高4倍以上;在48℃时,酵素的分解效能可达到26℃时的8倍;而在71℃时更可达到16倍以上;但在71℃高温时酵素会在半小时内耗尽,而且无法再进行任何分解。上述实验说明高温可以改变酵素中蛋白质的性质,同时也证明体内酵素是可以耗尽的。

有些酵素,只要体温下降1℃,其活性就会下降50%以上,并同时导致新陈代谢减缓12%;反之,体温升高1℃,免疫力甚至可以提高1倍以上。在人体保持良好的状态下,体温37℃是酵素活性最好、最适宜的温度。当体温达到38℃~40℃时,酵素将处于更加活跃的状态。也许有人要问,超过38℃时人已经处于病态了?没错,38℃时表明病原菌已经进入血液了,身体自愈功能开始执行烧死病菌的任务,同时变得全身酸痛、食欲不振。这是自愈功能让体内酵素活化并激发白细胞增殖而制造出来的一种特殊内环境,是人体抵抗疾病的自我保护机制。当体温达到40℃时,一部分病毒会被烧死,且酵素的高效活动及白细胞吞噬作用的增强,使病毒无法增殖。只要我们喝足水,就永远不会烧出问题;而我们选择打退烧针、吃退烧药,却帮了病毒的忙。

癌细胞及病毒在35℃时容易增殖,而到了40℃时,会同时被烧死,所以才有了通过"发热疗法"治疗癌症。我们庆幸能够得到发烧所带来的好处——免疫力提高。与此同时,发烧也会使体内酵素大量消耗,所以在发烧时应该摄入酵素食品或酵素补充剂。在一个由细菌感染（或风寒感冒）引起的发烧症状中，有许多案例证明，加量服用酵素补充剂，能快速改善症状，尽早康复。

目前已知的多数酵素在48℃以上的环境中，会逐渐失去活性，而人的体温最高也不会超过42℃，所以不必担心因为温度过高而造成体内酵素失活，恰恰相反，低体温导致的酵素活性衰减更令人担扰。

现代人的体温普遍偏低，在随机抽查100人的体温时，有79人体温在35.2～35.8℃之间，"低体温症"可使酵素在体内活动变得迟钝，新陈代谢变缓50%，免疫力下降。有研究显示，体温每下降1度，免疫力就下降30%以上。中医有"病从寒中来"的说法，寒为阴邪，伤人阳气，很多慢性病与常年寒凉之体有直接关联。阳虚体寒，身体变冷，血管收缩，血液变黏稠，血液循环变差，就无法将氧气和营养充分送至身体各角落。缺乏氧气和营养，就无法转换热能，使酵素活性降低、功能变差，就如同生蛋白固化一样。这使酵素分解老旧细胞、制造新细胞的功能就无法顺利进行，废物毒素无法顺利排出，日积月累必然会引发各种疾病。

人感冒的时候发烧，体温上升，此时体内酵素也会随着体温上升而变得活跃，发挥最好功效；平时保持37℃体温，使酵素处于最适宜的体内环境，更有利于健康。

中医强调养生重点要养护阳气，这与保持37℃体温活化酵素的理论不谋而合。它是改变"低体温症"的有效方法，"阳精若壮千年寿，阴气如强必毙伤"。阳气旺盛，体内酵素活跃，百病不侵。然而，现代人所处的环境与生活方式"伤阳"之处太多，导致"低体温症"较为普遍。若改善寒凉之体养护阳气，医学和常识都能给予我们许多行之有效的方法。

（1）季节变换时要及时添衣保暖，切忌不分冷热、季节变化，而袒胸露背，穿吊带衫、露腰装、超短裙等前晾肚脐后展腰的"伤阳"衣着。《黄帝内经》把适时更衣称为"闭藏"，以无泻皮肤，养阳升阳。

（2）动能生阳。运动使肌肉产生热量，人体 40% 的热量是由肌肉产生的，经常运动可以活动经络，比如快步走就可以促进消化酵素利用血糖，起到降血糖、抗氧化、增强消化功能的作用。但要注意不可过量运动和"抽风型"的体育锻炼。过量运动因耗氧巨大，使体内酵素急剧消耗，甚至可引发肝细胞与肌细胞过于旺盛而加速老化。

（3）"寒则温之"是中医辨证的一条普适治则。寒凉体质的人，可多吃一些属于阳性的食物，同时控制阴性食物摄入量，不吃反季节的寒凉果蔬。阳性食物有解表散寒、温补脾胃、宣通明阳、提升体温之功效。红色、黑色、橙色、黄色系的食物具有温暖身体的作用，如生姜、大葱、小茴香、川椒、胡椒、南瓜、栗子、洋葱、香菜等。艾炙穴位也有不同凡响的疗效，凡是寒凉体质的人，不妨试一试艾炙关元、太溪两穴（太溪穴、关元穴是人体阳气汇聚之地），让温暖的生机进入体内，以提升体温、活化酵素。

5. pH 值影响酵素活性

酵素的反应效能会受到 pH 值的影响。pH 值即氢离子的浓度，是判断酸碱性的数值。pH 值的范围为 0 ~ 14，7 为中性，比 7 越小就表示酸性越高，越大则表示碱性越高。健康人体内环境通常界于 pH 7.35 ~ 7.45 之间，即体液呈弱碱性才能保证酵素活化和正常生理代谢。

一般而言，酵素依其种类于酸碱值中分别在中性、弱酸性、弱碱性状态下活动。由于体内不同部位的 pH 值差异很大，有些酵素在强酸或强碱状态下，其活性最高，催化速率反而较快，如胃液中的胃蛋白酵素，在 pH 1.8 ~ 3.5 的情况下活性最好，这是因为胃液呈强酸性，该酵素也具备了在强酸状态下活化的特质。但是，像胃蛋白酵素这样在酸性状态下才能活化的酵素毕竟是少数，体内大部分酵素都是在 pH 7.4 左右的弱碱性状态下才会更活跃。而胰蛋白酵素则在 pH 8.5 的碱性状态下活性最佳，当然这也属于少数的个别情况。

最能使酵素活性化的酸碱度称为"最适 pH"值，如果让酵素处于低于或高于"最适 pH 值"的状态，酵素则十分敏感，偏离自身"最适 pH 值"哪怕只有 0.1 个单位，其活性就会下降 20% ~ 30%，其反应效能就会变得迟缓。

为什么酵素活性不佳？当然不是酵素罢工，问题在于我们的饮食结构出了问题。比如，大量摄入高脂肪、高蛋白、高热量的食物，因其含硫和磷较多，在体内经过代谢转化后，其最终产物呈酸性。这些酸性物质超过人体调节能力时，会导致体液、血液酸碱值的不平衡而趋于酸性，使酵素活性受到直接影响，同时使人感到疲劳乏力、体能下降、记忆力减退等一系列亚健康症状。

近年来关于"酸性体质是万病之源"的说法颇为流行，与此同时也受到了学者们的质疑：医学上根本就没有"酸性体质"这一概念，有心人还"查阅了近 50 年来的医学文献"证实的确没有"酸性体质"这个词。笔者试想，西医文献里可能也没有"痰湿体质"、"湿热体质"等概念，但是这并不能否定过量摄入高蛋白、高脂肪、高热量等酸性食物所引发的代谢症候群的存在。有数据表明，成长期的成人有体质酸化的现象，与婴儿的弱碱性体质大不相同，而 85% 的癌症患者都属于酸性体质是毋庸置疑的，因为癌症不可能在碱性环境的体内形成。

血液和体液的酸碱度是由肾脏过滤过量的氢离子（酸）维持和调节的，饮食可以为血清维持"最适 pH 值"提供平衡作用。换句话说，只要肾脏和肺脏功能正常，同时适度控制摄入含硫、磷、氯等元素多的酸性食物，身体的 pH 值就能够保证大多数酵素在与血液相近的弱碱性环境中处于最佳的活化状态。

我们应该注意多摄入一些碱性食物，其与二氧化碳反应形成碳酸盐，随尿液排泻出去，有利于保持血液的中性或弱碱性。但是，过分强调吃某些食品很可能造成饮食营养不均衡，甚至出现某些营养缺乏症。此外，平日里摄入少量酸性食物也不会对人体造成多大害处，食物多样化才是我们的饮食准则。

6.水能促进酵素活化

水是人体新陈代谢的唯一载体。人体所需的营养物质及氧气,各器官、组织、细胞代谢的废物,最终都需要溶于水,或者靠水的运动才能被输送、被吸收、被排泻。人体内脏器官含水量可以达到 70% 以上。细胞浸泡在外液这种富含营养的水中,缺少了水,就不能完成各自的生理功能。

水分对于活化酵素至关重要,如果人体内的水分不能到达 60 兆的体细胞之中,酵素的催化作用就不能进行。酵素的活化、运送辅酵素,促进全酵素合成,细胞老旧废物排出,解毒排毒都需要水的运化作用,特别是酵素的活化剂——维生素和矿物质等微量元素的赋活作用,只有在水分的溶载过程中才能完成。缺少了水,酵素的比活性将明显降低。

实验证明,温开水对人体的新陈代谢有十分理想的生理活性。它很容易透过细胞膜,使乳酸脱氢酵素活性增强,有利于排出积累在体内的疲劳素——乳酸,消除疲劳,使人感到精神焕发,保持体力充沛。

好水是酵素保持活力的基础。试想,酵素食品中的干燥粉剂,是没有活力的,当其进入体内,深入体液的水分中,才逐渐被激活。如果将在体内 75% 的体液都换成好水,不仅会提高潜在酵素的活性,同时还可以从整体上提高抗病能力和健康水平。

好水应具备如下特征:

● 接近中性的弱碱性水(pH 7.4 ~ 7.5);

● 水分子较小,越小越好;

● 未检测出对人体有害的物质,并且没有任何异味;

● 含有多种微量的矿物质;

● 有较强的溶解力、渗透力和防止氧化的效果。

这种好水多半是高山上的泉水,具有溶媒性质,能够促进酵素活化。

一个人每天排尿、排汗等大约要排泻 2500 毫升水分,所以除了食物中的水分,每天至少喝 1500 毫升好水是必需的;特别是补充干燥的粉剂酵素者,更要实行频饮以保持体内水分充足，千万不要等到口渴时才想起来喝水。

7. 盐是消化酵素的活化剂

虽然消化酵素群本身能够起到消化作用，但若不与活化剂协同工作，其消化活力也会大打折扣。消化酵素的活化剂是氯化钠，也就是日常吃的食盐。盐可以将体液保持在一定水平，维持水分的代谢和 pH 值，从而维护酵素的活化状态。同时盐是胃液、肠液、胆汁等消化液的材料，不仅能增进食欲，而且具有杀菌和清除体内有毒物质和毒素的作用。食盐活化消化酵素可以起到协同增效的作用，这对我们保持均衡营养是不可或缺的。另外，盐具有温暖身体的作用。从提升体温可增强酵素活性的角度来讲，盐通过温暖身体，提升体温，增强代谢酵素活性而具有重要意义。

然而，食盐可以提高血液比重，钠将水分引入血液，增加了循环血液量，成为高血压的一个重要诱因。为此，倡导全民"低盐饮食"的影响极其广泛而深远，这种悖论的出现应该如何面对呢？笔者认为，低盐是限制过量吃盐，不等于无盐。无盐饮食会降低消化酵素活性，使食物营养不易被吸收，是得不偿失的。

低盐饮食也未必完全有利于健康。新近的临床医学统计资料表明，食盐摄入量少的人发生心肌梗死的概率比食盐摄入量多的人多 4 倍。生活中同样进食高盐食品，有的人血压会升高，有的人血压并不升高。研究人员通过对5000 余人的调查发现，盐敏感者占24%，这些盐敏感者盐摄入量比正常人还低，只是因为他们具有遗传性肾排钠障碍，易发生钠潴留，所以才导致高血压的发生。这与第七届国际盐学术研讨会上关于"盐使血压上升与人的耐受性有关"的结论相符。1998 年世界著名医学杂志《柳叶刀》载文称"即便是高血压、中风和心肌梗死这类心脏和循环器官疾病，也是食盐摄取量较少的患者死亡率高。"M·H 阿涅曼博士说："食盐摄取量最大的日本人是全世界最长寿的。"

研究表明，在限制食盐的人群中，高血压发病率有所降低。但中老年人体内盐分过低易得骨质疏松。荷兰研究人员报告称，低血钠症的人摔跤后发生骨折的风险比食盐摄入量高的人高出 61%。此外，长期低盐饮食人群平均寿命比食盐摄入量高的人低得多，因为盐过少会引起交感神经过度兴奋进而降低睡眠质量、缩短睡眠时间，同时不利于消化酵素活化而引发多种疾病，从而缩短人的寿命。

许多专家认为，解决高血压的关键不仅仅是限盐、镁或其他矿物质，而是补钙和钾。研究人员在补钙和钾不限盐与限盐不补钙和钾的比较实验中证明：补钙不限盐更有利于降低血压。粗盐（最好是海盐）中不仅仅含有氯和钠，而且含有钙、镁、钾、锌、碘等 100 余种矿物质和其他营养素，肯定对健康有益处。

三、节约酵素

1. 维持生命活动、修复机体要不停地消耗酵素

爱德华·豪威尔博士认为，人的一生中体内潜在酵素是有一定量的，这种"潜在酵素有限说"具有十分广泛的影响。如果该理论成立，而酵素又是"掌管所有生命活动的物质"，那么，只有节约酵素，"省着使"才是保持健康长寿的有效方法。

虽然目前科学界还没有找到体内生成酵素的准确答案，但是，无论如何，节约酵素、千方百计减少酵素消耗应该是有益的。医学和营养学界的实践也反复证明，所有浪费酵素的因素，都将导致体内代谢酵素减少，并且引发诸多健康问题直至罹患各种疾病。那么，有哪些因素导致酵素消耗或者浪费呢？

酵素是人体一切生命活动的源泉。人体的全部生命活动都要有酵素参与才能达成，首先由生理活动开始，表现为肢体活动、语言活动、思维活动等，这些活动都要消耗酵素。具体地说，酵素在维持体内平衡，完善免疫系统功能，保持正常的自愈力，促进细胞再生和 DNA 的修复，调整神经系统和内分泌系统，

净化身体内环境，使之恢复并保持良好状态的全过程中，要一刻不停地消耗体内酵素。

我们都希望不患任何疾病，拥有健康体魄并能够长寿。这关键就在于我们如何在生活中，减少酵素消耗，节约酵素，保持体内酵素有足够的种类和数量，以维持生命活动与修复机体。

图 7-2 是体内酵素消耗与补给关系图，表明了体内酵素循环的过程，以及酵素是如何被利用和消耗的，通过该图解读我们更明了应该怎样节约酵素和增加酵素补给。

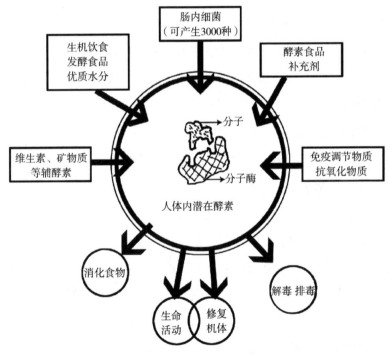

图 7-2　体内酵素的消耗与补给关系

维持生命活动以及修复机体每时每刻都在进行着，所以酵素消耗是具有连续性的，直接与生活方式紧密地联系着。生活方式是人们受社会文化、经济状况、风俗和家庭影响而形成的生活行为意识与习惯。世界卫生组织提出的影响人类健康的各项因素中，生活方式占60%。不良生活方式损害身心健康，良好的生活方式则有益健康。包括心血管疾病、糖尿病、中风、癌症和慢性肺病等生活方式病，已经成为人类健康的头号杀手，全球至少有2/3的人是死于与不良生活方式有关的疾病，并且这一比例还在不断增加。所有不良生活方式都是以浪费体内酵素潜能为代价，所以节约酵素就成为最直接的防治生活方式病的有力措施。

节约酵素必须要养成良好的生活习惯，包括规律生活、节制饮食、戒烟限酒、适量运动、不熬夜、因天之序、不妄劳作，保持积极乐观向上的精神状态等。美国疾病控制中心研究发现，单就合理饮食、不吸烟、经常锻炼就可以使男性公民寿命延长19年。

维持生命活动与修复机体，是酵素消耗的一种正常机制。消化酵素用于消化食物是正常的，自由基靠抗氧化酵素分解也是理所当然的。然而，问题并非如此简单，在主观意识支配下的生命活动并不一定都是正常的，恰恰相反，自诩文明的人类在自身的行为活动中，却充斥着种种非理性的、无知的、愚昧的甚至是丑陋的不文明行为方式和习惯。而这一切不良生活方式和陋习都是以消耗和浪费酵素为代价的。

生活方式是有药理作用的，不良生活方式和陋习对体内酵素潜能的浪费随时随地都在发生，也就是说，为了维持生命活动，每时每刻都在提领体内代谢酵素。与此同时还要捆绑与其相适应的辅酵素——维生素与矿物质同步消耗。目前人们还很难确切知道体内究竟缺少哪一种或几种辅酵素，单一补充任何一种营养素，都会导致新一轮的营养不均衡状况出现，从而造成营养紊乱而引发功能性障碍和亚健康症状。

我们可以列出一连串导致酵素负债的清单，并由此可以看出不良生活方式与陋习浪费体内潜在酵素，远远比我们想象的要严重得多。

民以食为天，饮食对节约酵素尤为重要，下面专门用一节来讨论饮食与节约酵素的关系。

2.酵素过多用于消化食物是最大的浪费

吃什么，怎样吃，以及如何在消化食物中节约酵素，是关乎到健康长寿的大问题，因为酵素过多用于消化食物不仅是最大的浪费，而且还十分危险。

消化食物是从口腔分泌唾液开始的。唾液中的淀粉酵素混杂在口腔咀嚼的食物中，只需要3分钟就通过了40公分长的食道进入胃的上半部，即食物酵素胃。食物在食物酵素胃里经过40~60分钟的预消化后，进入胃的下半部，即幽门部分。胃黏膜便分泌胃泌素刺激腔壁分泌胃酸，主细胞在胃酸的刺激下分泌胃蛋白酵素原，无活性的胃蛋白酵素原经激活变成胃蛋白酵素，其在强酸环境下将食物中的蛋白质水解为大小不等的多肽片段，然后，胃的出口——幽门打开将食糜送入十二指肠。

十二指肠中的消化液是胆汁和胰液。胆汁中的脂肪酵素能够分解脂肪。胰液中的胰泌素刺激胰腺分泌碳酸氢盐，在小肠内中和胃中的盐酸，直到pH值达到7.0左右为止。同时小肠上段的十二指肠释放出肠促胰酶肽，以刺激胰腺分泌一系列的胰酵素原并转化成各种消化酵素，其中有胰蛋白酵素、胰凝乳蛋白酵素、淀粉酵素、肠激酵素、胆碱脂酵素、羧肽酵素等。食糜与上述消化酵素充分混合，被分解后转化成营养元素被小肠吸收。

由此可见，只要摄入食物就会自然而然地消耗消化酵素。食物消化过程对消化酵素的需求具有强烈的刺激作用，是迫不及待的，身体也会极其大方地满足需求，这一需求的数量十分巨大，种类也比较繁多。假如这种作用因为过量饮食或饮食不当而使消化酵素的消耗超过正常值，那么，人体除消化系统之外的其他器官组织就只能设法依赖剩余的体内酵素来支撑其生理活动，长此下去，会出现怎样的结果呢？

酵素不足饮食，出现在以熟食为主的饮食结构中，其食物酵素几乎是零。所以消化作业所需要的全部消化酵素，必将由体内自行分泌，从而导致酵素入不敷出的状况。为了适应消化作业的急迫性，体内代谢酵素会出手帮忙参与消化并从免疫系统中夺取酵素，如此必然消耗掉大量的代谢酵素，使身体处于低酵素状态。

体内代谢酵素的主要作用是修复受损细胞及患病的组织器官，排出废物，解毒排毒以及维持生命活动，保证身体处于正常状态。如果代谢酵素大量用于消化是十分危险的，因为它干扰了体内正常的修复与排毒作业，使其他器官在延迟一段时间后出现功能性障碍甚至损坏：首先是消化器官自身出现消化不良、营养吸收受阻，以及由此引发的消化系统一连串胃肠疾病，然后是全身性其他病患。这都是代谢酵素不足的结果。消化酵素与代谢酵素之间的平衡如图 7-3 所示。

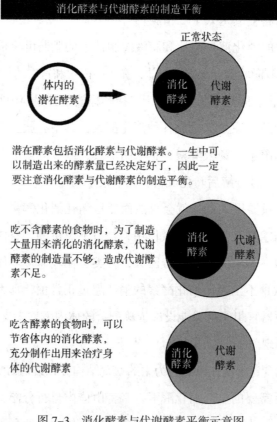

图 7-3　消化酵素与代谢酵素平衡示意图

更为令人担忧是，目前大多数诊断者并不会把酵素不足饮食与病因直接联系在一起。原本由于酵素不足导致的功能障碍警讯及症状，通过摄入酵素食品（酵素补充剂）就能很快恢复正常。然而这些警讯与症状并没有成为目前常规诊断的选项，因此诊断者常常做出错误结论，而不经意地把病人引入了药物依赖的邪路。

自以为聪明的人类对于"消化"这件事的麻烦程度和严重性是始料未及的。自从人类饮食习惯走上了一条以熟食为主的道路后，酵素不足饮食就如影随形，所以在这个世界上每天为"消化"而苦恼的胃肠疾病患者不计其数。熟食使食物中原有的消化酵素不能再有机会完成自行消化作业，身体还必须制造出新的分解食物的消化酵素，这样一生一熟，一消一长，人体等于花了双倍的能量在做同一件事。同样是吃，吃什么，怎样吃，吃的方法不同，其结果则大相径庭。

以熟食为主，等于身体用 80% 的能量来处理"消化工程"。这种"去酵素化"的饮食，造成了细胞的"潜饥饿"，削弱了免疫系统应有的功能，致使排毒不畅，给癌细胞创造了有利的内环境。我们在崇尚美食的过程中，导致细胞加速老化、毒素积累、体质退化，这也许就是退行性疾病在体内形成的过程和根本原因。

3. 防止酵素过度消耗，节约酵素的方法

1997 年诺贝尔生化奖得主波以尔说："酵素好比细胞的货币"，也就是说，节约酵素就如同给细胞省钱。节约酵素的重点要放在防止酵素过度消耗上，具体方法很多，关键在于持之以恒，养成习惯才能奏效。

（1）拒绝饱食，每餐只吃八分饱

饱食即摄入了超过自我消化能力的食物量。它不仅给消化器官带来超负荷的消化压力，而且导致营养过剩，引发肥胖症、糖尿病等代谢综合征，同时饮食是无端浪费消化酵素最严重的人为灾害，限制进食量就等于节约酵素。当身体不舒服时经常会出现食欲减退的情况，这就是身体为了节约消化酵素

的一种自我保护机制，所以拒绝饱食是节约酵素的第一戒律。

要养成每餐只吃八分饱的饮食习惯，切忌暴饮暴食、聚餐豪饮、食物求精、偏吃零食等不良饮食习惯。特别是好吃零食，确实对体内酵素分泌可发挥强烈的刺激作用，每吃一次零食，就促使酵素分泌一次，每天超过5次零食的强烈刺激，将使酵素消耗无端地增加30% ~ 40%。英国科学家研究证明，每天只吃一餐的动物，胰脏及其他组织内的酵素比整天可随意进食的动物更多，其寿命也更长。

（2）限制饮酒，绝不酗酒

酒精是一种麻醉剂，与乙醇、笑气、三氯乙烯等西药麻醉剂一样，饮后先兴奋，后抑制，最终酒精中毒。酒对身体的伤害在国际学术界早有定论，有一系列科学数据作为支撑，最常见的如酒精性脂肪肝——酒精性肝炎——酒精性肝硬化——酒精性肝坏死。饮酒造成的疾病极难治愈，慢性酒精中毒的人体组织器官，就如同把鸡蛋腌咸了，谁也无法再把它变成鲜鸡蛋一样困难。酒是一种软性毒品，在联合国《国际禁毒公约》中，把酒和烟一并列入依赖性毒品之中。宗教界都认为"饮酒乱性"，酒是魔鬼饮料而被绝对禁止。

酒中的乙醇是通过人体肝脏中特定的酵素分解的，乙醇分解成乙醛后毒性极大，如果体内没有这种特定酵素，必然运用酵素潜能以解除宿醉状态，因此宿醉的缓解过程对酵素的消耗是掠夺性的。也许有人会说少量饮酒有助于"舒筋活血"、"交流感情"，而实际上酒精导致的血管扩张不会超过2 ~ 3小时，正是这种血管扩张后反弹所带来的血管收缩甚至痉挛，引发高血压等心血管疾病。还有人会说红酒含有白藜芦醇等抗氧化物质，可以软化血管，对人体健康有好处，这是真的吗？红酒中的确有多酚类抗氧化剂，但其作用时间极其短暂，与乙醛等毒品长期停留在血液里相比，其所消耗的酵素远远大于所带来的一点儿好处。葡萄酒里含有的组胺并不比白酒少，所以喝红葡萄酒已成为偏头痛的重要诱因之一。

（3）远离烟毒，不吸烟

吸烟的人，烟草中的尼古丁、苯酚、焦油、多环芳香羟、苯并比等毒素导致毛细血管立即收缩，较细血管发生痉挛，红细胞不能携氧而使细胞缺氧。长期吸烟的人脸色发青就是皮肤细胞慢性缺氧的状态，全身细胞都要受到同样的影响，心脏、大脑、肺、肝脏、胃脏等重要器官都处于缺氧状态。80%慢性阻塞性肺病是由吸烟引起的，吸烟是冠心病、中风等心血管疾病的主要危险因素和罹患肺癌的直接原因。在同一房间吸二手烟的人，其血液和尿液中的尼古丁浓度有时甚至比吸烟人还要高，并引发支气管炎、肺功能衰退和肺癌，儿童尤甚。美国科学家研究发现，每吸 1 支烟可减少 8 分钟寿命。

吸烟还会让身体产生大量自由基。自由基破坏细胞膜，损伤 DNA，阻碍体内酵素发挥作用，并且成为加速衰老和癌症的元凶。身体为了对抗自由基的氧化损伤，要启动抗氧化酵素予以清除，包括 SOD 酵素、过氧化氢酵素、谷胱甘肽过氧化物酵素以及维生素 C 等抗氧化物质。酵素应对烟毒伤害，需要大批量动员，甚至形成矩阵形态运作，因此会导致体内酵素的大额负债，甚至出现吸烟人"酵素银行破产"，此时就意味着烟毒致人死亡。

（4）向肉食说 NO

肉食即动物尸体，凡是肉类都含有尸毒。动物被杀后，血液停止循环，在 30 分钟内，尸体内每一个细胞中小液泡会自然展开，产生溶解酵素致使细胞组织的自然破坏或自身分解，酵素开始蚀化肉细胞内的细胞组织，而产生尸毒。动物肉里面还有一种"Pro·2 毒素"，其尚没有中文命名，是很强的致癌物和衰老因子，存在于被杀动物的惊恐、惨叫和剧烈痛苦的动物细胞中，无法消除。此外还有人们熟知的苯基嘌呤，以及肉食高温加热形成的甲基胆菲等毒素。肉食冷藏或加防腐剂只能降低其进一步腐败的速度，而不能停止腐败或减少毒素。

地球上的生物只有人类食用与自身生理结构不相适应的食物——肉食。因为人的消化器官是以适应植物性食物为主的结构特点，尽管把肉煮得稀巴烂，体内消化酵素也不能把肉中的蛋白质完全分解成氨基酸而被吸收。没被分解的肉类残渣到哪里去了？它照样被送到肠道中，在肠道中腐败、发酵、释放出硫化氢、吲哚、苯酚、粪臭素、氨、甲烷、胺类物质等毒素，同时产生大量的自由基。肉食在肠道中通过速度非常缓慢，大约需 5 天才能完全排出体外。

这些毒素和自由基会日复一日地刺激并损伤肠黏膜，同时从肠壁进入血液中循环至全身各处，刺激我们脆弱的脏器和组织细胞，使我们提前出现衰老征兆，并同时引发多种疾病。各种癌症、过敏反应、心脏病、高血压、糖尿病、高脂血症、肾病、肝病、关节炎、风湿症、痛风等疾病，都与过多摄取动物性脂肪和蛋白质密不可分。

肉食需要煮熟了吃，我们不像爱斯基摩人有吃生肉的习惯。新鲜的生肉中含有天然食物酵素，包括脂肪分解酵素、蛋白分解酵素等，但煮熟（而且必须高温）后食物酵素被全部破坏。肉食动物是以捕杀草食动物为生，是为了获得自身没有的植物酵素以及植物性营养素。而人类吃的猪肉、牛肉、羊肉等，大都是草食动物，人类吃肉食营养实际上是吃了"二手货"，人体内并没有那么充足的消化酵素去分解这些煮熟了的"二手货"，所以在消化过程中，肉食将会消耗掉大量的体内酵素，如此一来，负责保持体内平衡、净化内环境、提升免疫力的体内酵素会大为减少。

我们为了增加体力摄取营养而摄取过量的肉食，往往会适得其反。一方面招致肉食毒素的伤害，另一方面又浪费体内酵素库存，所以已经到了"向肉食说NO"的时候了！

（5）保持体力防过劳可节约酵素

过劳就是透支体力，过度透支体力可以把人累死，即过劳死。过劳死就是体内酵素消耗殆尽的最终结果。日本过劳死预防协会提出过劳死的十大警讯：①啤酒肚过早出现；②莫名地掉发、早秃；③尿急、尿频；④记忆力越来越差；⑤注意力分散不集中；⑥情绪经常失控；⑦睡眠质量下降，睡醒了也不解乏；⑧性功能下降，性冷淡；⑨经常头痛、耳鸣、目眩；⑩体检时没有器质性病变。以上警讯同时具备 3 ～ 5 项，即表示有过劳死的危险。

为了节约体内酵素，要注意经常保持均衡而充足的体力，注意防止过劳透支体力，千万莫将压力当成"动力"，这种"动力"驱使你透支体力而浪费体内酵素。

（6）保持平和心态，主动减压就是节约酵素

任何对组织细胞构成伤害的因素统称为压力，承受压力就要消耗体内酵素。当人体面对不可承受之重时，便启动"应激反应机制"，导致中枢神经紊乱，肾上腺素过度分泌，出现心跳加快、血压升高现象。人体对突如其来的压力可以应付自如，反倒是持续存在的压力叫人难以招架，机体持续性地长时间处在"应激反应"状态，压力荷尔蒙可以透过时间积累干扰内分泌系统的整体平衡。科学家同时找到了精神压力过大干扰肠道菌群平衡的证据。压力过大同时使血管内皮细胞受损，自由基储积产生更多的氧化脂质毒垢而污秽血液，从而导致循环受阻、血流不畅、乳酸增多，出现肌肉酸痛、失眠乏力等，并迫使代偿机能消耗大量代谢酵素去执行排毒和修复机体的任务。所以，为了节约酵素就要学会主动减压，经常保持平和的心态和愉快的情绪。

（7）优质睡眠能节约体内酵素

有报导指出，90% 的上班族几乎每周五天以上熬夜，导致睡眠不足。除了因为加班赶工作之外，大约有 40% 的人是因为上网、聚会、看碟、泡吧、蹦迪等夜生活，从而使夜猫子人群越来越多。

晚 10 时不上床休息就是熬夜，体内就会用潜在酵素的消耗来支撑夜间的全部生命活动。熬夜的伤害究竟有多深？简单列出几条便可知其严重性。

①消耗体内酵素，导致内分泌紊乱：女性出现月经不调，男性出现性功能障碍。

②熬夜引起神经衰弱：熬夜使人体生物钟错乱，容易引起失眠、健忘、多梦等症状，长期熬夜存在患抑郁症的隐患。

③熬夜使皮肤受损，影响美容：皮肤干燥、无光泽、无弹性，长暗疮、粉刺、黄褐斑等皮肤问题。

④熬夜使视力下降：长期熬夜可引发视网膜黄斑变性、白内障、干眼症等眼科疾病，导致视力下降，并出现熊猫眼。

⑤熬夜降低免疫力，导致亚健康或生病：熬夜使人体正常造血系统和酵素修复系统功能受到影响，严重伤肝，并干扰胃肠道消化功能，次日疲劳乏力，精神不振，免疫力降低，患慢性病的机率也增加了。

人在深度睡眠或暂时休息时会生成很多酵素，午休小睡一会即可抑制酵素消耗。

（8）远离电磁辐射，节约抗氧化酵素

电磁辐射无色无味，可以穿透包括人体在内的许多物质。生活和工作在高压线、变电站、电台、电视台、雷达站、电磁波发射塔附近的人员，经常使用电脑、电视、电子仪器、医疗设备、办公自动化设备的人员，生活在电气自动化环境中以及办公设备和家用电器中的人员，会受到电磁辐射污染，使体内产生过多自由基，身体必须启动比其他人更多的抗氧化酵素对抗自由基氧化伤害。

家用的微波炉，以每秒钟2万次的超短波放射线去剧烈振动食物分子。用微波炉加热的水浇灌花草几天就枯死了，证明它把活水变成了死水；它加热食品时，把包括酵素在内的一些活性营养物质破坏殆尽。

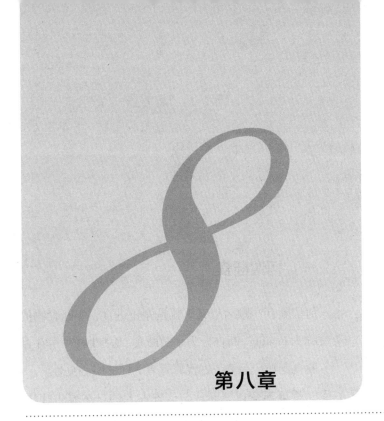

第八章

酵素断食疗法

一、何谓断食

何谓断食？顾名思义，就是停止进食，中断食物的摄取，也叫"禁食"，英文称为Fasting。断食分为宗教断食、医疗断食、养生断食和政治断食（绝食）。

断食起源于宗教，古代修炼者为了"明心见性"、"体悟真理"而实行"辟谷"，逐渐演变成"断食"这种古老的自然养生疗法，至今大约有七千年的历史。世界各大文明与各大宗教创始人，如摩西、耶稣、释迦牟尼、穆罕默德等，都是在较长时间的断食过程中大彻大悟，而成为圣人的。伟大的古希腊哲学家苏格拉底，西医学的奠基人希波克拉底也是通过规律性断食来养生，因为他们知道断食可以激发精神力量，使身体、心理、灵性三个方面得到提升。我国民间在夏末秋初有让儿童禁食两三顿的传统，以提高抗病能力。所以断食作为生态养生有效的自然疗法，古今中外一直被广泛应用。野生动物在生病时，会本能地断食疗伤以恢复健康。

古代智者把断食称为"灵魂的喜悦"。耶稣说："为了健康的关系，神助你挨饿，饿可以涤清肠胃，可以使人健康祛病。"释迦牟尼云："若五体之内有任何变患时，先应断食物矣。"古人长生不老方法中，有一种"洗髓"修炼法，便是从禁食一天、两天开始，而后三天、四天等，渐渐增加到28天禁食，达到"伐毛洗髓，脱胎换骨"的境界。

西医学也有一些断食方法，完全是为了治疗的需要，由医生全方位监视指导，是比较严格的，除了喝水什么都不吃，所以称为"清水断食"。此外，因为医疗需要的一些断食还包括体检抽血前不要吃饭，至少要断食8小时以上；做大手术前要断食，进行手术前还要做很彻底的灌肠；有一些急腹症，如胃穿孔、肠穿孔要断食很久，直到肠子蠕动才能吃东西；而急性胰脏炎、胆囊炎等，可能因为动物脂肪吃多了，也会被断食，而且要数天。但是医学上并不把断食作为一种疗法，教科书中也不应用。

养生断食不能只是喝清水。目前各地盛行的是蔬果养生断食法，在停止固体食物摄入的同时，在营养师的指导下，定时定量地摄入有机新鲜蔬果汁。因为蔬果汁很少有不溶性纤维素，所以不会形成粪便，同时不会有明显的饥饿感，而且蔬果汁作为上好的营养能使断食之人有"安全感"，然后配合一些户外运动、踏青活动，使人在轻松的环境中体质机能得到改善和祛病健身。

当一个人进入断食状态后，身体便陷入饥饿危机，这种状态就成为身体的巨大压力。这个压力的反作用力，可以使想要活着的身体涌现出改变体质的力量，这种力量在短时间内能使生理失衡状态发生变化，从而诱发出排出毒素和治愈各种宿疾、病症的惊人效果。

按西医学观点来看，断食是对不良生活方式的拨乱反正，对人体的祛病、塑身、排毒、美容、养生都有十分积极的作用，其效果显而易见，特别是对治疗慢性病和疑难杂症具有积极卓越的成效。

亚洲各国的慈善组织每年都会在各地举办"饥饿30"活动，目的在于为非洲或世界饥荒地区募款，希望以饥饿空腹的行动提醒我们这些丰衣足食的人们，还有许多饥民正在挨饿。但是就医学观点而言，此类活动不但是公益事业，更是一种刺激正常人生长激素分泌的养生保健模式。

二、断食疗法安全吗

提起断食，很多人会产生恐惧心理，人到底可以多长时间不吃食物？断食养生安全吗？首先让我们先回顾一下人类的进化过程，人类繁衍几百万年以来，应该说是一直在为了获得食物而斗争，甚至有时长期处于饥饿状态。想想国人真正能吃饱肚子也只有近几十年的时间，所以从人类进化过程可以看出，"断食激发生命活力"的遗传信息从生命诞生到今天的现代人，遗传因子在体内并没有多少改变，人类已经造就了许多在饥饿状态下维持生存的机能。一般说来，3～5分钟不呼吸就会死亡，5～7天不喝水也会死亡，而只有空气和水，单纯不摄入固体食物人可以存活60天左右。目前有记载的世界记录，61岁的南非福斯达夫人清水断食101天。当然，这个记录尚不包括宗教修炼界的"辟谷"，据说修炼有成者，"辟谷食气，绝粒如芝"，可以更长时间不进食，因为他们在修炼过程中，从空气中获取营养，具有自身合成、生化各种功能物质的能力。

断食后，全身的库存能量可使身体维持生命体征多长时间呢？请看表8-1。

表8-1　体内能量可供身体使用的时间

全身库存能量来源	可供身体使用时间
葡萄糖	1小时
每一餐饭菜	4～8小时
肝糖	12小时
氨基酸	48小时
蛋白质	维持基本生命活动24周 只作为能量来源3周
甘油三酯（脂肪）	6～8周

当一个人进入断食状态后，首先燃烧的是体内的葡萄糖，然后再把肝脏里的肝糖原拿出来转变成葡萄糖燃烧，接下来才燃烧脂肪，把身上的肥肉转变成甘油三酯，释放到血液中，送到全身细胞中燃烧。肥肉燃烧完轮到肌肉，肌肉里富含蛋白质，经过转换变成葡萄糖，也可以供应能量。体内的甘油三酯可供人体燃烧8周左右。断食期间体力与脑力劳动基本停止，处于休息状态，基础代谢速率降低，这段时间生理机能在调整，从生理学角度来看，应该是

安全的。

我们知道，俄罗斯卫生机关将断食疗法作为正式医疗项目。莫斯科精神病院设有禁食部的专科病房，开展对疑难杂症的治疗，包括如脊髓性全身麻痹、心脏病、糖尿病和癌症等疑难之症，通过采用不同形式的断食方法，都取得了令人惊奇的治疗效果。作为精神病院里精神病的主要治疗方法之一，断食疗法比吃药、打针、电疗更能收到立竿见影的效果。美国、英国、法国、澳洲都有以断食疗法治病的著名医院。日本有8000多家"断食寮"，其中以东京、大版、关东等地最负盛名。

据查近几年来欧美发表的有关断食疗法的论文，在数以千万计的断食受试者中，只有两人死亡。经严格医检确认其二人是自身疾病致死，如果此二人不参与断食疗法，在接下来的时间里也会自然死亡。

古今中外的各种断食实践都证明，断食疗法不但安全可靠，而且可以最大限度地唤醒人类本来所具有的疾病自愈力，提升免疫力，所以能够提高慢性病患者的存活率。《圣经》云："断食时不要愁眉苦脸，要清洁而愉快，这样你的目光将闪亮如晨曦，你的健康将更加速向前跃进。"

尽管断食是安全的，但总要遵守许多规矩，一旦做错了，还是会出现危机反应，比如血压突然下降、意识不清、低血糖、心悸、呕吐、极度虚弱等。为了保证断食的安全性，特别需要注意以下两个问题：

一是断食必须在有经验的营养师或医师的指导下进行，特别是清水断食，体内中断一切热量摄入，要防止电解质失衡，甚至出现组织器官受损。所以断食必须有专业人员适时进行指导与监测，绝不可自作主张盲目随意实行。首次断食者，更应该在专业人员帮助下，学好断食知识，通过亲身体验掌握断食养生方法，以取得好的效果。

二是断食疗法并不适合所有的人，下列人员不可以实行断食疗法：失控的糖尿病患者，重度心脏病、肝病、晚期癌症、肾衰竭、精神分裂症、中风瘫痪者，以及孕妇、哺乳幼儿，厌食症、慢性病、极度虚弱者等。

三、酵素断食如何排毒

人体非常奇妙，断食以后，一切固体食物供给中止，在 4 ~ 8 小时内会把体内原有的葡萄糖消耗掉，然后启动肝糖供能，再维持十几个小时后，没有了能量来源，就会给身体一种强烈刺激。在面临饥饿挑战的时候，人体自然进入紧急动员状态，开始启动自身的"危机处理系统"，开始从体内寻找过剩的能量物质，以提供维持生命活动所必需的能量，这种现象医学上叫做"自体溶解"。

自体溶解现象是一种生命本能，然而，自体溶解的过程并不是人体所能支配和控制的。在没有食物供应的情况下，细胞会自行随意觅食，并且会按照人体不同部位的功能逆向征召。首先寻找到的便是多余的内脏脂肪、皮下脂肪、不良胆固醇、异常生长的肿瘤组织、风湿症发炎的细胞以及没有任何功能的赘肉和无用组织，这些都被拿来作为燃料燃烧后转化成能量以维持生命活力。

酵素断食过程中，位于下丘脑掌管食欲和代谢的中枢就会开始工作，向身体各组织器官发出信号，告诉它们身体发生能量危机了，所以全身都要节省能源，于是身体新陈代谢速率会降低，并且集中酵素提供的能量和体内剩余能量供给心脏、肺脏、肝脏、肾脏等这些重要的生命器官，让那些不太重要的部位暂时休息。体内一切慢性炎症的发炎部位，为了保命，也会停止发炎反应，包括白血球在发炎部位辛苦地分泌抗体、补体、细胞激素、组织胺、前列腺素、血小板活化因子（PAF）、一氧化氮、溶酶体等一切活动，均要停止进行。

食物消化既要消耗消化酵素又要大量耗能，吃进去的食物所含的能量大约有 30%~70% 用于自身的消化作业。酵素断食几天后，逐渐使过度旺盛的消化酵素停止分泌或减少到极微小的量，胃肠道减负后有一个修养生息的机会。这是断食启动身体节约能源的自动调节机制，身体能量消耗也会随着断食时间的推进而递减。

酵素断食后在自体溶解过程中，会出现消化功能减弱的同时，排毒功能则会大大加强。此时抗氧化酵素系统将成为清除自由基毒素的主力军，体内多余的废物和系统中的自由基等各种毒素，包括失去功能的病变组织以及附在细胞膜上过量的极其顽固的蛋白质（这些蛋白质垃圾让细胞缺氧窒息而无法进行正常的氧合作用），都将被燃烧掉并随粪便排出体外。然而，脂溶性毒素深藏在器官和细胞里面，是极不容易排出的。随着断食进程推进，肝糖已经用完，身体不得不开始燃烧脂肪供应能量，细胞里深藏的促炎物质和毒素终于有机会"破茧而出"，从而达成细胞排毒的目的。

细胞排毒可能会出现"沉渣泛起"的现象。例如：汞、砷等重金属，多氯苯联，残余药毒等突然大量释放出来，进入血液并传遍全身，如此便会出现头痛、头晕、困乏、皮疹等症状，个别人也可能出现轻微组织损伤（如鹅口疮）。体内抗氧化酵素浓度低时，还会使部分慢性疾病症状有加重的假象。我们把上述现象称为"好转反应"、"调整反应"或"瞑眩反应"。患有不同慢性疾病的人会有不相同的反应，此时千万不必恐慌，因为它是"祛病"现象，短时间就会自然消退。

当消化酵素停止分泌后，代谢酵素的功效就会发挥得更大。通过激活间质细胞并促进新的细胞生成，哪里需要修补、重建，酵素就会促进机体在哪里修补并重建。酵素断食不同于清水断食之处，就在于其能够同步进行机体修复与重建。如此一来，可以使酵素潜能有效地改造任何与代谢酵素有关的部位，包括细胞、组织和器官。与此同时，酵素潜能知道如何利用外源性酵素补充剂中的氨基酸、维生素、矿物质、植物生化素等营养元素，去建造身体里的血液、神经、腺体等器官和组织，从而改变病理代谢过程，启动自愈功能，使一些退行性病变、慢性疾病得以调整和改善，甚至不药而愈。

笔者曾在推行酵素断食的实际操作中，有幸目睹了许多令人称奇的现象：

● 由于动脉硬化，下肢血液循环受阻而苦于严寒的人，多年手脚冰凉，使用酵素断食后双手双脚变暖了。

● 肠部黏连准备做手术的人，通过断食疗法使黏连部分自然剥落了。

● 重度脂肪肝变成轻度脂肪肝，中轻度脂肪肝完全消失了。

● 右肩麻痹、疼痛难忍、无法驾车的 51 岁男性，经过 21 天酵素断食，双臂灵活自如，能驾车，还能打篮球。

● 背部长脂肪瘤（1.5 公分）多年，三天酵素断食后就不翼而飞。很多人体表的皮癣、黑痣，断食后不知不觉地干枯消失。

● 慢性胃炎、胃胀、腹泻、胃痛、便秘、口臭等胃肠道疾病，酵素断食后都有明显好转，很多人从此告别了常年"胃不舒服"的现象。

酵素断食排毒使许多迁延不愈的慢性病、退行性疾病、糖尿病、冠心病、肥胖症等得到改善，甚至不治而愈，使一些病情恶化而身体虚弱的人变得强壮起来，从而激发出蓬勃的生命活力。

这是一个最为重要并且极其巧妙的酵素断食排毒与启动自愈功能机制，它可以有效地把潜藏体内、细胞内多年的毒素溶解出来，进行燃烧变成能量后加以利用，然后又排出体外，同时依靠酵素进行机体修复与重建。正如同电脑程序混乱时，进行"格式化重灌"一样，使身体真正实现一次完整的新陈代谢历程。这个排毒与身体重建机制十分经典、特别有效，最为经济实用。

四、断食时的生理变化

断食排毒期间，除了由大脑指挥调控的能量变化外，血压、血糖、心律、各种荷尔蒙的频率等，都会受到重新调整，生理反应会有戏剧性的变化。

1. 生命迹象改变

生命迹象减慢、血压下降、心律变缓、体重下降。

2. 心电图改变

窦性心律减慢、ORS 波群下降、T 波下降、OT 间距拉长。

3. 血液检查

·血清蛋白、胰淀粉酶与脂肪酶降低，饮用酵素后会发生变化。

·如果有肝病，肝功能指数增高很多；如果无肝病，肝功能指数往往也会增高。

·断食期间甘油三酯、胆固醇、尿酸都会升高；断食结束后都会下降，与原指标接近或达到正常值。

·尿素氮有人升高，有人降低；肌酐可能升高，也可能持平。

·断食期间，大部分人血糖会有波动。有的人血糖升高，有人甚至会降至 30ml/dl 以下；断食完毕后，血糖会恢复正常值；原高血糖都会下降，原低血糖都会上升。

断食人体出现应急情况后，身体要想办法把血糖升高一些，目的是将能量优先供给脑袋、心脏及四肢，所以出现血糖波动，而肠道的能量供应降到最低点。这个调控非常复杂，涉及多个部门的多种激素，如胰岛素、胰高血糖素、甲状腺素、肾上腺素等。

·血常规检查通常显示红白血球的数目没有明显变化。若血红素增高，红血球数也增高，红血球沉积率通常会下降。

4. 尿液检查

尿中红血球、白血球、胆红素、尿蛋白、酮体、圆形柱状物都会增加，如果有肝脏疾病，尿胆红素也会增加。如果尿液比重增加，通常是因为喝水太少。

5. 荷尔蒙变化

胰岛素、甲状腺素下降。生长激素、肾上腺皮质醇、升糖激素、肾上腺素、血清褪黑色素、前列腺素增加。在肥胖的人身上，生长激素不增反减。

断食过程中上述生理指标的变化，并不是告诉你可能与什么疾病有关，而应该从另一个角度来解读其中隐含的健康信息，通过解析这些信息来获得当前身体的生理状态。比如血常规检测，我们能够获释的有益信息是当前免疫系统状态和营养成分的供给能力，其中包括酵素营养对生理状态的影响。尿常规中可获释身体排毒状况以及人体内环境改善状况。断食排毒过程中，各项生理指标是动态变化的，所以在解读检测结果时，绝不可以按照思维定势随意给人扣上疾病的帽子。

五、酵素断食疗法

虽然断食有其深远的意义和好处，但选择合适的断食方法依然十分重要。"皇帝生病也要挨饿"，饥饿危机会使人感到不舒服甚至害怕。前面提到的"清水断食"常常不被大众所接受，就是因为断食期间中断一切热量供给，一旦出现铜、钾、镁等微量元素不足，会导致电解质紊乱甚至可能出现组织器官受损，给身体造成一定伤害。所以特别强调清水断食一定要在专业人员监测指导下进行。

酵素断食疗法是指在断食期间中止固体食物摄入而服用酵素食品。酵素食品是由数十种蔬菜、水果、中草药等原料，经过菌种长时间发酵而成的植物精华发酵液。它含有小分子有机酸、核苷酸、维生素、矿物质、膳食纤维、菌的二次代谢物和生物活性酵素的主体，可提供人体维持生命活动的基本营养物质，在没有任何固体食物干扰的状态下，使酵素和营养素高效吸收进入人体，修复受损细胞，促进细胞再生，排除毒素，从而使各组织器官生理机能得到改善，在不影响正常生活与工作的情况下，以自然的方式提高自愈功能，祛除疾病，增强体质。

任何有效的治疗都应该是整体疗法。酵素断食疗法是一套成熟的整体自然疗法，包括以酵素为主导的断食排毒、营养自助、疏通经络和有氧运动等。酵素断食，使我们身体里制造出一个燃烧的垃圾场，将体内溶解出来的垃圾毒素自我燃烧变成能量，完成全身排毒过程，从而彻底改变"自身中毒"体质，从而使体细胞不仅能获得充分休息，还能获得丰富的营养和能量。严格来说，酵素代餐断食法应该叫做"酵素半断食法"，因为它还有热量和营养摄取，酵素进入体内可以不经过消化过程直接被吸收，不会形成粪便，不会产生任何断食副作用，最大的好处就是"安全"，所以容易被大众所接受，并且便于推广。

笔者近年来应用微生物酵素、综合植物酵素以及抗氧化酵素等，推行酵素断食疗法，现将实际操作程序推荐如下。

1. 酵素断食前的准备

（1）在决定进行酵素断食前，最好先学习一些酵素和断食的有关知识，消除顾虑，放下重大或复杂问题的思考，并征得家人理解，抱着坚定的信念，全身心接受来自专业指导老师关于酵素断食的信息，这样有利于收到更好的效果。

（2）酵素断食前应进行一次全面的身体检查，对自己的生命体征和主要生化指标（如体重、血压、心律、血糖等）有一个比较准确的了解，并且以此建立健康档案。

（3）在预备期，饮食要清淡、少盐、少糖，让自己的胃肠道开始减负，以便慢慢适应能量减少的感觉，平稳进入断食适应期。

（4）参加集体断食（学习班、度假营等），要尽量选择空气清新、幽雅的环境。若是自己在家断食，也要避开嘈杂喧闹的环境，特别要避开马路上的汽车尾气。

2. 24 小时酵素代餐断食法

（1）星期一至星期四每日早、晚空腹将 30~50ml 酵素原液加水稀释后服用，一日三餐按正常饮食习惯就餐。有人会增加排大便次数，甚至有增强食欲的感觉，但要严格控制原有进食量，千万不要放量加餐。

（2）周五按照"酵素断食前的准备"一节要求做好各项准备，早、晚酵素用量同前。要尽量排出当天大便，严重便秘者周五晚加服益生元 30ml（低聚果糖有市售产品）。

（3）断食时间安排在周六一整天。起床后每隔三小时将 50ml 酵素原液加水稀释后饮用，全天饮用 3 ~ 5 次，中止一切固体食物摄入。此间可能出现频繁排大便的情况，故全天要保证饮用 2000ml 以上的好水，以促进便意排毒。

（4）安排好早、中、晚的有氧运动或者散步，全天 3 ~ 4 次，每次不低于 30 分钟，以促进新陈代谢，顺畅排毒。

（5）如有不可忍受之饥饿感，可加量饮用酵素原液并多喝好水。

（6）星期日为复食日，可以食用两餐流质食物，要以清淡为主，不要吃肉食、喝牛奶，每餐食量以八分饱为宜。同时恢复早、中、晚空腹饮用 50ml 酵素原液兑水的正常生活。

（7）24 小时酵素代餐断食法，健康人群每月实施 2~3 次，亚健康人群每周一次，慢性病人可以根据病情增加或者减少次数。此法可以在家里自行操作，安全有效。

解析：

24 小时酵素代餐断食法，实际上头一天晚上胃肠道已经开始减负，使当晚能保证半空腹状态进入良好睡眠。对于因工作常吃夜宵或以晚餐为主的白领人士，是改变饮食习惯的一个重要转变。之前的晚餐饱食状态，食物滞留在胃肠道里，加重其消化负担，破坏自主神经平衡，所以入寝后易出虚汗、多梦、胃胀、食管反流等，难以进入深度睡眠状态，次日早晨醒来也不清醒，是导致白天疲劳乏力的重要原因。通过 24 小时断食，可以明显改善睡眠，同时，由于微生物酵素及益生元的作用，可以促进肠道胃动素分泌，保证排泄与排毒顺畅，使次日清晨头脑清晰，保持数日内充满活力。

研究发现，24 小时酵素代餐断食，生长激素会明显上升。生长激素的上升幅度可以维持 48 ~ 72 小时，不过生长激素最高的时段还是在空腹 24 ~ 36 小时的时间段；空腹 48 ~ 72 小时虽然生长激素仍然呈现增加的趋势，但增加幅度却远远落后于前者。所以，就抗原发性细胞老化的观点来说，我们似乎从这里找到了解释断食疗法的医学根据。

3. 三天酵素代餐断食法

（1）三天酵素代餐断食法，最好在酵素养生班或者健康度假营进行。第一次参加者必须在专业营养师、医师团队的指导与帮助下，根据自己的身体状况，制订出调理疾病、改善体质或减肥瘦身的健康管理规划，同时在断食前做好血常规等项目的体检，建立好健康档案。

（2）酵素断食的前一天，按照"酵素断食前的准备"一节要求做好各项准备，晚餐要减少进食，绝不可吃丰盛大餐做所谓"挨饿"的准备。将 50ml 酵素原液加水稀释后服用。要尽量排出当天大便，严重便秘者加服益生元30ml（低聚果糖有市售商品）。

（3）断食的第一天开始停止一切固体食物的摄入，将 50ml 酵素原液加水稀释后，从早晨 7 时开始当早餐饮用，之后每隔 3 小时，即 9、12、15、18、21 点每次同样饮用 50ml 酵素原液。全天保证 2000ml 好水频饮，以促进便意，加快排毒。不可以喝茶或饮料。

（4）在老师的指导下，每隔 3 ~ 4 小时做一次适量的有氧运动，每次20~30 分钟，有条件最好在户外。运动项目可以多样化，比如各类舞蹈、经络操、伸筋操、拍打操、太极拳、易筋经、五禽戏或某些瑜珈动作等，使运动者微微身热为最好，老年人或体弱者需酌情减量运动。

（5）中午 12 时吃过酵素代餐后，进入午睡时间。午睡前，中老年人和动脉硬化、血脂高的人喝一杯白开水，爱美女性给面部做一次按摩——干洗脸；然后利用午睡前时间聆听轻音乐，使自己沉浸于音乐所营造的宁静、柔美的意境中入睡。

（6）晚上户外活动之后，要根据不同情况做一些物理疗法：按摩、泡脚等。需要减肥或严重便秘者可实施咖啡灌肠。

（7）酵素断食后的第一天晚和第二天，体内已经排出许多毒素和宿便，极少数人可能有"饿"的感觉，或称为"空腹感"。糖尿病患者多出现此状况，如果觉得难以忍受，可随时加服 50 ~ 60ml 酵素原液或粉状微生物酵素 3 ~ 5g，并多喝水。

（8）第二天、第三天的酵素代餐量及饮用方法，按照第一天即3、4、5、6、7条的要求继续进行。

（9）在三天的酵素断食过程中，要注意观察每天的体征变化（血压、心跳、体重等）以及排毒情况。有病"便"知道，当肠道憩室囊袋中的硬宿便排出后，由专业医生做出便样分析，并决定是否加量服酵素或者单品酵素（如顺畅酵素、SOD酵素等）。对糖尿病患者要随时注意观察血糖变化，一旦出现低血糖要及时采取缓解措施。

（10）第三天下午开始减少运动量，晚餐可以吃少量流食并准备次日复食，复食程序及注意事项见本章"复食指导"一节。同时由专业人员协助安排复食后的日常酵素养生操作方法以及健康管理规划的日常实施细则。

（11）三天酵素代餐断食法适用于亚健康人群、中老年人、企业高管与白领人群、慢性病患者等。该法可每月进行一次，复食后进入日常酵素养生状态。

现将笔者实施的酵素养生疗法"三天代餐断食流程"附下表，供参考。

表8-2 酵素代餐断食流程表

时间	项目	说明
前一天晚8:00	减少进食，服酵素原液30ml、益生元30ml	指首次参与代餐断食者
上午6:00~7:00	户外活动，做早操、散步等	
上午7:00	饮用酵素原液50ml	按1:4加水稀释后饮用
上午7:10~9:00	学习营养与健康知识	专家讲座
上午9:00	饮用酵素原液50ml	按1:4加水稀释后饮用
上午9:10~10:00	健身操	拍打操、拉筋操、经络操等
上午10:00~12:00	学习酵素代餐断食排毒知识	专家讲座 中间休息15分钟
上午12:00	饮用酵素原液50ml	按1:4加水稀释后饮用
中午12:10~2:30	午睡或做冥想疗法	轻音乐环境
下午2:30~3:00	睡醒后饮水300ml，户外运动：散步	

续表

时间	项目	说明
下午 3：00	饮用酵素原液 50ml	按 1：4 加水稀释后饮用
下午 3：10~5：00	学习酵素代餐断食排毒知识	可看视频
下午 5：00~6：00	咨询并分享自身体会	
下午 6：00	饮用酵素原液 50ml	按 1：4 加水稀释后饮用
下午 6：10~8：00	户外活动后，做物理疗法，艾叶泡脚等	排毒不畅者可在泡脚后咖啡灌肠
晚上 8：30	饮用酵素原液 50ml	按 1：4 加水稀释后饮用
晚上 9：00	就寝	

备注：1. 第三天下午6：10~8：00可以分享交流体验并组织文娱活动。

2. 每天保证喝2000ml好水，可以频饮，不做时间要求。

3. 极少数人如有饥饿感不可忍受，可随时加服50～60ml酵素原液或粉状微生物酵素3～5g，并多喝水。

4. 第一、第二天晚上或早晨注意留取"便样"，以便由医生做便样分析。

解析：

（1）三天酵素代餐断食是首次进行该疗法的必修课，通过3天的亲身体验与学习，能够掌握酵素代餐断食的基本知识，为下一步延长断食时间设计流程更有信心，在此基础上，才能够独自在家实施24小时及其他酵素代餐断食方法。

（2）三天酵素代餐断食后，胃肠道的内容物包括宿便毒素等基本被排空，当没有食物来源时便停止胃液分泌，接下来库存的肝糖也会用完，身体进入"自体溶解"的过程，也称为启动第二套能量系统：燃烧多余的脂肪、毒素、垃圾以及不重要部位的备用蛋白质等。此时正是出现"好转反应"的"营养修正期"转向"代谢排毒期"的关键时期，虽然自我感觉精力充沛、体力转强特别是睡眠都会有改善，但是深藏在脂肪细胞里的促炎物质、毒垢以及血液和血管壁上的毒垢大部分尚未排除，病理代谢的好转过程刚刚开始。所以，在接下来的时间，最好设计7天以上的连续断食流程，以便彻底排净毒垢，改善体质，祛病健身。

4. 七天以上的酵素代餐断食法

（1）七天以上的酵素代餐断食法，主要针对三高（高血脂、高血压、高血糖）、肥胖症和迁延不愈的慢性病患者。笔者推荐有 7 天、14 天、21 天三种。确定时间长短并非易事，它除了要根据个人的身体与疾病状况考量之外，更重要的是时间是"目标管理的核心"，是意志力和行动力的思想基础，是取得酵素代餐断食成功的保障。一定要杜绝断食期间因思想动摇或外界干扰而半途而废的情况发生。

（2）七天以上的酵素代餐断食法可以在三天断食法的基础上，回家延续进行。断食过程中，可以从事简单的日常工作，白领人士可以坚持上班，但不可从事较重的体力劳动。代餐日流程设计，可以参照表 8-2 三天断食法流程进行适当调整。全天运动强度要减小，运动量要减少，如果出现强烈的空腹感可以每天喝 1 ~ 2 杯"生机饮食"（参考第六章生机饮食的专门介绍）或吃少量水果餐。

（3）参与养生班或度假营的酵素代餐断食者，由医生或营养保健师专业团队专门设计操作流程，更便于慢性病患者选择 7 天以上或更长时间的断食疗法。在专业人士跟踪服务与指导下，此法对慢性病和疑难杂症调理有非常好的效果，常常出现令人震惊的奇迹。

（4）七天以上的酵素代餐断食法，最好由专业人士协助确定时间长短，确定之后就要下决心坚持到底。笔者建议一般慢性病患者每年做 1 ~ 3 次。

5. 酵素养生断食法

酵素养生断食的一个重要目标是控制总热量摄入并补充均衡营养，在能够保证基础代谢的同时，也保证日常工作、运动所需要的热量，使其成为一种良好的生活饮食习惯。

一个人一天的平均基础代谢量，男性约为 1500 大卡，女性约为 1200 大卡。现代人一日三餐摄入的卡路里，要远远大于上述标准，再加上偏食等不良饮食结构的影响，许多肚满肠肥的人实际上是一个营养不良症患者，以至于中青年时就早早加入了代谢紊乱综合征的行列。

酵素养生断食的基本做法，就是实行饮食"一日两餐制"，减少一次正餐，这一餐饮用酵素原液或其他酵素食品，具体操作可以根据自身条件，选择不被身体拒绝并能自然接受的那一种。

（1）酵素代晚餐

用60ml酵素原液按1∶4加水稀释后代替晚餐饮用。如果仍有空腹感，可适当加量或加服3～5g粉剂微生物酵素并适量饮水。

酵素代晚餐普遍适用于中老年人养生保健，已经成为老年人的最优选项。因为"一日之忌，暮必少食"，老年人本身进食量就较少，身体新陈代谢率会随着年龄增长而逐年降低，活动量有限，"胃饱食，夜不宁"。一般来说，60ml酵素原液已经能够满足一整夜基础代谢的能量及营养需求，同时有利于提高睡眠质量。

因为工作关系很晚才能吃晚饭的中青年人，断掉晚餐比较困难，可以实行每周1～2次酵素代晚餐的办法，这对于减轻胃肠道负担、改善失眠、多梦以及由此引起的神经衰弱也有很大效果。

平时的晚餐，也要谨记"五不过"：晚餐不过饱，过饱反复刺激胰岛素大量分泌进而衰竭，诱发糖尿病，睡眠时肠蠕动减慢导致肠内容物容易腐败，诱发大肠癌；晚餐不过甜，过甜不运动使人发胖；晚餐不过荤，过荤胆固醇升高诱发高血脂、高血压和冠心病；晚餐不过晚，过晚使草酸钙沉积得结石；晚餐不过咸，过咸多喝水，常起夜并影响肾脏、心脏功能。

（2）酵素代午餐

用80ml的酵素原液，按1∶4加水稀释后代替午餐饮用。如果仍有空腹感，可适当加量，或加服3～5g粉状微生物酵素并适量频饮水。

酵素代午餐适用于以下三种人：

第一种是离不开工作岗位的值班人员或工作狂人。虽然他们常年不能正常吃午餐已经习惯，但是仍然会有空腹感甚至出现营养缺失的可能，所以会很自然接受酵素代午餐的方法。

第二种是吃过午餐下午犯困无法工作的人。中餐饱食后，胃肠道血容量急速增加至身体总血容量的30%以上，导致心、脑、肺、肾、肝等主要脏器供血不足，出现脑、心缺血缺氧现象，表现为昏昏沉沉、思维迟钝、记忆力不佳多忘事、失去分析判断能力、困倦不能自制，甚至在岗位上深睡不醒。这类人群大多为"三高症"患者，选择酵素代午餐、不再饱食，可以保持下午较好的精神状态，有利于改善上述亚健康症状。

（3）酵素代早餐

起床后，选择空腹喝下300ml好水，20分钟以后，用60ml酵素原液按1：4加水稀释后代早餐饮用。也可以单独服5g粉状微生物酵素，再喝200ml好水。如果上午有空腹感，可频饮姜红茶。

酵素代早餐可以成为上班族的一种选择。

起床后在没有进行一定量的活动之前，一般人均没有食欲，特别是前一天晚餐较晚、较咸、较饱的人更不急于吃东西，又不参加晨练，胃肠处于半睡半醒的状态，身体只有干渴信号，并没有食欲信号，因而出现本能拒食状况。

酵素原液是含多种营养素的生物催化剂，水是身体里的溶解剂，二者进入体内在空腹状态下能调节所有的功能，包括调节溶解于水中的酵素、营养素以及所有溶质的活动。此外，它还可以促进胃肠道苏醒，同时稀释血液，改善血液循环状况，促进新陈代谢、防止血液凝固。

根据中医"子午流注"的解释，辰时（7时～9时）胃经当令，天地阳象生发，人体需要补充一些阴，食物就属于阴，所以特别强调"一定要吃早餐"，因此，空腹断早餐是不利于健康的。但是酵素代早餐完全不同，酵素所提供的营养基本可以满足巳时（9时～11时）脾脏运化之需了。另一方面，子午流注是反映农耕时代的人在太阳出来（卯时）后先下地干活一个时辰，有了较大的活动量之后，吃好早餐是理所当然的。

鉴于上述原因，坚持晨练的中老年人和早晨干活的人，身体有了一定的活动量也必须要吃早餐。西医认为长期早晨不进食，胆汁得不到释放，胆囊鼓胀，胆汁浓缩易得胆结石。所以此法不建议上述人员选用。

酵素养生断食法，是一种倡导控制过食、保持体内高酵素浓度的饮食方式。人的体质差异很大，如果有人觉得酵素代早餐使大脑工作受影响，就恢复吃早餐；如果有人觉得酵素代晚餐难以忍受，就限量恢复晚餐。要选择最适合自己体质的酵素代餐方式来养生。饮食方式的改变是一件很困难的事，身体会自然拒绝不适合自己的方法，这都是由身体的生理本能所决定的。

6. 复食指导

在断食期间身体会减少所有的代谢活动，消化器官处于休息状态，当然也会减少消化酵素的分泌。断食结束后，能量节约模式的代谢程序不会马上解除，也就是说，尽管身体已经可以获得食物供给，但下降的消化功能还未恢复正常。所以在此期间，如何保持净化后的身体状态，让身体逐渐恢复正常状态，对巩固断食成果极为重要。

所谓"断食容易，复食难"。复食期是身体重建阶段，消化系统已经开始活动，器官、组织和细胞，都急需质量好的全营养供给，而此时又会突然食欲大增，甚至比断食期间有更强烈的饥饿感。许多人反映，这段时间比断食期更难熬，因为如果自制力不强，放任过量饮食或粗纤维和油腻食物吃得过早，就会导致腹胀、腹痛、食积，伤及肠胃，使断食成果被错误饮食抵消而功亏一篑，这是导致断食失败的最为重要的原因。因此，复食一定要循序渐进，严格遵守复食期间的饮食原则和要求。

（1）复食周期设定：一般来说，断食周期越长，全面恢复正常饮食的复食周期应该越长。必须先食用易消化的软食物，慢慢看消化系统的恢复情况，第一顿必须吃流软食，接下来的一周内逐步恢复全面饮食。

3 天断食者，用 1 ~ 2 天吃复食餐加酵素 50ml × 3/ 日，第三天恢复八分饱正常饮食，酵素保持养生摄入量。

7 天断食者，用 3 ~ 4 天吃复食餐加酵素 50ml × 3/ 日，第五天恢复八分饱的正常饮食，然后酵素保持养生摄入量。

14 天以上断食者，用 5 ~ 7 天吃复食餐加酵素 50ml×3/ 日，然后从第六天吃八分饱逐渐恢复正常饮食，酵素保持养生摄入量。

（2）复食餐必须是全营养供给的流食或半流食，除了保证每日 100ml 以上的酵素营养外，还要补充 15 ~ 20ml 不饱和脂肪酸（亚麻籽油或橄榄油），以及蛋白质、B 族维生素、钙、铁、锌、硒、镁等元素。

（3）不论断食周期长短，复食第一、二天必须是全流食，建议食用自制的"生机饮食"，即在生机饮食加工中，加入少量坚果，例如苹果、胡萝卜加核桃仁或花生等。果蔬部分可三餐变换，如山药、甘蓝、马铃薯、芒果等。注意从低纤维流食，渐渐增加一点膳食纤维果蔬，保持每天 30 ~ 40 克膳食纤维。

（4）复食餐要少油、少盐、少糖，不吃调味品，不吃有添加剂食品，不吃精加工食品、包装食品、油炸食品和腌制食品。

（5）避免喝浓茶、咖啡、可乐、碳酸饮料、酒类及冰品，避免进食槟榔、零食等。严格禁烟。

（6）减少或者不吃肉类、鱼（含海鲜），不喝牛奶（包括乳制品），应以生鲜蔬菜（最好是有机的）为主要副食。

（7）保持每天 2000ml 以上的饮用水，可选择温热的白开水、矿泉水、水素水、离子水等，但注意睡前不要喝太多水，以免影响睡眠质量，保持白天频饮，便于利尿排毒。

（8）复食期间，需要瘦身减肥者、体能恢复者以及老年人晚餐可以用 50ml 酵素代餐。

7. 酵素断食疗法的作用

（1）快速清肠净血、排除体内毒素，激发自愈力

对于超出自身生理排毒能力以及平时无法排除的体内各种毒素，酵素断食是一个最科学、有效、实用、安全的排毒方法。它不仅能清肠净血，而且

能清除体细胞内的毒素，从而清洁整个身体，平衡体内环境，提高脏腑工作效率，激发出人体与生俱来的自愈能力。

（2）对多种疾病有显著的防治效果

断食能给所有的脏器生养休息的机会，增强自我修复能力，改善血液循环，提升血液品质，溶解微血栓，预防心脑血管疾病。断食可以消除乳酸等致痛物质而镇痛，使酸、痛、痒、肿等各种亚健康症状得到改善。断食同时可以断绝体内致病菌的存在条件，消除各种炎症及感染，对于感冒发烧、头痛、偏头痛、失眠、便秘、神经紧张、过敏、高血压、高血脂、脂肪肝、糖尿病、红斑狼疮、牛皮癣等疾病均有明显防治效果。

（3）健康瘦身科学减肥

断食能快速启动人体第二套能量供给系统，全面燃烧内脏及皮下脂肪和赘肉；同时改变酸性体质为弱碱性体质，使人容易节制热量摄入。断食减肥过程能保持旺盛精力，不伤肝肾，保持体内高酵素状态，永不反弹，确保理想体重。

（4）保持体内高酵素状态

断食可以减少消化酵素、代谢酵素的消耗，节约酵素，增加体内潜在酵素的存量，断食结束后，身体呈高浓度酵素状态。

（5）开发智力

断食能有效地改善睡眠质量，同时提高大脑思维的灵敏度和判断力，使心胸不再狭隘，心智更清晰，思路更开阔，并能增强记忆力。

（6）提高免疫力，增强抗病能力

断食排毒给身体一个休养和重聚力量的机会，能显著提高对受损细胞、组织和血管的修复能力；同时断食可以使吞噬细胞增殖活力提高 10 倍以上，能有效地及时消灭入侵的细菌和病毒，迅速提高免疫力，增强抗病能力。

（7）美容健肤，延缓衰老

断食使新陈代谢与荷尔蒙分泌得到均衡调整，淤毒排出，从而使肌肤变得更清洁、红润、美白、靓丽,增加其光洁度和弹性,精气神全面提升,人会呈现年轻态。此外,断食对面瘫、粉刺、皮肤病等能够大为改善,还能使眼睛变得清晰、明亮。

(8)有助于戒掉烟酒,降低吃肉欲望

经过7天酵素断食疗法后,有的人彻底戒烟,饮酒欲望降低了,也有的人甚至见到街上的熟肉就心生反感,从而降低了吃肉的欲望。

六、酵素代餐断食的问题解析

1. 关于酵素代餐均衡营养问题

酵素代餐能否保证营养全面均衡?是否会出现浑身无力?不会!因为酵素是植物精华发酵液,含有大量的生物活性酵素群,如蛋白酵素、淀粉酵素、脂肪酵素、SOD酵素、凝乳酵素、凝血酵素、乳糖酵素等,同时含有辅酵素即多种维生素和矿物微量元素,以及氨基酸、植物生化素、有机酸、核苷酸、果寡糖、可溶性纤维素等,比一般三餐饮食的营养要丰富而均衡,但缺少脂肪和钠(有的酵素产品也会含有微量的脂肪和钠)。甘油三酯正是我们瘦身要排出的物质,钠更是要严格控制的元素,所以只需对7天以上的酵素代餐断食者,采取适当的补充。

建议:酵素代餐断食三天以后,从第四天开始,每三天补充一次淡盐水;同时在酵素原液中加入冷榨亚麻籽油(可用橄榄油替代)15毫升,每日2次,以补充多不饱和脂肪酸。

2. 关于饥饿与空腹感

首次酵素代餐断食的前两天里,胃肠的内容物虽然已基本被排空,但仍然有胃液分泌,所以少数人会出现饥饿和空腹感。这种饥饿与空腹感并不是因为肚子真正饿了,而是大脑的空腹中枢对于血糖下降的一种反应。更重要的是，这是由习惯性心理作用因素，即食物联想和环境记忆导致的。

研究认为，从食物咽下去到我们感觉吃饱了需要30分钟时间，这是饱腹信号迟滞的结果。平时人们的习惯不是吃热量而是吃体积，"到点吃饭"和一桌大餐的食物联想，是满足食欲和胃肠体积需求的环境记忆，当我们失去对食欲和体积的满足时，才会在潜意识里出现饥饿和空腹感。所以只要坚定断食祛病健身的意志，饥饿和空腹感都是"一过性"的，都会自然消失，因为酵素代餐断食并没有使你体内营养缺失。

3. 长时间断食身体靠什么获得能量？

需要瘦身的人在7天断食中，自知体内多余脂肪燃烧会支撑全身能量供给，比较放心；超过7天延续到14天或者更长时间断食，特别是无需瘦身的人会心存疑虑：长时间断食，身体靠什么获得能量？单单喝酵素能维持正常生命活动吗？

断食使体内无法获得来自外界的能量，于是身体只好借助于酵素的力量制造酮体这种物质，其主要是在肝脏内产生。饥饿状态下，大部分细胞内所有的线粒体就会利用酮体生产能量，也就是说，即使我们因为停止进食而能量不足，由于身体会快速制造酮体生产能量，更何况我们摄入的综合植物酵素或微生物酵素本身含有丰富的果糖、葡萄糖等多种营养元素，是足以保证大脑及全身能量供应的，能够让我们在断食养生过程中维持正常的生命活动，保证可以坚持正常工作。

酵素代餐断食过程中，基础代谢减缓，随着时间延长体重会逐渐递减。但是体重减少40%时，会有生命危险。日本国立营养研究所的报告称，减去40%的体重，大约需要40天左右，但还不至于死亡，只是有危险，所以选择断食时间长短要十分慎重。

4. 关于通过酵素代餐断食戒烟戒酒问题

酵素断食中有五戒：戒烟、戒酒、戒刺激性饮料、禁性生活、禁热水浴和蒸桑拿。通过酵素代餐断食彻底把烟戒掉，不再酗酒、醉酒的案例十分普遍。

据资料介绍，每天饮酒 80~150ml，连续一年可造成肝损伤；每天饮白酒 160ml 以上，十年就可造成肝硬化。

酒精是通过人体肝脏内特定的酵素进行分解的。酒精进入肝脏后，由肝脏的乙醇脱氢酵素（ADH）和乙醛脱氢酵素（ALDH）进行两个阶段的处理，使其变成无害的醋酸，排出体外。

饮酒者就是在这个阶段，体内的乙醛没有被全部分解导致醉酒。每个人体内分解酒精的能力不同，也就是体内所有的 ADH/ALDH 存量决定你是否有酒量。一般情况下成人每公斤体重每天可以分解 0.8ml 纯酒精，也就是说肝脏分解酒精的能力约每小时分解 7g 左右。

体内含乙醛水解酵素（ALDH）较少的人，酒量较浅，稍许饮酒就会面红耳赤、心跳加快、头痛。肝功能不好或肝炎患者，对酒精代谢能力较弱，饮酒会使肝脏机能受损，增加患肝硬化的机会。

应该限量饮酒，杜绝醉酒。防醉解酒的极好方法是：在饮酒前和饮酒后分别服用综合植物酵素，以补充肝脏内的 ADH 和 ALDH，加大加快对酒精的分解。酵素对酒量大的人来说，不容易醉酒，对酒量小的人而言，是护肝保肝的有效措施。一旦醉酒，应即刻加量服用综合植物酵素，迅速把侵入血液的酒精分解，排出体外，达到解酒之目的。

断食可以帮助腺体恢复正常和平衡内分泌功能，并且促进酸性体质转变为弱碱性体质，从而使自我控制力明显增强，因此有助于戒除烟瘾、降低酒瘾，有利于身体健康。

七、好转反应

1. 何谓好转反应

当服用酵素一段时间后，依每个人的体质差异，会表现出一些反应症状，这些症状类似疾病症状，我们称它是好转反应，又称调整反应或瞑眩反应。

好转反应是体质改善"向好"所呈现出来的一种异常现象，而不是副作用。当人体长年处于亚健康状态或者病态时，身体已经适应这种状态而没有什么异常感觉。一旦这种状态发生改变，身体就会产生短暂的不适应和轻微拒绝与抵抗现象，从而表现出不舒服或某些症状。

酵素引起好转反应，是酵素对细胞、组织、器官或血液的有病部位发生作用，企图进行解毒排毒，把病理代谢过程改变为正常生理代谢的一种能力。其实这是身体转好的信号，是身体开始康复的起跑点。大多数保健食品在食用一段时间后，当能量累积达到相当程度时，都必然会产生好转反应。酵素食品所产生的好转反应与众多保健食品相比较，其程度、发生率和周期都较轻较低，除非是特殊敏感体质的人可能会出现瞑眩现象。酵素的好转反应率大约在 20% 左右，所以不必担心，更不要因为好转反应而中途放弃。

2. 好转反应的主要表现

● 呕吐现象：心理排斥作用，口感不能适应，造成反胃现象。

● 皮肤发痒或出疹：排毒现象，通常发生于肝脏不好或皮肤容易过敏的人。

● 体感酸痛：身体向正常代谢的健康方向转化时，有病的部位就会反应，尿酸过高或痛风患者易出现身体酸痛。

● 胃有些许刺痛：酵素对胃溃疡细胞进行分解产生的刺激反应。

● 舌尖发麻，口角发痒：表明酵素活性高。

● 黑色血便：表面有血丝为痔疮，有混血便需诊断是否体内有伤。

● 夜晚精神亢奋不想睡：酵素在分解、燃烧体内多余脂肪，并将其转化成热能时，常常出现亢奋状态。

● 晕眩现象：酵素分解燃烧多余脂肪时，使血糖降低，此现象也通常发生在低血糖者。

● 经血排量增加：因酵素的活化作用，子宫韧性增强，一段时间后就会恢复正常。

● 已过更年期女性又来月经：因酵素的活化作用，导致内分泌改善，雌激素分泌恢复正常，是一种返老还童的表现。

● 视力模糊：在酵素净化血液过程中，眼球内的微细血管出现污物浑浊现象，导致老花、近视、白内障等眼疾暂时加重，当血液净化眼球血管畅通后，上述眼疾会得到极大地改善。

3. 常见慢性病的好转反应表现

（1）酸性体质：犯困，乏力，喉干舌燥，尿频，多屁。

（2）脾胃虚弱：胸口发热发胀，吃不下东西，口臭，胃疼痛者有轻微加剧。

（3）胃溃疡者：摄入微生物酵素后，胃部有短暂的刺痛。

（4）胃下垂者：胃部坠胀，想呕吐。

（5）高血压：血压微升或波动，头有沉重感或头晕，有时想呕吐。

（6）肠功能差：有下痢症状。

（7）低血压：鼻孔或口腔微有血丝，时有头晕。

（8）动脉硬化：倦怠，全身筋骨酸痛。

（9）心脏疾病：心跳微加快，呼吸急促或不畅，胸闷感，情绪不稳，个别人出现瞑眩状态。

（10）痔疮：肛门下坠感，有时会出血丝。

（11）肺不好：痰多，有乳黄痰，鼻子过敏或流鼻水。

（12）老慢支：口干，头昏，有痰不易咳出。

（13）肝功能差：口干，乏力倦怠，吐气，呕吐，时有微黑便或血便，皮肤瘙痒或出疹现象。

（14）肾功能差：面部、脚踝部或有轻浮肿，尿黄气味大、尿量增加。

（15）糖尿病：口干，血糖微升，皮肤瘙痒，视力模糊，可有轻微浮肿及全身酸痛感，头痛，根据体质差异全身有多处不适。

（16）痛风：全身无力或酸痛，病关节或有短时蚁行感。

（17）贫血：乏力，女性流鼻血。

（18）妇科疾病：非经期有少量出血、断断续续；阴道炎有瘙痒感，小腹微胀痛，全身乏力。偶有心慌、失眠现象。

（19）皮肤过敏：发痒加剧，逐渐减缓，间歇服酵素可改善。

（20）白血球减少：自觉口吃，胃部不适，多梦。

人体必须经过好转反应这一整建过程，将体内的自由基和毒素排出，净化血液，并逐渐更新老旧坏死细胞，建立起新的体内环境的平衡状态，才能真正提升免疫力和抗病能力。《尚书》上有记载："若药弗瞑眩，厥疾弗瘳"，指出如果服药后没有愤闷不适的感觉，疾病就不会痊愈。所以亚健康、慢性病经过好转反应之后，绝大部分都可以不药而愈。特殊体质的人反应可能会重一些，时间稍长一些。这表明要给疾病一个整建预期，比如红细胞更新一次需要120天，全身细胞更新需要更长的时间。这个整建期就是体内细胞更新后，代谢功能逐渐转为正常的过程。无论好转反应多么强烈都不要放弃，可采取一些应对措施，一定会迎来真正的康复。

4.好转反应四阶段及应对原则

好转反应周期较短者2～3天，中度的一周左右即可恢复正常。如果本身代谢功能严重异常会延至10天以上，甚至要在疾病症状完全改善后，好转反应才会消失（如女性经期紊乱、痛经等）。女性的好转反应比男性时间要长，已婚女性比未婚女性时间长。

一般说来，好转反应分为以下四个不同阶段。

（1）营养修正期

这是初期反应，因充分得到均衡营养或机能的调整使新陈代谢恢复活力，故此时期的瞑眩反应有精神好转、体力转强、无倦怠感、皮肤恢复光泽等。但有些人会有兴奋现象，几天几夜不成眠，却无失眠者无精打采的情况。

（2）排毒高峰期

为使体内酸性代谢物及毒素排出体外，使人体体质由酸性恢复原来的弱碱性，故会发生排便次数增加，尿色变浓，有些人会发生皮肤瘙痒、便秘、胃胀、排气、排青粪等现象。而妇女平常有经血期不正常者，必会出现经期变长、经血增多的情况，亦有少数会出现暂时经血不来的反应。火气增大，有些人皮肤发生痛痒，嘴唇有溃疡样，有些人眼屎或头皮屑突增或产生短暂发低烧现象。

（3）气血活络酸痛期

当断食疗法补充到气血活络时，为打通气血凝滞不通的经络部分，会出现各种酸痛现象。原有酸痛者，其酸痛会加剧，这时有些人甚至服用止疼剂亦无效，这种酸痛会持续几天，直到自然消失为止。

（4）细胞再生困乏期

细胞再生是我们食用综合酵素所欲达到的目的，使人体组织机能因细胞坏死而损害的部分，能通过酵素排毒细胞再生而恢复功能，故此时会感到精神怠倦、爱困。

好转反应并不一定完全按照上述顺序出现，常有不依序出现的情况，甚至呈周期状出现，而且可能反复出现好几波，程序及周期长短都不一，这要看个人体质以及慢性病的具体情况。

有些人如果出现短暂发烧的现象，一般均为低烧，在38℃以下是好转反应现象，不必看医生，因为病理代谢还没有完成，看医生用药温度也不会降，如果滥用抗生素退烧将前功尽弃。

5. 好转反应的应对原则

（1）可忍受性：逐渐增加酵素食用量，在原用量基础上，早、中、晚各加服 30ml（或 1 包粉剂）。

（2）不可忍受性：逐次减少酵素饮用量，让反应不舒服的表现减缓。

（3）恐惧预防措施：先以少量的服用方法（例如每天早、晚各 30ml 或 1 包粉剂），使好转反应降至最轻微，当身体适应后再逐渐加量。此法适用于低血糖、高血压、心脏病、心脏动过手术者以及痛风、体弱的老年人等。

（4）大量饮水：当体内进行排毒时，可大量频频饮水，每天保证不低于2000毫升好水，来促进代谢并减轻好转反应症状。

（5）保持身心轻松和愉悦心情，可以适当参加自己喜欢的文娱活动，如唱歌、做游戏等，并且适当进行户外活动，如做轻松的踏青散步。

八、来自酵素养生度假营的故事

1. 告别降糖药，不再打胰岛素了

去年冬天我参加了在京郊举办的酵素养生班，知道了什么是酵素，生命和健康都离不开它。我手下有十几家火锅店，所以大鱼大肉是我的"正常"饮食。虽然我得糖尿病十多年了，但还是爱吃肘子，一顿半斤酒，每天两包烟，饭前打胰岛素，照吃不误。直到去年 6 月 21 日突然得了中风，半身不遂，生活不能自理，通过吃药、打针、针灸，总算能动弹了。说来觉得惭愧，我到这把年纪（58 岁）又是搞餐饮的，自己却不知道怎么吃！

经过三天酵素断食养生班学习，我真的变化太大了，感到排完毒素一身轻，关键是断食期间不饿、不馋、不痛苦。在这之前，我的空腹血糖是 12.0 左右，现在空腹血糖为 4.5 ~ 6.0；餐后血糖原来是 16.0，现在是 10.0。五个月过去了，我坚持了酵素养生的新生活，身体感觉特别好，精力旺盛，气色很好，血糖一直很稳定，从此告别了降糖药，不再打胰岛素。我很满意，家人更满意。

在阎老师课程的影响下，我懂得了珍惜生命，思想观念也发生了根本变化。首先是我基本能管住嘴，多吃素食、生食，很少吃肉，忌掉了烟，同时多吃粗粮了；其次是注意锻炼身体，每天晨练，生活很有规律，每晚 10 点准时睡觉（以前都是 12 点以后才上床）；第三点是我自养生班之后，一直坚持服用酵素，出差时带上养生班提供的粉状酵素，现在体重减了 13 斤多。这不是关键，关键是对生命与健康的认识，三天学会了健康一生的方法。

我把酵素养生的观念讲给亲戚、朋友、员工，有一位经理服用酵素两个

月瘦了 12 公斤；还有一位经理十多年的胆囊炎没了，十分神奇。我真的要感谢阎老师的酵素养生课，是他改变了我的生命轨迹，使我重获健康。

北京某餐饮公司总裁
刘英田

2. 终结亚健康的利器

我在自己的人生圈子里接触到许多养生方法，其各有一套说词，真叫人无所适从。但我是个幸运的人，本来我是送别人来参加这个酵素养生班的，当我随意听了一段阎教授的课后，就被深深地吸引住而留下来了。如果用"知识就是力量"来诠释我对这个酵素养生班的感受，再贴切不过了。现阶段中国的文化断带很严重，要找回民族的好东西，重拾传统面向未来，就要把其与现代科技相结合。酵素断食养生疗法设计得非常合理，犹如真正撬开了中华健康之门的金钥匙。阎教授讲课有三种境界，一是浅入浅出，二是深入深出，三是深入浅出。这就使不懂医学的人一听就明白，班上的医学专家当学员也听得那么入神，真是一学就会，用了就见效。

我赴西藏工作六年，不想当工作狂，但工作让我狂。到如今已经是一身病痛，可医院又查不出来，说我就是亚健康。从西藏回北京出现"低原反应"（我发明的词），比如眼干、眼花，视物不清、头痛、头晕乏力、长期失眠，大便之前要先揉肚子，经常感冒，手脚冰凉，有时血压低，吃什么都不香等。三天断食期间，是我多年来深度睡眠最好的三夜，排便轻松顺畅，看到自己排出的黑色硬块真是吓一跳，阎教授说我们就是带着这些毒素走南闯北，搂着睡觉的，细想想都恶心。以前我出门必带霍香正气水，现在手脚也发热了，觉得浑身有劲，头脑从未如此清晰，亚健康真的没有了吗？的确，我学会了酵素养生、生机饮食的方法，并得到身心洗礼与陶冶情操。我十分理解并赞同这个好方法，回去一定会坚持使用以巩固成果，让更多的人知道什么是酵素养生。

中央直属机关援藏干部
王微（女士）

3. 老年病专家的自述

说起来也很难为情，我们搞临床医学的对养生疗法常常不以为然，特别是作为老年病专家的我，觉得自己具备的专业技术完全可以解决自身的健康问题。然而，三年前我出现了代谢问题，乏力、失眠、食欲不振、记忆力下降、身体愈发肥胖等一系列烦恼随之而来。我爱人再三催促我参加酵素养生度假营，出于无奈，反正是就算到太湖山庄疗养吧，就这样抱着试试的心态走进了酵素养生度假营。

三年前我 56 岁时甘油三酯开始升高，平均 5 ~ 6.5mmol/L，第二年血糖也开始上升为 8.0 ~ 10.5mmol/L。三年多以来，我对症采取了一系列治疗措施，服用了相关的降糖、降脂药物，并主动安排锻炼，生活方式、饮食上也做了调整，甚至也尝试着吃过好几种保健品。然而，情况并没有好转，且有缓慢发展的趋势，特别是诸多药物的副作用显现，真叫人感到难受，度日如年。

三天的酵素断食养生疗法，使我的身体竟然发生了意想不到的变化，全身充满活力，头脑如此清晰。我是个善于学习和思考的人，听了阎教授的课的确感到震撼，有疑虑，有感悟，更多的是收获，同时也反思了西医学局限性的许多问题。然而，身体变化是个硬指标，对于清肠排毒与酵素全营养攻略我很赞同，所以回家后我坚持了酵素营养的摄入，身体一天比一天好，我爱人也十分高兴。

半个月过去了，昨天我回院里做了个全面检查，真是出乎我意料，指标说明了一切（尽管阎教授说我们不是为指标活着）：体重减了 11 公斤，已达标，甘油三酯降至 1.39 ~ 1.5mmol/L。仅仅半个月时间，变化如此实实在在，而且上述指标一直很平稳，真的要感谢阎教授及其专业团队。您对代谢综合征的调理及酵素养生的应用确有独到之处。活到老，学到老，我会在临床上考虑如何应用这些方法的。

解放军某部总医院主任医师

尚海力

4. 我怀孕生子了，真正做一个完整女人

结婚十一年了，婚后第二年怀孕后考虑到我和丈夫都年轻，又正值创业打拼的时候，经济条件也不算好，就做了堕胎。也许是上天的惩罚吧，直到去年我36岁了，也一直没怀孕，到妇产院检查也没查出什么，只是说排卵不正常。我因此担心自己是不是得了不孕症，心里很恐慌。

自从接触到酵素以后，阎教授告诉我："只要您坚持按要求服用，一定能治好你的不孕症。"我树立信心后，自己在家应用24小时酵素断食疗法，每周一次，平日每天早、中、晚各饮50ml酵素原液，并努力调整自己的身体状态。

饮用酵素之后的第五个月，我终于怀孕了！

孕期完全没有孕吐，精神和体力一直都非常好。预产期时家人都担心我会难产，毕竟是已经38岁的高龄产妇，可是住进妇产院第二天下午就顺利生下我的儿子，全家人都万分高兴，医生也认为"实在不多见"。这都要感谢酵素的威力，当然更要感谢阎教授的健康课使我受益一生。

目前，我婆婆和丈夫都在用酵素保健养生，都有很大的收获。谢谢！

上海某公司职员
青彩

5. 断食三天减肥11.6斤

我一生都没有经历过一天不吃饭，平时上班也离不开零食，这次来学习也带了许多好吃的。酵素断食第一天下来，老师要求的太严，我没敢吃但是也没觉得饿；第二天晚上出去逛超市不馋也不饿；三天只服用酵素，没吃一口零食，竟然不馋不饿。我自己都觉得奇怪，对我来说这真是一大突破。

减肥对我来说真是头等大事。我喝过减肥茶，上过一次减肥班，当时减掉4斤多，可来这儿之前还是193斤。这次服用酵素减肥，我每天称两次，三天共减掉5.8公斤（11.6斤），真叫我有说不出的高兴，小肚子平了许多，但大腿还比祁姐（指同来的女士）的腰粗，不知道下一步能不能再减。现在

我身体无比轻松，腿也不那么僵硬沉重了，像甩掉了一个大包袱。根据三天的体会及阎教授的建议，我有信心坚持 21 天酵素断食疗法，实现我的瘦身梦。

顺便说一下，我的尿频、尿急问题以前特别严重，只要到重要场合如上台发言、和领导及外人谈话等就来尿，进超市先找卫生间，出门前不敢喝水。可经过三天酵素断食疗法，这些尿频全没了，真让我喜出望外。特别感谢阎教授及酵素团队，不但治好了我的病，还让我学到这么多医学和健康知识。

新疆广播电视系统干部

王舒（女士）

跟踪随访：

该同志坚持了两周酵素断食，共减掉体重 21 斤，目前（两个月以后）仍坚持按酵素养生要求服用酵素，周围同志说她像变了一个人似的。

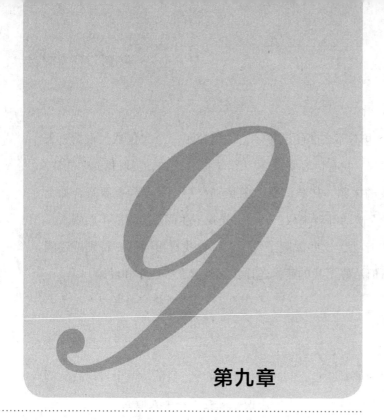

第九章

酵素营养与疾病机制

- ◆ 体内酵素不足就会生病
- ◆ 体内酵素不足的表现与可引发的常见病
- ◆ 通过酵素预警和透视疾病
- ◆ 酵素治病新疗法——酵素疗法
- ◆ 酵素疗法与药物治疗的区别

一、体内酵素不足就会生病

1. 哪怕仅仅是一个酵素的功能异常都可能致命

酵素是生命现象中各种生理功能的总表现，疾病与体内代谢酵素的保有量以及特定酵素缺乏有直接关系。我们从不同的角度了解人类罹患疾病的原因，可以做出各种不同的合理解读。譬如，分子生物学认为，人类的一切疾病都源于细胞受损；而"自体中毒"理论则认为，人类只有一种病，即血液被毒素污染而产生的毒血症。那么，从酵素营养学的角度又怎样看疾病产生的根源呢？酵素废存理论可以完整清晰地解释所有疾病产生的机制，那就是体内酵素不足就会生病。当出现某种酵素缺失的现象时，就可能是相对应的某种疾病的警示，甚至已经出现了严重的后果。当体内酵素被消耗并在逐渐减少的这一过程中，虽然可能没有得病，却是在酝酿产生疾病的过程。

传统观念认为"生病导致体内酵素不足"，所以医疗手段往往总是在疾病发生到一定程度后，再进行不恰当的干预，凸显其滞后性而效果不佳；近年来，经过科学家不断研究证实，到目前为止终于认识到是"体内酵素不足才会生病"。"生病导致体内酵素不足"和"体内酵素不足才会生病"是两种截然不同的概念，二者是完全相反的因果关系。体内酵素缺乏或不足是人类所有疾病（不含外伤）的真正病因，而疾病只是生命活力想要保持平衡的一项措施，体内酵素在此过程中更多地被消耗掉，才"导致体内酵素不足"。

我们既然找到了疾病的真正原因，就完全可以采取相应的防范措施，随时保持体内高酵素状态，达成预防疾病的目的。正如《黄帝内经》中所云："是故圣人不治己病治末病，不治己乱治末乱。""病已成后而药之，乱已成后而治之，譬犹渴而穿井，斗而铸锥，不亦晚乎？"实际上，我们通过酵素食品补充体内酵素缺失，就是在治末病。

酵素治病是通过调节人体代谢平衡，均衡营养，改善体内环境，从而提高机体免疫力，激发人体自愈功能与生命活力来达到防病治病的目的，而其中极为重要的就是免疫功能的调节。

人体 95% 以上的疾病与免疫功能有关联。国际上有许多优秀的研究证明体内酵素不足，使人体免疫力降低，从而导致亚健康状态并逐渐罹患疾病；而酵素营养可以显著提高免疫功能，真正做到治末病。

维也那大学的科学家用菠萝蛋白酵素、木瓜蛋白酵素和淀粉酵素进行免疫功能测试，发现三种单一酵素都能提高辅助 T 淋巴细胞的活性，并能加强 B 细胞制造抗体的能力。

德国和美国的科学家都分别发现某些酵素有抑制黏附分子 CD44 的作用，而 CD44 是引起炎症反应的重要物质，抑制了 CD44 就减轻了炎症反应。

英国的恩格拉达博士研究发现，酵素可以促进 T 细胞产生 γ - 干扰素，其具有抵抗病毒感染、抑制肿瘤细胞生长与调节机体免疫功能的作用。

近年来微生物酵素的异军突起，以多种大量的复合酵素和益生菌协同作用，对改善免疫功能和防病祛病具有明显功效，证明酵素营养与疾病机制紧密关联，而且进一步表明体内酵素不足是所有疾病的病因。如果说人类的一切疾病都源于细胞受损所致，那么，人类的疾病也只有一个总病因，那就是体内酵素缺失。正如美国生物化学学会主席、1959 年诺贝尔生理医学奖得主阿瑟·科恩伯格所说："对于人的生命而言，自然界中再也找不到像酵素那样的其他物质。真正赋予细胞生命和个性的是酵素，其控制着整个机体，哪怕仅仅是一个酵素的功能异常都可能致命。"

科恩伯格在其著作《就爱酵素：一位生物化学家的漫游（For the love of

Enzyme：The odyssey of a Biochemist）》中说道："1982 年时估计，世界上大约有 1400 种疾病是因为缺乏某一个基因所致，其原因大部分尚不清楚；不过已知其中的 200 多种是由于缺乏单一酵素或营养不足所诱发。1982 年以后，情势更加严峻，可以说绝大多数疾病都是由于这个原因而产生或出现……"

2. 酵素在疾病上的反应是代谢速率

有许多先天性代谢疾病是由于缺乏某一特种酵素引起的。而酵素在疾病中的反应就是代谢速率，如发烧、急性发炎疾病、肺炎、盲肠炎、肺结核等患者的尿液及粪便中的淀粉酵素值会急剧升高；当体温发烧达到 40℃时，酵素的活跃程度达到高峰，酵素会急速大量消耗，此时酵素的工作量亦愈加重。

急性病会使酵素分泌量激增，而促使代谢速率加快。科学家曾对 115 名患有急性发炎疾病的患者，做了三个淀粉酵素值的测试，结果有 73% 的人尿液里淀粉酵素值都升高了；在罹患急性发炎疾病、疟疾、发高烧的人以及婴幼儿科疾病患者的血液、尿液及粪便中，淀粉酵素也同样有升高的现象。

新陈代谢的速率是由酵素的活性所掌控的，速率越快，需要的酵素越多，酵素也会更快被用光。任何使新陈代谢速率加快的因素，不管是疾病、发烧、心肺运动、消化、肌肉活动或者怀孕等，都与酵素活动增加相关，而且都是消耗酵素的过程。

最明显的是剧烈运动会加快新陈代谢速率，同时使体内酵素分泌量增加，紧跟着被消耗掉。因此，本书曾反复强调适量有氧运动的重要性，其核心在于"适量"和"有氧"，而绝非是剧烈的、超过体能的长时间大量运动。

适量有氧运动可以带动人的身体内的气血循环，包括血液和淋巴液的流动、肠胃的流动、尿液的流动、空气的流动等；血液和淋巴液的流动循环畅通，就容易激活全身的新陈代谢，就能充分吸收维生素和矿物质等营养物质，促进身体健康。反之，疾病会使气血流动循环改变或受阻，使新陈代谢速率发生变化，从而导致维生素和矿物质等营养物质吸收障碍，酵素分泌量与消耗量增加。

但是，绝不可过量运动，因为运动时会产生游离原子团。我们常会见到跑步过急途中出现心脏猝死的例子，应该引起我们的警惕。

更重要的是，对于疾病来讲，温度愈高，酵素的活动也相应增加，而酵素对于发炎和发烧的反应愈加明显，表明酵素和人体内部抗病系统（自愈功能）的联系愈加密不可分。此时给病人大剂量（攻击性营养剂量）服用酵素，会使炎症和温度平稳地得到改善（不是急剧降温），这样的案例在日常酵素疗法应用中随处可见。

但不要忘记，吃退烧药、打退烧针，可以使酵素活动量随之减少，同时也抑制了酵素所强化的自愈功能，使疾病受到暂时的压抑，没有根本好转，而且隐藏起来的病理代谢过程待外部因素具备时，还会卷土重来。我们之所以患病，不是因为体内缺少了哪一种化工原料提炼出来的药物，而是因为长期缺失或者耗尽了某种酵素（或辅酵素），并且由此导致机能退化制造不出上述物质。所以此时如果采用对抗性医学处方，以非类固醇消炎止痛药、抗组织氨类药物、类鸦片化合物质，使症状马上消失，代谢速率降下来，并不是真正的病愈，只是受控。再者，服用高毒性的类固醇所带来的副作用，更不容忽视。

事实上，在生病、解毒、剧烈运动、消化时，我们的新陈代谢速率加快，体内酵素更容易被用完，这进一步表明在上述状态中，体内需要更多的酵素营养支持以及随时维持体内酵素贮存量有多么重要。

我们在年轻时，的确较容易抵抗疾病，不过这却是预支体内酵素的结果。关于预支体内酵素的观点大多数人都没有认识，甚至会感到迷茫。想想看我们所谓的"年富力强"从何而来？如果体内没有大量的酵素贮备，怎么会有"年富力强"的状态呢？怎么能够把疾病"抗"过去呢？所以"抗病"的作法并不表明你有多么健康。到年老时，许多疾病会陆续找上门来，这是酵素家族对你年轻时过度预支给予的报应。

二、体内酵素不足的表现与可引发的常见病

1. 体内酵素不足的五种主要表现

（1）肠老化

人有时无法顺利排便，有时腹泻，有时便秘与腹泻交替出现，平时肠鸣不断，粪便恶臭，这是肠道内微生态失衡和肠道老化的表现。时间一长，可以导致直肠肌肉弹性疲乏，肠道黏膜受损，增加了患大肠直肠疾病的几率。

（2）宿便滞留

严重便秘者不用力很难排便，其肠道内形成的憩室囊袋中，存有多日滞留的干硬粪球（必须通过酵素排毒才能排出）。宿便滞留可导致头晕、面赤、烦躁，腹部有长时间发胀的感觉。

（3）肥胖、水肿

体内酵素不足，特别是脂肪酵素缺失者，多呈现肥胖体态。大量的食物脂肪滞留在血管、微血管或其他组织器官里，在不知不觉中就造成肥胖症，继而引发多种慢性病。体内酵素不足导致代谢速率下降，极易出现水肿，如工作一天后下肢脚踝浮肿，清晨起床后眼睑浮肿，多处皮肤按下去不能立即弹起来，令人不快。

（4）皮肤质差

面部熏黑、油黑、暗黄、多皱、松弛，皮肤干燥、无光泽，并且易生痤疮、皮癣、黑斑等，口唇青紫，有黑眼圈，人未老珠先黄。

（5）疲劳乏力

早晨起床难，晚间入睡难，白天昏沉沉，疲劳乏力，没有精气神，并且肩膀痛、腰背痛；神情淡漠、忧郁寡欢、脾气变差、易怒等。

体内酵素不足，生命活力下降，就算摄取再丰富的饮食营养，由于无法在酵素催化下好好分解，并消化吸收后被利用，也会引发未老先衰的种种表现和症状。

2. 重度酵素缺失引起的常见病

重度酵素缺失会使个体频频出现其轻度、中度缺失时的某些症状，然后逐渐演变成以下的病症：

·憩室病	·溃疡性结肠炎
·急性或慢性胃炎	·急性或慢性大肠炎
·急性或慢性胰脏炎	·急性或慢性胆囊胆道炎
·胃酸减少症	·梅尼尔氏综合征
·痛风性关节炎	·风湿性关节炎
·痔疮、痔核	·膀胱炎
·甲状腺机能亢进	·阳痿、性冷淡
·膀胱纤维症	·反流性食道炎
·心律不齐	·冠心病、风心病
·动脉硬化	·糖尿病
·高血压	·低血压
·骨质疏松	·脂肪肝、肝硬化及相关疾病
·肥胖症	·过敏症（鼻炎）
·支气管炎及哮喘	·不孕症
·卵巢囊肿	·胰腺增生
·前列腺疾病	·白内障或青光眼
·风湿症	·癌症

此外，多种疑难杂症、炎症性疾病、自身免疫性疾病和不明原因的功能性障碍等都与体内酵素缺失相关。例如：静脉曲张、骨髓炎、强直性脊柱炎、系统性红斑痤疮、风湿性多肌痛、肘腕管性综合征、跟腱炎、足部疼痛、脚气病、过敏性紫癜、乳糖不耐受症、肌营养不良、蚕豆病、纤维肌痛综合征、早老性痴呆、脑血栓后遗症、暴食性障碍、牙齿疾患、食管动力障碍、垂体功能减退等垂体疾病、真菌感染、硬皮症、各种皮肤病、男性生殖系统与女

性生殖系统疾病等。

为什么说上述病症与体内酵素缺失相关呢？因为在酵素养生过程中，给上述疾病的患者补充微生物酵素或植物综合酵素后，几乎都能够明显改变其临床症状，有的疑难杂症经过 2 ~ 3 个月的调理甚至可以不药而愈。我们把这些病证与医学文献对照进行病理分析后，发现每种疾病从病理上看都与某种或某几种特定酵素缺失相关。譬如蚕豆病，常因食用蚕豆（或接触某些药物或感染）而发病，主要症状是因急性溶血而出现黄疸和黑尿。这是一种遗传性疾病，患者因为遗传性红细胞膜上的"葡萄糖——6磷酸脱氢酵素"缺乏，以至红细胞在致敏物质作用下破裂而出现黄疸和黑尿，严重者可致急性溶血性贫血。患者通过外源性大剂量补充微生物酵素一段时间后，黄疸与黑尿症状有明显改善。此现象令患者在惊喜之余感到意外，同时它充分表明酵素不足以及酵素专一性特点与某一疾病的直接关联性。

三、通过酵素预警和透视疾病

1. 通过酵素预警疾病

西医学证实，许多慢性病、遗传性疾病以及器官功能性失调，都是体内缺乏某种特异酵素引起的。根据各种疾病的不同，可以判断体内所缺乏的酵素种类亦不同。如果疾病愈来愈恶化，则表明相对应的特种酵素愈来愈少。因为酵素具有专一性特点，所以通过酵素来预警和透视疾病，更具有准确性。

目前医学界各个领域都在加紧对生物酵素的研究。我们的肝脏、心脏存在很多代谢酵素，当这些脏器发生炎症或其他病变时，细胞肿胀破裂，这些酵素会从细胞中流到血液中。此时人会有一种感觉，我们称之为症状，比如得肝炎时，肝脏里的谷丙转氨酶、谷草转氨酶等流到血液中，会使人感到恶心、厌油食、肝区不适等症状，到医院检查，发现这些酵素含量增高，就可以判断得了肝炎；心肌炎也是如此，发生高热、乏力，检查发现心肌三酶增高，就可以判断得了心肌炎。这就是酵素起到的预警作用，可使疾病早防早治。

在进行血常规检测时，如果血清中某一酵素含量太多，则表明某一特定的组织器官有损伤，细胞内酶释放流入血液系统，使血液酵素活性升高，其升高的程度与器官细胞损伤程度相关。据此，我们可以做出某种疾病先兆的判断。胰脏是分泌消化酵素的重要器官，如果缺少胰蛋白酵素，就会罹患胰脏病或者胰腺分泌胰岛素不足，导致糖代谢紊乱而引发糖尿病。

脂肪酵素会将甘油三酯分解成脂肪酸和甘油，胰脏因为从血液中得到许多脂肪酵素，就会分泌大量的脂肪到消化道内，所以当血液里的脂肪酵素值太高时，就表明胰脏可能出现病变。临床上常常遇到大鱼大肉聚餐豪饮之后罹患急性胰腺炎的患者，其血清中的脂肪酵素会急剧升高。当人患急性胰腺炎时，血清淀粉酵素增加的时间较短，而血清脂肪酵素活性升高可持续 10 ~ 15 天。此外，当人患总胆管结石（或癌）、肠梗阻、十二指肠穿孔等时，脂肪酵素亦可升高。

磷酸酵素会在血液中分解磷酸，人体内的前列腺、红血球或血小板中都有磷酸。我们通过检测血清中的磷酸酵素值，来诊断是不是患有前列腺癌。

此外，缺乏淀粉酵素，会造成肝病、胃肠疾病和四肢无力。

缺乏脂肪酵素，会造成肝病、糖尿病、肥胖症及维生素 A 缺乏症。

缺乏胆碱酯化酵素，会造成贫血、急性感染、肝病和神经中枢迟钝。

乳酸脱氢酵素与心肌梗塞、急性白血病复发、癌症以及急性肝炎有关。

转氨酵素与心肌梗塞、肝炎、骨骼肌损伤有关。

缺乏酪氨酸酵素，会导致白化病。

缺乏溶脂溶栓酵素，会造成动脉硬化和血栓，易发心梗、脑梗。

缺乏免疫监视酵素，会造成人体流行病感染及癌症幼芽细胞过度生长和肿瘤。

磷酸肌酸激化酵素与充血性心力衰竭有直接关系。

西医学已经发现，数千种疾病与特定的酵素缺失有关。

2. 酶学检验具有更高的诊断特异性和灵敏度

临床酶学检验技术的应用实践已有近百年历史，在病理情况下尤其是一些细胞内酶，当细胞损伤时会释放到血液中，造成血液中酵素或酵素活性改变，这就是酵素可以作为诊断指标的依据。因为有一些酵素在不同器官组织、细胞内的分布和定位存在明显差异，而且在细胞内外有明显梯度差，所以酵素与其他指标相比，具有更高的诊断特异性和灵敏度。

以肝细胞病变酶学检验为例。肝脏是一个代谢极活跃的器官，也是含酵素最丰富的组织，其约有 500 余种酵素。每个肝细胞大约有 1000 ~ 2000 个线粒体，每个线粒体内均含有多种酵素。近代酶组织化学能从体态学显示的已有 30 多种。肝细胞内酵素的浓度远远高于血浆酵素的浓度（甚至二者可达 100000 ： 1）。肝细胞损伤后细胞内酵素释入血清，可致血清中相应的酵素含量和活性升高，酵素从细胞中释出的速度很快，故检验血清酵素活性具有早期诊断肝病的价值。

许多酵素活性测定均可用于肝病检查，而现在常用的有：丙氨酸氨基转移酶（ALT）、天门冬氨酸氨基转移酶（AST）、碱性磷酸酶（ACP）、谷氨酰转肽酶（γ-GT）、单氨氧化酶（MAO）、5- 核苷酸酶（5-NT）、山梨醇脱氢酶（SDHa-1）、岩藻糖苷酶（AFU）、P2 肽酶、乙醇脱氢酶（ADH）、乙醛脱氢酶（ALDH）等，但以血清转氨酶检测应用最广。转氨酶是一类催化氨基酸的氨基向酮酸转移的酵素。其中，谷丙转氨酶（GPT）和谷草转氨酶（GOT）存在于体内很多组织，而以肝中含量最多，且具有专一性，是反应实质性肝损伤的重要指标；碱性磷酸酶（ALP）及其同工酶则反应出肝淤积和肝内占位性病变及肝癌；乳酸脱氢酶（LDH）反应酒精性肝损伤；肝氨酰脯氨酸二肽氨基肽酶（GPDA）对黄疸、急性肝炎诊断具有指标性意义。

在酶学检验方面，测定有关酶素的活力和某些蛋白质的变化，可以作为一些疾病临床诊断的指标。譬如，乳酸脱氢酵素同工酶鉴定，可以用作心肌梗死的指标；甲胎蛋白的升高，可以作为早期肝癌的病变指标等，通过酵素（酶）活力检测在临床上用于疾病诊断如表 9-1 所示。

表 9-1　通过酵素（酶）活力进行疾病诊断

酵素名称（酶）	疾病与酶活力变化
淀粉酶	胰脏和胃脏疾病时升高，肝病时下降
胆碱酯酶	肝病、肝硬化、有机磷中毒、风湿等活力下降
酸性磷酸酶	前列腺癌、肝炎、红血球病变时，活力升高
碱性磷酸酶	佝偻病、软骨化病、骨癌、甲状旁腺机能亢进时活力升高；软骨发育不全等活力下降
谷丙转氨酶/谷草转氨酶	肝病、心肌梗死等活动升高
γ-谷氨酰转肽酶（γ-GT）	肝癌活力增高至 200 单位以上；阻塞性黄疸、肝硬化、胆道癌等活力升高
醛缩酶	急性传染性肝炎、心肌梗死活力显著升高
胃蛋白酶	胃痛活力升高；十二指肠溃疡活力下降
磷酸葡糖变位酶	肝炎、癌症活力升高
乳酸脱氢酶	肝癌、急性肝炎、心肌梗死活力显著升高；肝硬化活力正常
端粒酶	癌细胞含端粒酶；正常体细胞不含端粒酶
肌酸磷酸激酶（ck）	心肌梗死活力显著升高；肌炎、肌肉创伤活力升高
山梨醇脱氢酶	急性肝炎者活力显著升高
脂肪酶	急性胰腺炎活力显著升高；胰腺癌、胆管炎活力升高
a-羟基丁酸脱氢酶	心肌梗死、心肌炎活性升高
乌氨酸基甲酰转移酶	急性肝炎活力极度升高；肝癌活力明显升高
磷酸异构酶	急性肝炎活力急速升高，心肌梗死、急性胃炎、脑溢血活力明显升高
乳酸脱氢酶同工酶	心肌梗死、恶性贫血、白血病、肌肉萎缩、淋巴肉瘤、肺癌、转移性肝癌、结肠癌、脂肪肝、外伤、骨折等明显升高
葡萄糖氧化酶	测定血糖含量，诊断糖尿病
亮氨酸氨肽酶（LAP）	肝癌、阴道癌、阻塞性黄疸活力明显升高

血液化学成分的测定，一般都以每 100ml 血液中含有多少 ml 表示某种物质的含量。然而，酵素做为一种蛋白质，虽然其催化作用极强，但含量却很低，同时因其具有专一性的特点，不便用重量和容积来表示，而是用多少"单位"来表示酵素的活性，这与一般的生化检测表示方法不同。酵素的活性是根据它在一定的时间内，在一定的条件下，能催化多少参与作用的物质或生成多少产物来决定的。例如，测定尿液淀粉酵素，规定 1ml 尿，于 37℃时保温 30分钟，恰如 1mg 淀粉完成水解生成麦芽糖，其淀粉酵素活性为 1 个单位。用此法测定正常人尿淀粉酵素活性为 8 ~ 23 个单位。

实际上，对于已经鉴定并确定的酵素用于酶学检验仅仅是极小的一部分。此外，我们对能够直接与疾病相关联的数千种代谢酵素，几乎还一无所知，通过酵素透视疾病以及酶学检验用于临床的研究，依然是路漫漫其修远兮。

四、酵素治病新疗法——酵素疗法

1. 酵素疗法的产生

酵素作为新的疗法始于 20 世纪初，当时的苏格兰胚胎学家约翰·彼尔德博士试图寻找一种治疗癌症的新方法。他从小牛和小羊的胰腺中萃取酵素液，注射到病人的血管或者直接注射到肿瘤中。约翰·彼尔德博士惊奇地发现不但有一些肿瘤停止了扩散，甚至还有一些肿瘤萎缩了。随即，他于 1911 年把这项发现的结果写进《用酵素治疗癌症》一书中。然而，其他的研究者重复他的实验，都没有成功。这是因为约翰·彼尔德使用的是小牛和小羊身上新鲜的胰腺萃取液，其富含酵素而且活性很强；而其他研究者使用的萃取液则是被存放了几个小时甚至几天的，其酵素活性已经消失了，所以他们的实验都没有成功。但在当时，没有人明白这是为什么，以至酵素疗法的研究被中止了，约翰·彼尔德博士的癌症酵素疗法也被人们逐渐地淡忘。

20 世纪中期，医学博士马克斯·沃夫重新发现了酵素疗法的医学价值，而且发现了许多通过酵素来治疗疾病的方法。由于他的成功，使得酵素疗法前进了一大步。

马克斯·沃夫发现酵素可以防止早衰。1960 年他开始实验用多种混合酵素来治疗一群老龄病人，还发现酵素可以帮助调整体重与不规律的肠蠕动。他是用改变饮食的方法来达到这个效果的，比如在减少摄入动物性脂肪的同时，多吃鱼、蔬菜和水果，通过避免吸烟，减少饮用咖啡与茶来节省酵素的消耗。他还让病人补充了相应的维生素与矿物质来提高酵素的活性，并根据病人的年龄与健康情况指导其做适量的运动。

在马克斯·沃夫的研究过程中，他更惊讶地发现酵素对心血管疾病、淋巴水肿、带状疱疹、病毒感染甚至伤口愈合都有神奇的效果。随后，他把研究成果写在了《酵素疗法》中。

1967 年，马克斯·沃夫与卡尔·罗斯勃格在德国慕尼黑建立了酵素医学研究协会。马克斯·沃夫的一生，治愈了许多名人显贵，包括肯尼迪家族的人，罗斯福家族的人，大画家毕加索，电影明星玛丽莲·梦露，喜剧大师卓别林，著名影星玛琳·黛德丽，电影明星埃德加·胡佛，作家阿道斯·赫胥黎等。马克斯·沃夫死后，时任美国总统罗斯福表示，他的重要研究成果会被全世界所认可，会被全世界的大学、诊所和研究机构继续深入研究下去。

很多人对酵素帮助消化很认同，但是对于酵素可以广泛地用于全身的所有病症的治疗并不了解，这就是酵素疗法。酵素疗法通过把酵素分配到全身，来保持身体健康。酵素疗法可以解决的症状包括早衰、关节炎与各种炎症、背痛、循环系统疾病，肌筋膜综合征，妇科疾病、疱疹、外伤、多样硬化症、皮肤病、红斑狼疮与其他免疫系统疾病、病毒、体重等问题。其实这只是酵素疗法效果的冰山一角，目前大量的来自德国、日本、意大利及美国的医生与学者正在深入地研究酵素疗法，每天都能发现更多的关于酵素疗法的应用。

目前对酵素疗法的应用还处于早期阶段，现在很多研究者已经发现了酵素疗法的新领域，比如治疗自身免疫系统疾病，包括风湿病、红斑狼疮、多样硬化症等。酵素是打开治疗这些顽疾的关键钥匙。

2. 酵素疗法的整体性和广泛适应症

酵素疗法最引人注目的特征是其被称为"终极治疗"的整体性和广泛适应症。它并不针对某一病名进行调治，从恶性肿瘤到轻微感冒，从各种炎症到长黑斑、青春痘等均具有功效，而且在对某一疾病的调治过程中，可能产生意想不到的副效果。譬如，主要治疗胃溃疡时，在不知不觉中治好了脚气病；在治疗严重肝病时，不经意间治好了顽固性失眠症，并且使粗黑的皮肤变得白嫩，面部的黑斑也不翼而飞了。

国外杂志有很多这方面的惊人报导：著名医学杂志《柳叶刀》报导，141名医师对 1004 名服用酵素的患者进行了观察研究，发现有 76% ~ 96% 的人病情得到改善。酵素不仅减轻了症状，还提高了免疫自愈能力，降低了药物毒害，配合常规治疗达到了以往达不到的效果。

来自 A·E 莱什科瓦尔博士的好消息是，酵素补充剂能够在短时间内增加 7 倍的巨噬细胞和 3 倍的杀伤细胞——癌症病人也能长寿。

欧洲医生们让癌症患者食用酵素补充剂或直接向肿瘤注射酵素，该方法成功阻止了癌症的发作。希恩·铂·金姆是在国际上是备受尊敬的免疫学家，他得出过这样一个结论：服用酵素的癌症患者的整体存活率为 77%，却无任何副作用。欧洲科学家的几项研究也表明，在化疗和射线治疗时口服酵素，不仅增强了效果，还极大地减少了副作用。

德国科学家卡尔·梅德对 216 人进行了口服酵素实验。他们患有各种静脉紊乱疾病，典型症状是浮肿及严重静脉曲张。服用酵素以后，所有人都有了明显的改善，有相当数量的患者完全康复。

酵素疗法这种整体性的根本治疗特征，是由酵素本质所决定的。原则上，人体内一种生化反应存在一种相对应的酵素，数千种反应同时进行可以对特定的反应物产生综合调节作用。比如，炎症性疾病，首先它会对引起发炎的细胞施展抗炎作用，并分解因发炎而生成的细菌，这种直接对患病部位产生的效果，称为直达作用；然后，酵素原液同时对受损细胞修复、解毒、血液净化及促进新陈代谢以达到彻底康复的效果。酵素治疗并不会控制症状，而是让其病理代谢转化为正常代谢，这需要所有疾病根据不同的病理在酵素作用下完成代谢转化的全过程。因此它具有周期长的特点，即使是青春痘、黑斑也要连续调治一个月以上才能见效，试图追求"见效快"是不可取的。

酵素疗法推行者认为，动物来源的酵素更优于植物来源的酵素，其适应症更为广泛。动物来源的酵素很多，最常见的有蛋白酵素、脂肪酵素、胰酵素、胰凝乳蛋白酵素以及 SOD 酵素等。鉴于癌细胞的外围大多有蛋白质包覆，以避免被免疫系统分泌的蛋白酵素溶解、消灭，近几年酵素疗法更将研究重点放在癌症治疗上，希望了解其对促进癌细胞凋亡的机制。

病毒和细菌感染仍然是现代人生病、健康受损的一个主因，既不容易治疗，又容易复发，原因之一是每一个细菌或病毒的外围都有血纤维蛋白保护，这种纤维又厚又强韧，一般药物或免疫细胞很难将其消灭。血纤维蛋白不仅保护细菌或病毒不被攻击、杀灭，而且很容易造成血液凝固，成为血栓并诱发心血管疾病。现在已经有很多研究证实，蛋白酵素可有效溶解血纤维蛋白，在防治细菌与病毒所引起的疾病，以及血栓造成的心脑血管疾病方面的远景被看好。再如，SOD 酵素除了抗衰老、抗肿瘤的功效已被肯定外，几乎对所有常见的慢性病都具有看得见的真实疗效，因而更加受到重视。动物来源的酵素还有抗发炎的效用，对炎症性疾病有广泛的适用性，目前已有相关的专利药品问世，远景相当可观。

3.酵素治疗帮助重建体内平衡

我们的身体具有不同的适应功能和完美的自我保护机制，其能够清除一定数量的有毒物质，消灭病原菌的伤害，是保持新陈代谢平衡的健康基础。维系生理过程的平衡并不一定是对等的，也不一定是势均力敌的，而是一种以自然程序为最大前提的制衡。这种制衡状态就是在酵素催化反应中所体现的生理代谢过程。尽管公认的一些致病因素确实存在，但大多数致病因素都会造成体内有毒物质堆积，这些堆积的有毒物质会导致体内代谢酵素减少，细胞结构功能改变或受损，进而使体内平衡机制遭到削弱或破坏，安全通道被阻塞，负担过重或被压制时，免疫力下降，人体就会罹患疾病。

当一个或多个致病因素出现时，人的身体会被迫赋予一些不同方法和措施来解除这些致病因素及症状，努力重建适宜的平衡体系，以治愈疾病。让我们看一下身体是用怎么样的方法和措施来重建体内平衡的。

▲ 发热——增加身体新陈代谢速率，加快血液循环和淋巴循环，酵素的生物活性增强，帮助加快体内排毒，使病灶区域获取营养。快速增加的血液循环为身体建立起更完善的免疫屏障，使白细胞和抗体更有效地发挥作用。发热使细菌和病毒的最佳生长温度区域变窄，热到一定温度时使这些生物体开始死亡，甚至比他们自我重生的还要快。

▲ 排汗——能够通过皮肤排出那些肠道无法排出的有毒致病物质，如重金属和有机污染物；同时保持体温在一定范围内而不会威胁到身体的长远健康。

▲ 局部感染——是免疫器官病变，转化为废弃物，这样为细菌繁殖提供了土壤，直到免疫细胞将这些废物清除为止。疖子、脓疮以及其他的局部感染也是人体内部自洁系统发生变化的结果。

▲ 喷嚏和咳嗽——是身体为了排出呼吸系统中的刺激物和有毒物质的一种表现。咳出的黏液能够降低感染的扩散速度，阻止致病物质的淤塞，帮助呼吸道畅通。打喷嚏能有效地排除呼吸道中的刺激物。

▲ 呕吐和痢疾——显然是人体企图排掉毒物的一种措施。它是由肠道"腹脑"指挥的一种保护机制。

▲ 黏液——是除掉体内有毒物质的秘密武器。黏液中富含抗病菌的分泌型免疫球蛋白 IgA，是构成人体黏膜免疫屏障的重要组成成分。IgA 能特异和非特异性地防御病毒和细菌对呼吸道的侵袭，有效防止细菌在呼吸道上皮黏

附和定殖。一些黏膜细胞通过微小的纤毛保护自己，这些纤毛接受外来的刺激物、细菌、病毒或者内在毒素的刺激，将颗粒及残骸排出到最近的出口。

　　▲ 炎症、水肿——是人体将自身出现的问题局部化，血管系统的活性组织对损伤因子所发生的防御反应。酵素能加强白细胞运动功能，诱发及强化白细胞的抗菌能力，并吞噬入侵细菌形成的化浓物。水肿或者液体的积聚有助于稀释废物、毒素或者刺激物。

　　所有以上这些"疾病"的症状，都是身体自我保护机制的一种方法，实际上是生命活力保持平衡的具体措施。酵素在参与这些症状发生的生化反应过程中，能够通过其所具有的分解、合成、消炎、杀菌、排毒、净化以及修复等各项生理功能，努力帮助身体完成重建新的平衡系统，这就是通常所说的"酵素治疗"。如果体内酵素不足，或者治病条件不允许它运行自然平衡程序，而人为地用镇压、对抗等粗暴的办法处理，那么，身体就不会完成排毒、净化、修复等功能，最终的结果必然转化为更严重的疾病。

　　尽管人体是由许多的构件组成，但每个细胞都需要以下三种要素来维持其生命活力，即营养、消耗、调节。这些因素是全部生物体所必需的，酵素是唯一能够提供全营养并直接促进细胞新陈代谢的物质，帮助身体自我完成上述三要素而维护自然程序和释放出自愈力，从而达成"终极治疗"的目的。

五、酵素疗法与药物治疗的区别

　　酵素疗法与药物治疗有许多不同，其差异是本质性的。酵素的作用在于能从整体上改善体质，通过产生活力和体能，来提升免疫力和自愈功能而获得疗效。而药物是靶向治疗，特别是西药通过抑制免疫系统功能来改善症状以减轻痛苦。

酵素的原材料来自天然的蔬菜、水果、谷物等，没有任何毒副作用，服用量无需严格控制；是药三分毒，特别是化学合成的西药毒性更大，服用量应受到严格控制。

西药属于化学合成物质，与酵素食品之间尚未发现存在相互干扰和影响药效的问题，但酵素能减轻西药的毒副作用；而中药成分大多是天然物质，酵素与中草药之间没有相互拮抗的作用，而且能够相辅相成启动药效，明显提高治疗效果。

药物治疗的能力取决于其干预病理代谢与症状的程度，每种疾病只能由一种药物最明确、最快速地干预并控制；药物所致的生理与组织变化仅仅是疾病造成的后果，而不是疾病本身的表现。譬如，高血压患者服用降压药、糖尿病患者服用降糖药所表现的正常血压和正常血糖指标，既不是疾病本身的生理表现，也不是疾病治愈健康人的生理表现。

酵素治疗是一种释放内在免疫力、允许身体自疗的治病方法，其本质上并不是治疗，而应该被看作是激励身体的自我维护程序、释放自愈能力的有用手段。

通过首都医科大学附属北京朝阳医院、北京同仁医院、中国人民解放军第 466 空军医院，数以万计的病例和专家、学者在学术上的研讨，产生了药物治疗与酵素疗法的十九大区别（如表 9-2 所示）。

表 9-2　酵素疗法与药物治疗的区别

序号	项目	药品	微生物酵素
1	材料	化学成分（合成）	纯天然食品，浓缩
2	疗法	对症治疗	扶持受损基因，调解体内平衡
3	速度	快，暂缓症状	缓慢调解，后力无穷，治标又治本
4	状况	靠药力替代平衡	帮助受损基因，恢复自愈力发挥功能
5	副作用	是药三分毒	无，微生物酵素，药食同源，协同抗病
6	依赖性	有，药停病犯	无，调配品种全面摄取
7	抗药性	有，长期用产生依赖性	无，因不是药决不会有抗药性、依赖性

续表

序号	项目	药品	微生物酵素
8	口感	苦、难吃，大人小孩不爱吃	微生物酵素，无异味，口愈好，小儿爱吃
9	局面	有病被动，不得不吃药	主动预防，把病消灭在萌芽状态
10	使用量	严格限制	比较随意，依个人差异适当调整
11	效果	时好时坏	逐渐好转达稳定可靠、防病、恢复健康；很多疾病可彻底治愈
12	长用	难（毒副作用，经济）	可换样品长用，愈久愈佳，全面保养
13	适应性	特定器官，局部位置	广泛，各基因、脏器都不排斥
14	并用性	与其它药剂会有配伍禁忌	和其他药品、食品、微生物酵素并用无碍，效果更好
15	范围	限定在单一狭窄范围	广泛，复合效用，全面调整统一性
16	价格	医疗费、手术费高，浓缩原材料	便宜，可以长期服用
17	适度	极不方便，按时按量	方便，浓缩营养素，针对性强，服用方便
18	遇假	耽误病情，恶化，害人	无关紧要，预防期，不会耽误病情
19	统一性	吃药治此失彼	全面调整健康，有相融性、亲和性

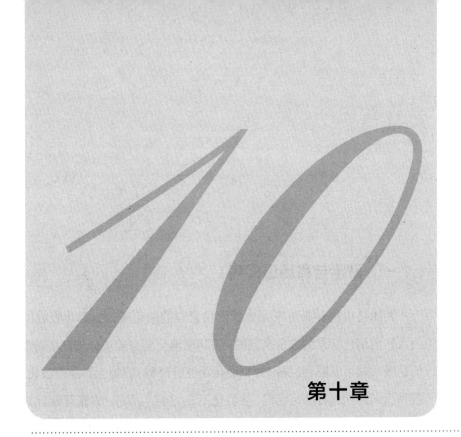

第十章

酵素与常见疾病

一、酵素与胃肠道疾病

人体是由胃和肠道来完成对食物营养的消化吸收，消化吸收的好坏则是由人体内消化酵素的数量决定的。胃肠道消化器官若能分泌充足的消化酵素，消化吸收就可以顺利进行；如果消化功能有障碍，再加上胃肠道消化酵素缺乏，首先出现的就是胃肠道疾病，从消化不良、烧心、胃痛、胃胀开始，然后是腹泻、便秘、肠道炎症、溃疡、肿瘤等肠道疾病，最后导致其他器官各种疾病发生。

中医把脾包括在消化系统中，称之为"后天之本"和"气血化生之源"。脾主运化，胃主受纳；脾主升清，胃主降浊。脾胃和合，人体才能顺利吸收饮食营养而益气生血。消化酵素不足，致使运化水谷精微化生气血的功能出现障碍，从而引发多种肠道疾病。

据报导，我国胃肠病患者约有 1.2 亿人以上，中老年人占 70% 多，其中慢性胃炎和消化性溃疡约占三分之一。西药对胃肠道疾病的"对症"治疗，副作用很多，也不能根本治愈；而中医药治疗"选择成本"又很高，找不对好中医也治不好病。微生物酵素在调治胃肠道疾病中，表现出确切的良好效果，且无任何副作用，也不会产生耐药菌株，给人们的保"胃"战提供了有力武器。

1. 微生物酵素让你不再"烧心"

烧心跟心没什么关系，但跟胃炎、胃动力、食管反流、胃溃疡等胃肠道疾病有直接关系。

烧心是消化不良的一种症状，让人感觉到胸部和胃上部有难以忍受的烧灼感。这种烧灼感可能延伸到颈部，甚至出现持续性的咽喉痛、咳嗽、喉部有异物感。烧心是由于胃酸逆流进入食道造成的。轻度烧心会使人无意识地吞咽口水中的淀粉酵素中和胃酸；重度烧心则会灼伤食道，引发溃疡、糜烂和纤维化等病变，时间长了，导致食管下括约肌张力下降不能自主张开，使胃贲门无法紧闭，罹患反流性食管炎。

临床上药物治疗烧心常用碱性药物中和胃酸，或用质子泵抑酸剂控制反流症状。此法虽然能使患者感觉舒服一些，但实则是治标不治本、越治越重的坏主意。

胃酸可以激活胃里的消化酵素，如果胃酸被药物过度抑制，导致胃酸分泌不足，就无法激活那些尚无活性的"酵素原"，也就无法将其转变成消化酵素。胃腺的腔壁得不到酸性环境的刺激会使胃蛋白酵素分泌受阻，吃进去的蛋白质难以消化，引发严重的消化不良，不但治不好烧心，反而引发其他胃肠道疾病。胃酸不足是许多消化障碍的主要因素。看上去完全不相干的病，比如风湿性关节炎、儿童期哮喘、长年疲劳和抑郁，都有着胃酸不足的表现。

胃酸被过度抑制还会造成维生素 B 族、维生素 C 不能被吸收，而且会直接影响机体对钙、镁、铁等矿物质的吸收，导致骨质代谢异常，诱发骨质疏松症。含钠的抗酸剂中和胃酸时产生大量二氧化碳，使胃扩张出现胀气、嗳气，并刺激溃疡面，甚至致胃穿孔。含镁的抗酸剂不仅可以造成腹泻，而且可以导致镁离子滞留，引起神经传导障碍。

进食时，大量的霉菌会一同吃进胃里，每顿饭大约有 3000 亿以上的霉菌进入胃部，但由于胃液的强酸作用，大部分被杀死了。如果胃酸被药物过度抑制，霉菌进入胃部后畅通无阻，在低酸环境的适宜繁殖温床中将会快速繁殖，从而引起湿气过多、腹泻、痢疾甚至细菌感染，也会出现便秘，严重者可发生肠梗阻。过量的细菌还会扰乱维生素 B_{12}、糖类和脂肪的吸收，使机体吸收营养物质的功能受到严重影响。

过度抑制胃酸导致胃黏膜萎缩，而胃黏膜萎缩最终可能发展成胃癌。

不要认为"烧心"不是什么大病，随着年龄增加，活动量减少，胃酸分泌越来越少，消化功能衰减，再加上消化酵素不足，从烧心和反流引起的消化不良、胃部不适开始，可引发溃疡与各种胃肠道炎症性疾病，甚至是胃癌。胃病患者面临着一个进退两难的境地：不接受治疗会使病情加重；接受治疗则不得不承受药物带来的副作用及其严重后果。鉴于此，人们对微生物酵素治疗烧心及由此引起的多种胃肠道疾病的确切疗效备受关注。

微生物酵素让你不再烧心，一般连续服用数周就能痊愈，可以明显改善消化不良、胃动力不足、胃炎等常见病的症状，提升胃消化功能。

（1）微生物酵素可以有效调节内分泌，体内补充足够的酵素会优先调整胃液系统分泌功能，使胃酸分泌趋于正常，这是最根本性的治疗。

（2）补充消化酵素，直接参与饮食营养的消化，使"食物酵素胃"的预消化功能得到发挥，大大提升胃动力，抑制胃酸反流。

（3）酵素代谢可以让胃得到休养生息，有利于恢复正常胃功能。

2. 微生物酵素防治消化性溃疡和炎症性肠病

2005 年两位澳大利亚医生罗宾·华伦和巴里·马歇尔因为在消化性溃疡治疗方面取得了成就，分享了当年的诺贝尔医学奖。他们从消化性溃疡患者的胃里分离出了幽门螺旋杆菌，并就此提出了幽门螺旋杆菌会导致消化性溃疡的假说，而被科学界认同。

根据上述理论，目前治疗消化性溃疡最常见的方法是三联疗法，即用两种抗生素杀灭幽门螺杆菌，再加上一种抗酸药或者胃黏膜保护剂。三联疗法对 90% 的成年患者有临床治愈效果，对儿童有效率是 60%。这种疗法能有效缓解溃疡症状，杀灭致病细菌，但不能防止溃疡复发，而且复发后需要增大剂量重复治疗。笔者认为这种越治越重的疗法是没有前景的。

炎症性肠病是一种自身免疫性疾病，当免疫系统把消化道内无害的细菌当做有害微生物时，就会对它们进行进攻，使此处的血流增加，慢慢形成炎症。溃疡性结肠炎、克罗恩氏病等炎症性肠病会随着炎症或者溃疡病情的发展而加重，腹泻、便血、腹痛和腹部绞痛会频繁发作。传统的治疗方法，通常会用抗生素和类固醇激素药物。当引起大面积肠道损伤，普通药物治疗难以修复或者缓解这些损伤时，就只有通过手术治疗，将严重受损的那部分肠道切除。

引起消化性溃疡、胃炎和炎症性肠病的原因很多。西药（特别是抗生素和皮质类固醇）的治疗副作用多，复发率高，也是胃肠道系统疾病多发的原因之一。微生物酵素通过益生菌和酵素调节胃肠道功能，可以有效地防治消化性溃疡和炎症性肠病。

（1）微生物酵素及其益生菌可以有效地调节体内菌群平衡。乳酸杆菌能够产生大量乳酸，从而抑制幽门螺旋杆菌在活体中的成长。临床和实验模型研究显示，嗜酸乳杆菌分泌物、格式乳杆菌、约氏乳杆菌 LG21 等都能抑制幽门螺旋杆菌的生长，减少胃炎和溃疡的发病率。2004 年《美国临床营养学杂志》刊登研究论文指出，对感染幽门螺旋杆菌的患者而言，益生菌是一种安全有效的药物。这项研究选取了 70 名幽门螺旋杆菌阳性且患上消化性溃疡的成人作实验对象，实验 7 周后结果令人鼓舞，所有的人消化性溃疡痊愈。台湾国立大学对 140 名胃溃疡患者做类似实验，其结果是乳酸菌组的幽门螺旋杆菌消减率达 90%。

（2）微生物酵素及其益生菌可以清除体内毒素，如亚硝胺和草兰氏阴性菌产生的内毒素、葡萄球菌产生的葡萄球菌毒素，以及黄曲霉素菌毒素等，并且形成黏膜免疫屏障，提高机体免疫力，增强对食物抗原的抵抗力，从而促进胃肠黏膜的修复。

（3）微生物酵素及其益生菌有调节脑神经的作用，实验表明双歧杆菌能增加体内维生素 B_6 的含量，提高脑内谷氨酸脱羧酵素的活力，从而增加脑内的 r- 氨基酸，对因情绪紧张导致的应激性溃疡有治疗作用。

（4）酵素可以直接作用于胃肠道的炎症部位，扩张血管，清除炎症因子，修复受损细胞，效果既快速又明显。

国外有许多权威医学专刊报导了治愈溃疡性肠炎的案例。例如，美国芝加哥医科大学在《内科医学期刊》中发表了两个利用凤梨酵素治愈溃疡性肠炎的病例。其中一位是 67 岁的老太太，医生开给她口服的免疫调节药物并局部使用类固醇治疗，但是情况并没有好转，每天仍有 3 ~ 4 次血便，服用了凤梨酵素约一周后，排便次数减少至每日一次，血便的情形也消失了，后来经内视镜检查，发现溃疡处已经完全愈合。另一位也是 60 多岁的老太太，情况也和那位 67 岁的老太太类似，服用凤梨酵素一段时间后，血便也消失了。由此可见，酵素对很多难治性疾病潜力无限，对因酵素缺乏而导致的胃肠道炎症性疾病，补充足够的相应酵素即可不药而愈。酵素对病态细胞的修复功能与提高人体自愈力的作用，可使许多难治性疾病实现不药而愈的效果。

二、酵素与心脑血管疾病

据世界卫生组织报告称，全球每 3 个死亡者中，就有一个是死于心脑血管疾病，其中冠心病（CHD）占 15% ~ 20%。心脑血管疾病主要是由于动脉硬化、高脂血、高血压和肥胖症等因素引起的，当然亦和吸烟、嗜酒等不良生活方式密切相关。

由于体内酵素缺乏，血液中低密度脂蛋白胆固醇（LDL-C）和脂质过氧化物（Lpo）在血管内壁沉积，导致冠状动脉管腔变窄或阻塞，影响心肌供血，致使心肌缺血缺氧后，引起心肌细胞损伤或坏死，使患者出现心率失常、心绞痛、心功能不全和高血压波动等症状。当冠脉中的血凝块再度被挤压出而堵塞脑微血管时，便造成脑中风；如堵塞在心脏微血管时，引发心脏骤停致心肌梗死或猝死，纵使能及时挽救回来（成功率很低），也要变成一个残废人，是极其可怕的一种常见病。

1. 酵素溶解沉积在血管中的胆固醇

已知冠心病与高胆固醇血症、血清低密度脂蛋白胆固醇偏高以及动脉硬化相关，而且低密度胆固醇每降低 1%，就可以减少 20% ~ 30% 冠心病罹患率。

研究显示，微生物酵素中的益生菌（乳酸菌），会分泌胆盐水解酵素，将结合型胆酸盐水解成游离性胆酸盐和氨基酸。游离胆汁酸具有水溶性，并使胆固醇、甘油二脂在肠道沉淀氧化还原，而很容易随粪便排出体外；同时改善脂质代谢，干扰并减少胆汁酸与胆固醇的再吸收，使血液与胆脏中的胆固醇降低。也有人认为，乳酸菌可以直接水解胆固醇吸入细胞膜，减少血液中的含量，或促使胆酸进入肠道，从而降低心血管损伤。

酵素通过分解血液中的肠道毒素和过量的胆固醇、脂质斑块、尿素结晶、药物结晶、乳糜颗粒以及大量的自由基等附着在血管壁上的血液垃圾，从而达到净化血液和防治心脑血管疾病的目的。

2. 酵素直接调控血压，保持血压稳定

研究表明，人体内有一组水解血管紧张素的肽酶，称之为血管紧张转换酵素，可以降低体内肾血管紧张素。肝脏里也有一种肝蛋白酵素能水解肾血管紧张素，使其含量趋于正常，以维持血压正常稳定。

已知人体血液中有 98 种以上的酵素负责净化血液，在心脏、脑、肺、肾脏等处，也存在有不同作用的代谢酵素，其共同维持血液循环的正常运行。我们称调控血管收缩与舒张的酵素为血管紧张酵素和血管扩张酵素，因为它们的作用是可以使血管一张一缩，以完成血液输送和接纳的任务。它们同时可相互调节血压，所以常用来调控血压以保持其稳定。临床上常用的"血管抗张酵素（ACE）"的降压药就属此种，其全称是血管紧张素转换酵素。此外，还有血管抗压转换酵素、血管抗压转换酶抑制酵素、血栓溶解酵素等。如果上述酵素中的任何一种缺少或不足时，血压就不稳定，就会出现高血压或低血压状态。

微生物酵素及其双歧杆菌等原籍菌分泌的水解酵素合成的维生素 B_1、B_2、B_6 以及 γ - 氨基丁酸等物质，都具有调节生理功能、维持血压稳定的作用。酵素中的钙、镁离子对血压的调节及心肌血管的维护、脂类代谢起到至关重要的作用。

最新研究表明，解决高血压问题不仅仅是限制钠盐或其他什么矿物质，而应该补钙和镁。钙具有松弛血管平滑肌、降低血压和预防动脉硬化的功能广为人知；镁离子可以直接舒张血管周围的平滑肌，维持血管收缩与舒张的平衡，并能引起交感神经冲动传递障碍，使血管扩张、血压下降。此外，镁可进入细胞内，直接作用于 ATP 酵素，也具有降血压的作用。

3. 酵素的溶脂溶栓作用

血管中还存在着溶脂溶栓酵素，所以，即使我们吃了大量的肉，积存了胆固醇、甘油三酯等，也会经过这些溶脂溶栓酵素的分解作用，稀释并净化血液使其不形成血栓凝块，并能软化血管、改善动脉硬化、稳定血压，因此不会马上发生心脑血管病（但这并不意味着提倡大量吃肉）。这主要是蛋白酶和尿激酶共同作用于血液纤溶系统形成纤维蛋白溶酵素起到的作用，其水解不溶性纤维蛋白（即血栓）成为可溶性纤维蛋白，达成预防血栓的目的。

临床抢救急性心梗和血栓塞或脑血栓时，就是用的这种血栓溶解酵素，如链激酶或尿激酶等（人体尿道的上皮细胞可制造尿激酶，剥落后随尿道排出体外，所以急性心肌梗死发作时，先喝一杯尿可应急，美中不足的是尿激酶含量不多）。临床应用尿激酶是有严格限制的，打一针 35 万单位，以往的价格是 700 多元，一天至少连续打 3～5 针，连续打针不能超过 3 天；如果打多了，血栓不但溶解不了，反而会造成大量出血现象。以色列前总理沙龙，得了脑血栓因尿激酶打过量了，导致脑血管大出血变成了植物人。尿激酶为什么要连续打 3～5 针呢？因为药物尿激酶，在血管里只能存活半小时，超过半小时就失效了。

与药物尿激酵素相比较，微生物酵素中的溶脂溶栓纤溶酵素效果则更胜一筹。特别是纳豆激酶，其在血液里存活时间至少可以达到 12～20 小时，可以在静脉毛细血管中发挥作用。但它并不是用来急救的，这一点需要特别注意，纳豆激酶必须坚持平时保健服用，可以有效地防止心脑血管疾病的发生。

4.酵素阻断炎症因子合成保护心脑血管

心血管疾病除了心肌、血液问题，血管上皮细胞炎症反应的重要性更不容忽视，因为炎症反应是导致血栓形成的重要因素。酵素则具有阻断并调节炎症因子的合成及其反应途径的功能，依赖酵素调节阻断发炎物质的方式有四大类。

（1）直接消炎作用

炎症反应发生时，血液中的凝血酵素原会转化成凝血酵素，而凝血酵素又诱发血纤维蛋白原转化为血纤维蛋白，再激活前列腺素 E2，造成水肿现象。酵素能分解血纤维蛋白，减少前列腺 E2 的分泌，抑制水肿发生。

（2）间接消炎作用

酵素可以延长凝血酵素原转变成凝血酵素的时间，减缓激活血纤维蛋白溶酶原形成血红纤维蛋白酶的速度，间接抑制了发炎反应。

（3）减少自由基的形成，从而减轻炎症反应

炎症因子 CD44（蛋白聚糖）分子会吸引白血球到发炎处，使炎症反应更加明显，而酵素能够去除 T 细胞上附属的 CD44 分子，使其不在 T 细胞上显现，降低炎症反应的表现。

此外，SOD 酵素可治疗心肌缺血与缺血再灌注综合征。

冠状动脉的搭桥手术、溶栓术、变异型心绞痛及冠状动脉痉挛缓解导致病情恶化，均与氧自由基密切相关。实验证明，心肌缺血再灌注损伤过程氧自由基产生增加，其通过膜的脂质氧化损伤心肌细胞内线粒体膜、内质网膜和溶酶体膜，从而破坏机体正常代谢。如果在这个时候注射适量的抗氧化酵素 SOD，便可有效保护心肌和心血管，防止综合征的出现。

综上所述，酵素具备了活性生物酶和益生菌（微生物酵素）的全部功能。它能降解食物中的脂肪和甘油三酯，分解血液中的低密度脂蛋白胆固醇，保护和营养心肌、心脑血管，净化血液，对高血压、心脏病的防治，从病因到组织器官修复，从循环系统到内分泌系统、神经系统同时全面进行调整，疗效可靠、持久，无任何副作用。服用者全身的健康状况都会有明显改善，尤

其是三期高血压伴有心、脑、肾病变的患者，恢复速度和症状改善都十分明显。

三、酵素与糖尿病

糖尿病是由于胰岛 β 细胞分泌胰岛素不足，引起糖代谢紊乱并以血糖值升高为特征的一组代谢疾病。它的主要特点是血糖过高、糖尿、多尿、多饮、多食、消瘦和疲乏。

糖尿病分为Ⅰ型和Ⅱ型两种。Ⅰ型糖尿病是自身免疫机能异常，胰岛细胞被破坏，胰岛素几乎无法分泌而产生的。Ⅱ型糖尿病是因为不良生活方式和糖尿病易感体质造成胰岛功能低下和不足而产生的。95% 的糖尿病属于Ⅱ型糖尿病。

糖尿病是以糖代谢障碍为主，同时伴有蛋白质、脂肪的代谢障碍，甚至还可以有水、盐代谢和酸、碱失调。以上三大代谢障碍是动脉硬化发生的基础，可引发高脂血、高血压、脑血栓等心脑血管疾病，同时可引起糖尿病性肠病、糖尿病性肾病、肺结核、白内障、骨病、性功能障碍、感染等多器官、多系统慢性衰竭出现的并发症，后果十分可怕。

糖尿病的病因是复杂的，是遗传基因与环境因素共同作用的结果。从酵素营养学来看，糖尿病的根本病因是体内代谢酵素水平降低，引起三大代谢紊乱，导致 β 细胞功能损伤并引起其他组织细胞病变。酵素能催化糖、蛋白质、脂肪的生化反应而产生能量，是三大营养物质新陈代谢的真正推手。如果经常性保持体内高酵素浓度，不仅可以有效地改善糖、蛋白质和脂肪代谢，还能有效地恢复胰岛 β 细胞功能并调整和改善胰岛素分泌。这才是根本的治愈方法，才能有效地使糖尿病患者重获生机。

1. 酵素的生物活性可以启动受损 β 细胞恢复功能

临床确诊的Ⅱ型糖尿病患者，胰岛 β 细胞一般已有 70%~80% 不同程度损伤了，但其中80%是可以恢复的，其余部分也可以通过酵素营养疗法提高其生理功能。

（1）胰岛素的生成是在酵素的作用下完成的

在胰岛 β 细胞的细胞核中，蛋白合成酵素合成氨基酸相连的长肽——前胰岛素原，前胰岛素原经过蛋白酵素水解作用除其前肽生成胰岛素原。β 细胞中的胰岛素原有92%以上先后经过两种肽链内切酶——激素原转换酶和羧肽酶H的相继完善加工而形成等摩尔分子的胰岛素，然后分泌到血液循环中，将摄入的糖分立即转化成能量或者进行储存，以备将来之需。

（2）改善色氨酸代谢，恢复胰腺正常分泌

肉类等蛋白质丰富的食品富含色氨酸，若体内维生素 B_6 缺乏，将导致色氨酸非正常代谢产生黄氨酸，其会对 β 细胞起破坏作用，影响胰腺功能，使其丧失分泌胰岛素的能力。微生物酵素中的嗜酸乳杆菌和双歧杆菌在结肠中合成维生素 B_6，促使镁离子吸收，促进色氨酸正常代谢，恢复胰腺正常分泌胰岛素，有助于血糖恢复正常。

2. 酵素能调节糖、脂肪、蛋白质代谢，抑制糖异生

酵素可以调节糖、脂肪、蛋白质代谢。胰岛素使糖原合成酵素活性增加，抑制糖原分解，激活丙酮酸脱氢酵素，加速丙酮酸氧化为乙酰辅酶 A，加快糖的有氧氧化代谢，抑制糖异生，使血糖降低。

胰岛素能促进脂肪合成与贮存，是引起肥胖的重要因素。酵素能调节脂肪代谢。脂肪水解酵素可使血液中游离脂肪酸减少，同时可防止与肥胖有关的并发症发生。

酵素促进新陈代谢，改善三大营养素代谢功能，有助于血糖稳定。

3. 微生物酵素改变肠道菌群结构，稳定血糖

越来越多的研究表明，糖尿病的发生和发展与宿主肠道菌群结构有直接关系。糖尿病作为一种代谢紊乱综合征，会影响肠道生理状态与菌群结构，同时调节肠道免疫反应。自身免疫反应可导致胰岛 β 细胞损伤，致使胰岛素分泌下降。

微生物酵素中的双歧杆菌是结肠中的主要降糖菌。双歧杆菌中含有半乳糖苷酵素和蛋白磷酸酵素，能分解乳中半乳糖和 α-酪蛋白，加强人体对乳糖和蛋白质的吸收。双歧杆菌和乳酸菌是益生菌，具有一定的生理免疫活性，其在菌群中的优势地位，可能会促使宿主产生某种保护机制，从而防止糖尿病的发生。

4. 微生物酵素促进微量元素吸收，提供合成胰岛素的原材料

微生物酵素中的益生菌分泌乳酸、乙酸和丁酸等物质，能促进微量元素吸收，如铁、铜、锰、锌、硒、铬、镁、锗等。在糖尿病的治疗中，矿物微量元素扮演重要角色，特别是铬、锌、镁的地位更重要。

铬是糖类、脂质和蛋白质在代谢中必需的微量元素，是胰岛素执行功能时的伴随因子，能激活受损胰岛细胞，增加胰岛素结合能力和胰岛素接受体数目，直接"矫正"血糖高低。糖尿病患者会从尿液中流失铬，补充铬可以增加肝脏、肌肉、脂肪组织的葡萄糖运输，有助于糖尿病患者的脂质代谢，减少心血管疾病并发症的发生率。

锌是合成胰岛素的重要材料。胰岛素是由 51 个氨基酸组成的相对分子量较小的蛋白质，生成一个胰岛素分子还要两个锌原子和其他微量元素参与维持其功能结构。胰岛素正是以晶型、亚晶型锌——胰岛的形式存在于胰岛分泌腺中，因此体内锌含量不足直接影响胰岛素合成、储藏和分泌活力。

镁与糖代谢密切相关，镁是保证内分泌系统和糖、脂质代谢的重要元素。糖尿病伴随着微血管病变者细胞内的镁含量明显降低，因而导致心、脑、肾等重要脏器缺血性损伤，同时镁还能参与防止胰岛外分泌功能的原发性损伤，防止胰岛萎缩。

合成胰岛素需要多种蛋白质激素和矿物微量元素。这些蛋白质激素的前体物质叫做胰岛素原，其 A 链 N 端与 B 链 C 端之间有一段 C 肽，必须由专一的水解酵素水解后，才能释放出 C 肽而变成胰岛素。

5. SOD 酵素能降低血管中的糖化血红蛋白

糖尿病患者的胰岛 β 细胞中各种抗氧化酶素（SOD、CAT、GPX）的相对活性都很低，因此由氧自由基所引发的损伤也比较敏感。高血糖使线粒体产生超量的氧自由基，活化葡萄糖代谢支路，从而发生各种并发症。SOD 酵素（超氧化物岐化酶）是目前唯一能够降低或减少血管中的"血锈"——糖化血红蛋白（GHb）的物质，因为其含有分子量与人体相同的 Cu Zn-SOD 和 Mn-SOD，能够直接清除血液中的氧自由基。糖化血红蛋白是血糖与红细胞中血红蛋白的结合物，是血液"糖基化"的新指标，可反映采血前 2 ~ 3 个月的平均血糖水平，其正常值是 4%~6%。餐前、餐后血糖值并不能真实并综合反应糖尿病的血糖水平，血糖高低与 GHb 指标平行呈正相关，可以综合反映患者的状态，服用 SOD 酵素可降低糖化血红蛋白的功效是确切的。

6. 淀粉酵素能降低血糖值

当体内缺乏酵素、氧和糖时，会出现低血糖症。低血糖会使多器官、多系统受损，甚至危害生命。血糖的高低，是由内分泌腺中脑垂体腺、肾上腺、甲状腺和胰脏所控制。肾上腺分泌的肾上腺素，会将糖原分解成葡萄糖，然后进入血液，让血糖升高；甲状腺分泌的荷尔蒙，则主控了人体使用氧气的速度，也加快了碳水化合物释放能量的速率；胰脏会分泌胰岛素，会促使葡萄糖（血糖）离开血液进入细胞内，也同时刺激肝和肌肉细胞将葡萄糖转变为碳水化合物的原糖，储存在人体内，将血糖降低。

当血液中淀粉酵素不足，血糖就会升高，所以只要补充外源性淀粉酵素，就能够降低血糖。经由口服或注射淀粉酶，血糖会降低。至少有 50% 以上的糖尿病患者，不必再靠外源性胰岛素来控制血糖。不幸的是，经过烹调的熟食，已将天然食物中的淀粉酵素和其他酵素破坏，因此对血糖升高产生极大影响。

综上所述，酵素能从根本上预防和治疗糖尿病，服用者空腹血糖下降显著，全身的状况会有明显改善，尤其以血脂、血压、微循环等方面的恢复更突出。但是，糖尿病防治的饮食调理依然是最重要的基础措施，同时要改变不良生活方式，具体做法要接受专业医师指导，并参考下述建议。

（1）血糖可控的Ⅱ型糖尿病患者（包括血糖异常者），第一步应该先行酵素代餐断食疗法，并在此基础上制订酵素治疗规划，并且按照规划持之以恒进行。已服降糖药或用胰岛素者，根据血糖改善状况逐渐减量，直至完全停药为止。

（2）酵素具有调节免疫功能作用，可以防止免疫亢进对胰岛细胞的损伤，对Ⅰ型糖尿病具有明显功效，但要注意适时增减剂量，出现并发症时可以在医生指导下实施"攻击性酵素营养治疗"。

（3）必须纠正的误区：糖尿病患者的吃糖问题。药物控制下的血糖指标正常时，仍然表现体弱倦怠，并不敢吃糖，导致细胞不能产生充足的能量。长期缺糖降低胰岛素分泌数量对血糖变化的适应性，从而加剧血液携氧能力不良的恶性循环，使体质不断下降。糖尿病患者可以吃糖指的是酵素所含的果糖和葡萄糖，果糖虽然很甜，但热量很低，最重要的是其代谢途径不同。果糖与胰岛素完全无关，不需要动员胰岛素，其中的低聚果糖能促进肠道益生菌生长，活性多糖有降血糖作用。事实上，糖尿病患者在酸中毒意识异常而被送医时，几乎所有的医生都会为患者打"果糖"点滴，然后再考虑做何种处置。

Ⅱ型糖尿病通过酵素综合疗法的治疗，并改变不良生活方式，完全可以甩掉外源胰岛素，过上健康人的生活。

四、酵素与自身免疫性疾病

自身免疫性疾病是一类由免疫系统缺陷引起的机体攻击自身组织的疾病。一般说来，免疫系统能识别自我和非我成分（外来物）并对外来抗原作出应答。

细菌、病毒、其他微生物或肿瘤细胞内或表面都含有抗原；花粉、食物分子自身就是抗原。如果免疫系统有缺陷，就可能把自身组织当作外来物（非我），产生自身抗体或免疫活性细胞，并加以攻击，导致炎症和组织损伤。

常见的自身免疫性疾病有风湿、类风湿、过敏症、哮喘、荨麻疹、红斑狼疮、多发性硬化症、I型糖尿病、恶性贫血、重症肌无力、克罗恩病（回肠末端炎）、异位性皮炎等。

西医治疗主要是抑制免疫系统，控制自身免疫反应。但是，多数药物会削弱机体抵抗疾病特别是抗感染的能力。

从酶素营养学来看，自身免疫性疾病与体内酶素缺失密切相关，而且很大程度上与胃肠道健康相关联。人体免疫力一大半在胃肠道形成，肠道益生菌占优势，微生态平衡，免疫系统的负担就减轻了，免疫应答就不易出现异常现象，从而可预防某些免疫缺陷。"肠内腐败"是造成某些免疫缺陷的诱因。因此，通过服用微生物酶素把肠道保护好，是防治自身免疫性疾病的重要措施。

譬如，过敏症有很多种，如呼吸道过敏（鼻炎、哮喘）、皮肤过敏（荨麻疹）、神经系统过敏（头痛）等。有的人肠胃过敏是因为肠漏。肠漏让一些未消化的食物、细菌、代谢物和微生物毒素，从渗漏的肠壁进入血液循环，刺激免疫系统，对上述分子产生抗体而出现过敏反应。

肠道对某些食物出现过敏反应时，会产生许多黏液，如同过敏性鼻炎有鼻涕一样。中医讲大肠与肺相表里，这些肠道黏液、鼻涕基本上是黏膜蛋白，服用大剂量酶素或蛋白酶就能去除这些黏液，让肠道里的绒毛和表皮细胞可以更顺畅、轻松地发挥消化吸收功能，过敏症也会不药而愈。用大剂量微生物酶素和维生素C治疗此类过敏症有立竿见影的效果。

国外一些研究显示，大量摄入优质酶素食品，可导致免疫复合体瓦解，但不会对好转反应造成损害。水解酶素尤其能够有效净化危险的免疫机制，并改善过敏反应。

像异位性皮炎等疾病,在免疫复合体瓦解阶段,正是毒素出现在皮肤上,看起来好像症状更加恶化,实际是在排毒的过程。如果是风湿、类风湿、红斑狼疮等,则疼痛会更强烈,此时持续大剂量服用酵素就有可能根本治愈疾病。

西医认为花粉、室内灰尘、霉菌、青花鱼、蛋清等物质是过敏原(引起过敏的物质,即过敏原),但它们只是诱因,真正的原因是体内酵素缺失,导致免疫力不均衡而出现变态反应或过敏反应。酵素一方面可以分解过敏原,另一方面可以活化免疫细胞,调节免疫功能,从而达到抗过敏的作用。很多慢性过敏和机体免疫力直接相关,只要补充酵素,就会有极大改善。

在Ⅰ型糖尿病中,免疫系统攻击产生胰岛素的胰腺细胞,这种破坏性的、难以治愈的疾病主要发生在儿童之中。国外很早就有研究文献认为,是牛奶中的蛋白质诱导Ⅰ型糖尿病发生。免疫系统丧失了识别牛奶蛋白质片段和胰腺细胞的能力,并开始攻击两者,导致儿童的胰岛素生成功能被破坏。要知道,胰岛素的生成是在酵素作用下完成的,而且酵素的生物活性可以启动受损的胰腺细胞恢复生理功能。所以,补充酵素食品对于Ⅰ型糖尿病的预防和治疗都具有积极意义。特别是对于以牛奶为主食的婴儿、儿童,及早补充酵素食品的好处不言而喻。

自身免疫性疾病有几十种之多,这些疾病都是由于自身免疫系统出了问题,导致机体将自身蛋白质看作是外源抗原,而开始攻击自身的结果。在研究所有这些自身免疫疾病与营养的关系时,发现动物来源食物的摄入,特别是牛奶的摄入与发病危险增加之间存在着显著的相关关系。微生物酵素或其他酵素食品,是分解动物性蛋白、脂肪的唯一利器,也是调节免疫功能的关键因素。因此,防治各类自身免疫性疾病,大剂量补充酵素食品应该是首选。

五、酵素与肥胖症

1. 什么是肥胖症

从医学角度看，肥胖症是指身体的脂肪过度增多，并对健康造成了严重危害，已经成为一种疾病。目前国际上大都以"身体质量指数（简称BMI）"作为标准，即 BMI= 体重（kg）/ 身高（m^2）。BMI 等于 22 为理想值，误差范围为 ±10%，BMI 大于 25 就应该是肥胖症了。但是，BMI 是按西方人的身材制订的参考标准，并不一定完全适合东方人的体形。

严格来讲，肥胖的定义是指体内的脂肪过量，所谓脂肪就是指大名鼎鼎的甘油三酯，其是由甘油和脂肪酸结合起来的产物。而甘油三酯的合成场所，就是我们的肝脏、脂肪组织和小肠黏膜，其中尤以肝脏的合成能力最强。所以肥胖症患者大都同时患有脂肪肝。

如果以体重为基准，正常体脂肪的含量男性应为 15% ~ 20%，女性应为 20% ~ 30%。而维持体能与健康的最低体脂肪量，男性为 6%，女性则为 10% ~ 12%，过高表示肥胖，过低也不利于健康。

若 BMI 大于 25，特别是内脏脂肪肥胖类型，会引起代谢综合征的危险性明显增加，罹患与肥胖相关疾病的几率也越高，如高血压、高脂血、脂肪肝、糖尿病、冠心病等。同时，女性较不易怀孕，且有卵巢功能不佳，无法正常排卵的情形；男性则精子活力很低，精虫数量亦较少。

根据美国大规模调查显示，BMI 为 25 ~ 29.9 的超重人群，其死亡率最低，也就是说，稍胖的人更长寿；而 BMI 为 35 以上的肥胖者死亡率较高，相比之下，BMI 在 18.4 以下的偏瘦的人死亡率远远高于肥胖者。

肥胖症患者主要分以下四种：

（1）单纯性肥胖（本能性肥胖）：约占肥胖人的 95%。该肥胖者全身脂肪分布较均匀，没有内分泌紊乱现象，也无代谢障碍性疾病，家族有肥胖史。

（2）继发性肥胖（病理性肥胖）：占肥胖人的 2% ~ 5%，是由中枢神经系统病变、内分泌紊乱或代谢障碍引起的疾病。

（3）遗传性肥胖：该种肥胖患者除与平时饮食结构、生活习惯有关外，更主要的是来自家族的遗传。家庭中父母均肥胖者，其后代65%～80%肥胖；父母单人肥胖者，其后代40%可能肥胖。

（4）药物性肥胖：约占肥胖人的2%，应用肾上腺皮质激素类药物治疗过敏性疾病、风湿病、类风湿、哮喘、肾病等引起的肥胖。如果停止用药，肥胖的症状即可改善。

了解什么是肥胖症，对于保持健康匀称身材和体形美很重要。你是否需要减肥是个具有科学性的严肃问题，不同性别、不同体质以及不同类型的肥胖，其生理特征差别很大，绝不能按照BMI指数"对号入座"。因此，时下的减肥风潮并不适合于每一个人。

2. 女人对脂肪要好一点

适量的脂肪能使女性体态丰满匀称，显示出特有的曲线美；皮肤也会光滑润泽细腻，富有弹性，秀发乌黑亮泽，映出女性宁静、自信、健美的特殊魅力。

我们人体不可或缺的脂溶性维生素，包括维生素A、E、D、K等需要脂肪组织的携带才能被储存和吸收。此外，脂肪可以储存体内热量，对保持体温、活化体内酵素与增殖白细胞均有好处。

脂肪是雌性激素生成的重要基础。女性的乳房、腹部、臀部、大网膜和长骨骨髓中的脂肪组织，可使雄激素变成雌激素。所以脂肪组织是雌激素一个重要的性腺外来源。雌激素是保鲜女人花的神秘力量，悄悄地塑造着女性的形象和品质，使女性从小女孩到亭亭玉立的少女，从靓丽的小姐到曲线玲珑的少妇，从而拥有自信、睿智和一种用语言难以描绘的女人味。

女人身体的脂肪只有占体重的22%以上，其才能成长、发育、成熟、具备生育能力，身体才具有排卵、分泌爱液、受孕、生育和哺乳等女性特有的功能。这是最低标准，达不到此标准，脂肪量低于17%时，就会引起月经不调、卵巢早衰、不孕症、无乳汁、更年期提前到来等，还会引起内分泌紊乱、营养不良、贫血，诱发冠心病、糖尿病、乳腺癌以及多种妇科疾病。

临床研究发现，不少月经紊乱或闭经的患者，她们中间有十几岁的中学生，也有年轻的少妇和中年妇女，其中不少是因为盲目减肥以至身体过瘦造成的。

我们需要一定的体脂肪，这些脂肪一定是干净、不含毒素的。干净的体脂肪不仅能通过生化作用转化雌激素，同时可增加肠道对钙的吸收，促进骨骼形成，防止骨质疏松。成人每天要保持 60 ~ 80 克的脂肪摄入量，以保持青春期发育及维持女性正常内分泌功能所需要的各种营养物质的供应。

专家特别提醒，正常体重的女性，不能盲目追求苗条而过度减肥，特别是滥用减肥药控制食欲不仅伤肝肾，同时可致肺动脉高压等多种疾病。无肥可减而强行瘦身是以牺牲健康为代价的自残行为，若要做健康女人，就要对脂肪好一点。

3. 肥胖症是一种流行病

1997 年世界卫生组织（WHO）宣布："肥胖是慢性疾病，在发达国家和发展中国家泛滥，同时影响大人和孩子。"美国国家科学院药科所发布的一份报告称："这些数字（肥胖的覆盖率）指出一个事实，肥胖是一种复杂多面的疾病，包括食欲控制和受遗传因素影响的能量代谢，涵盖了遗传、生理、生物化学、神经学以及环境、心理、文化等要素"。美国心脏协会报告指出："肥胖本身会变成伴随一生的疾病，不是美容问题，也不是道德判断，而且肥胖正成为一种危险的流行病"，"应该同任何一种流行性传染病一样对待"。

肥胖的病因较复杂，除了遗传、疾病等因素外，进食过多或饮食结构不合理，导致体内热量失衡是产生肥胖的主要原因。吃的多，而且是吃熟食多，不吃或很少吃生食，特别是高脂饮食（脂肪能量密度高，而且味美），容易导致能量摄入超标。我们身体对脂肪和碳水化合物的代谢方式不尽相同，但底线只涉及最简单的算术：你吃的热量比你燃烧的多，你就会肥胖。吃过多加热后的精制食物，会使人体脑垂体的大小及外观发生剧烈改变，导致内分泌紊乱而影响酵素的分泌数量。由于熟食的过度刺激，胰脏和脑垂体分泌过劳，因而使人变得懒洋洋的。甲状腺功能不彰，人就会发胖，最明显的例证就是：农民用生的猪草和马铃薯喂猪，猪不易增肥；如果用熟食喂猪，猪会快速增肥。

然而，问题并非如此简单，不仅营养过剩可以引起肥胖，营养不良同样可以引起肥胖，比如过度节食。节食减肥要靠自制力，节食者一旦自制力降低而失控，过度饮食的风险就更大。当然，酗酒这种纯能量物质，以及社会因素——拥有特权且缺乏健康意识导致肥胖者较多。

肥胖是体内慢性炎症的最大诱因，是体内毒素物质积累过多的警讯。慢性炎症是由身体内聚集的毒素引起的。某些慢性炎症不仅肉眼看不见，甚至显微镜下也看不见，潜伏于身体的每个器官、角落和分子里面。正是脂肪细胞分泌的一种叫做脂肪氧化激素的"促炎物质"，其毒性在全身范围内蔓延才引起慢性炎症。慢性炎症可以让人平时没有什么感觉，但是，促炎物质控制正常新陈代谢，能使人很快增重肥胖，肥胖又扩大炎症，更加增重，形成恶性循环，从而渐渐诱发心血管疾病、某些癌症、帕金森症以及各种自身免疫性疾病发生和发展。

人体脂肪是一种内分泌器官，有生命，会呼吸，会繁殖。无论是内脏脂肪还是皮下脂肪，都是热量囤积的结果，都会分泌"促炎物质"。内脏脂肪囤积的速度比较快，燃烧的也较快。然而，它所产生的游离脂肪酸，会通过血管直接进入肝脏，变成引发高脂血的脂肪或引发糖尿病的血糖，因此内脏脂肪囤积，会带来罹患代谢综合征的风险。皮下脂肪不管是囤积还是燃烧，速度都比较缓慢。我们把腹部皮下脂肪称为"有毒脂肪"，就是因为它释放并聚集促炎物质，反过来又导致新增脂肪囤积，成为肠道和体内毒素转化成慢性炎症因子的温床。因此腹部皮下"有毒脂肪"就变成了促炎化学物质的工厂，这些炎症因子不断增加，炎症加重后抑制了胰岛素功能，阻碍了胰岛素利用和将糖转化为能量，糖原只能转化成脂肪，使体内脂肪进一步淤积。

男性步入中年后，体重可能改变，腹部脂肪慢慢堆积起来出现"大肚腩"——腹型肥胖。研究发现，腹型肥胖都存在着雄激素缺乏和性腺功能减退现象，而且生物活性睾酮水平也在下降；相反，血和尿中的雌激素水平增高，雌激素对抗雄激素，导致男性体内肌肉减少，只长脂肪赘肉，体型臃肿，因体内分泌渗透压不平衡，细胞间积流过量水分，中医称之为"腹若垂囊"，导致带脉松弛，血不养筋，引发一系列中气下陷的症状和疾病。

实验证明，肥胖之人体内脂肪没有被脂肪酵素完全分解，会在未消化的混沌状态被体内吸收，并渐渐出现在动脉血管里，造成高脂血、高血压及动脉硬化。这些脂肪还可以进一步影响到心脏供血，引起心室扩大。冠心病的罪魁祸首就是饱和脂肪、氧化脂肪和多重不饱和脂肪。此外，血液脂肪球太多，会阻碍胰岛素帮助人体吸收糖的作用，导致血糖升高，引发糖尿病。同时血脂升高后，使得细胞活性降低，循环变慢，从而破坏了免疫系统中吞噬细胞的功能，这正是肥胖人比较容易生病的原因。

体内脂肪本身对人体最终储存量起着决定性作用。有的女性担心臀部过于肥大，然而从健康而非审美的角度看，脂肪聚集在臀部比聚集在腹部皮下要好。腹部皮下有毒脂肪是疾病的最大诱因。研究发现，腹部脂肪每增厚1英寸，体内就要增加4英寸的血管，从而大大加重心脏负担。

世界卫生组织（WHO）警告称，全球每年平均胖死280万人，10个胖子9个有并发症。肥胖并不可怕，可怕的是其并发症。数据显示，人体每增加5公斤体重，患冠心病的几率就提高14%、中风危险率提高4%、缺血性中风的几率提高10%。儿童肥胖与成年人一样更应该"同任何一种流行性传染病一样对待。"过度喂养的婴儿比正常喂养的多出三倍的肥胖细胞，以至其细胞松弛有较多空间囤积脂肪，体重更容易增加，长大成人以后，想控制体重困难更大。

4. 酵素是分解脂肪的好帮手

酵素有很强的分解作用，酵素分解脂肪并促进新陈代谢减肥瘦身，从原理上讲应该是实至名归。在人体中发现的数千种酵素中，其中和肥胖相关的有消化酵素和代谢酵素。科学家发现，动物产生饥饿感是消化酵素在体内合成的反应。当我们感到饥肠辘辘时，口腔会分泌大量的唾液，其实这都是消化酵素合成的表现。通过主动补充消化酵素，可以有效降低食欲。

脂肪是以甘油三酯的形式储存在脂肪组织内，当机体需要时，甘油三酯可逐步水解到血液中以供其他组织氧化利用，这一过程称为"脂肪动员"。调解"脂肪动员"的关键是代谢酵素，其平时在体内并不会自动合成，只有当断食、饥饿或交感神经兴奋时，肾上腺素、去甲肾上腺素、胰高血糖素等分泌增加，作用于脂肪膜表面受体，才能促进它的合成。所以，要消耗掉脂肪，除了挨饿，就只有设法补充代谢酵素。

从酵素营养学的角度来看，代谢酵素可以帮助燃脂，并防止中性脂肪囤积于血液中。除了代谢酵素的作用之外，消化酵素不足则是导致肥胖的最直接和最重要原因。

日常以熟食为主的饮食方式，使体内缺乏脂肪酵素，而这些脂肪酵素的"本职工作"正是用来分解多余脂肪、燃烧脂肪以产生热量，然后储存并分配全身的。许多实验都获得同样的结论：肥胖之人体内多余脂肪没有被脂肪酵素完全分解，而是被体内吸收储存在构成脂肪集团（腹部、内脏、臀部等）的部位。与此同时，内脏脂肪会渐渐在动脉血管和肝脏里出现，造成脂肪肝、高脂血、高血压及动脉硬化。肥胖与异常的脂肪囤积，进一步破坏脂肪性食物中的天然脂肪酵素，从而导致食物未能在"食物酵素胃"里进行脂肪的预消化，并且不能促进脂肪被完全吸收。

法国医学期刊报导称，从有肥胖症的人身上及脂肪瘤中取出的脂肪组织，其脂肪酵素低于正常值甚至是零。许多研究结论都证实，患有循环系统疾病、动脉硬化的人血液中缺乏脂肪分解酵素，如果给予肥胖之人、脂肪代谢率低的人、三高（高脂血、高血压、高血糖）的人足量的脂肪分解酵素补充剂，其脂肪代谢率很快就会改善，与此相关的一些症状会明显减轻，甚至使血压恢复正常，血糖指标趋于好转等。

内分泌学发现，肥胖症、三高症、糖尿病等疾病的共同病理都与胰岛素功能失调有关，而碳水化合物是刺激胰岛素分泌的主要根源。所以食用过多的精制淀粉和糖，会引起血糖大幅波动，胰岛素分泌增加，产生经常性饥饿，造成暴饮暴食，总热量无限增加而导致脂肪淤积。脂肪细胞是产生并增加胰岛素抵抗的物质，而胰岛素抵抗又进一步加重肥胖，形成一个难以瓦解的恶性循环。

毋庸置疑，胰岛素是制造脂肪的引擎。虽然胰岛素是控制血糖稳定的荷尔蒙，也会促进人体肝脏、肌肉组织对糖、脂肪和氨基酸的吸收，但是，其最明显的作用是促进脂肪细胞成熟，把糖转化成脂肪以及造成脂肪合成堆积并储存起来。

饮食中的精制碳水化合物，同样存在着淀粉酵素被破坏的情形，分解这些精制碳水化合物，正是淀粉酵素的专一职责。所以，体内淀粉酵素不足导致过量精制碳水化合物和糖诱使胰岛素分泌紊乱、功能失调，成为引发肥胖症的又一重要因素。

消化酵素中极其重要的蛋白酵素不足或活性降低，也可以导致肥胖。因为蛋白质的消化吸收率降低，导致体内蛋白质不足，载脂蛋白也会相应缺失，载脂蛋白的任务就是把甘油三酯、胆固醇、磷脂以及体内多种脂溶性物质，运载至全身血管循环与代谢。载脂蛋白不足，使上述脂质囤积在肝脏，不仅可以形成脂肪肝，同时成为导致肥胖的又一个重要原因。

研究发现，肥胖症患者都是酸性体质。酸性体质的人嘴馋，有贪食瘾，所以平时吃得多而易长肥肉。目前流行的一些减肥方法只能一时见效且容易反弹，就是因为这些方法没有改变肥胖者的酸性体质。酵素则可以从根本上使肥胖者的酸性体质转变为弱碱性。弱碱性体质的人自制力强、容易节制。同时，酵素可以使膨胀的胃缩小到正常状态，使饭量减少。坚持酵素养生，保持体内高酵素状态，塑身后不会反弹。

从酵素营养学的角度来看，肥胖的根本原因是体内代谢酵素和消化酵素不足，所以降脂减肥瘦身必须由多种酵素协同作用才能达成。酵素在较温和的条件下，具有令人难以想象的高效分解作用，不仅能促进食物的消化吸收，而且能快速分解体内多余的脂肪、息肉、结石、浓水、污物以及所有的脂溶性废物与毒素，并且将其排出体外，从而防止不良脂肪淤积增重。

酵素补充剂中的微生物酵素、综合植物酵素以及水果酵素等，都是由数十种乃至百余种蔬果（也含有药食两用的中草药）通过自然发酵而成。所以它们分别含有多种酵素系列，除了富含脂肪酵素、蛋白质酵素和淀粉酵素外，还分别含有麦芽糖酵素、ATP酵素、酒精分解酵素、抗氧化酵素、磷酸果糖激酶、内外肽酶等组成的酵素群，可以充分补充胃液、肠液、胰液中的内源酵素不足。代谢酵素与消化酵素充足了，就能有效地分解囤积在肝脏、肾脏、动脉血管、肠道中的内脏脂肪以及皮下多余脂肪，使其溶解转化后随粪便排出体外，从而达到健康瘦身的目的。

5. 酵素减肥法

酵素减肥法是实行一种以酵素饮食为核心的健康饮食生活方式。笔者从多年来推行的"酵素养生疗法"实践经验中，根据不同人的体质和不同的肥胖形态，总结出一些酵素减肥的具体做法与心得，只要你认真去做，减肥瘦身必将梦想成真。

酵素代餐是酵素减肥的基本做法，即用酵素原液（或多种酵素组合套餐）代替一日三餐。通过酵素代餐可以达到下述目的：

①有效地控制总热量摄入。

②关闭第一套饮食能量供应系统，启动第二套燃脂能量供应系统。

③促进体内"自体溶解"机制运行，燃烧囤积脂肪，排出毒素、浓水及脂溶性垃圾。

④为机体提供均衡全营养，减重不减力，增加能量，提升自愈功能。

⑤营养细胞，激活受损细胞，促进细胞新生，修复受损组织器官。

⑥保持体内代谢酵素存量不减反增。

（1）酵素代餐的操作方法

● 选择产品：酵素产品，要选择活性好、纯度高、含酵素种类多的酵素原液或原液加粉剂，包括微生物酵素、水果酵素、综合植物酵素或者粉剂酵素组合套餐。首先要了解所选产品厂家提供的技术指标，包括每100ml所含的热量值（酵素原液每100ml大约含热量220千卡左右，各不同品牌均有标注）以及主要营养成分、比活性等，使自己有一个比较准确的了解，做到心中有数。

● 从24小时酵素代餐做起，停止一天摄入固体食物，以酵素代替三餐。早、中、晚各饮100毫升酵素原液（可加温水稀释），同时服用"顺畅酵素（有市售产品）"5g×3/日，帮助排宿便，。

● 上述酵素摄入量相当于24小时共摄入600～800千卡的热量，能基本维持胃肠道的正常运作，但按身体所需总热量不如固体食物更充足。此时极少数人可能会出现轻微的饥饿感，但完全可以忍受，因为此时身体已经开始渐渐关闭第一套饮食能量供应系统，并启动第二套燃脂能量供应系统，供给全身能量。

● "自体溶解机制"慢慢启动。肾上腺素、去甲肾上腺素、胰高血糖素等分泌增加，并作用于内脏脂肪膜表面受体。内脏脂肪首先开始燃烧产生热量以补充不足，从而达到消耗内脏脂肪的目的。

● 减肥必先排毒。酵素减肥的第一天晚上（或下午），开始进行第一次"咖啡灌肠快速清肠排毒"，具体操作方法见159页"相关链接"介绍。之后每天进行一次咖啡灌肠，连续做3~5次即可，待下一次酵素代餐减肥时再按此法操作一遍。

● 为保证减重不减力，使参与者没有饥饿感，建议采用"生机饮食"作为酵素减肥排毒瘦身的辅助方法，可以取得非常好的效果。具体做法是：在保证酵素代餐的前提下，一天内适当加餐3次有利于排毒瘦身的生机饮食，每次 300 ~ 500ml（同时可减少 300 ~ 500ml 的饮水）。如牛蒡清肠饮、清肠芦荟饮、瘦身果蔬饮、排毒轻身果蔬饮等，这些生机饮食能促进新陈代谢，加快排毒速度并提供营养而不产生粪便。在本书第六章"生食原则"一节中有配方可供参考，也可以参照生机饮食的专业书籍提供的配方制作。

● 在家进行酵素代餐减肥者，如果不具备自制生机饮食的条件，可选用蔬果餐代替。每日加餐三次蔬果，每份蔬果重量约 200 ~ 300 克，水果与蔬菜的比例为 2：1。要选择无农药残留物、易消化的当季蔬果洗净生吃，如小番茄含番茄红素可降胆固醇，苹果和柠檬助消化，木瓜含木瓜酵素等，均可节约体内消化酵素。晚餐要在睡前 3 小时前食用完毕。

● 一般经过三天酵素代餐加生机饮食普遍可以减重 1 ~ 3.5 公斤，超重者有三天最多减重 6.4 公斤的个案。

● 首次实行三天酵素代餐减肥者，必须要经历清肠排毒过程。在这三天内，排便次数增多，甚至先由恶臭便逐渐转为水泻，最后排出憩室的宿便硬块；同时出现腹胀、放臭屁、口臭等现象。病态性肥胖者上述反应现象更为明显，这些"调整反应"现象均属正常现象。

● 酵素代餐减肥三天中，每天要进行 3 ~ 4 次的室外有氧运动，每次 30 ~ 40 分钟，宜选择适合自己的运动项目。同时不可吸烟、饮酒，不偷吃零食，不蒸桑拿浴，但可以洗温水澡。

● 首次实行酵素代餐减肥的人，要在医生或营养师的指导下实施，或者参加酵素养生度假营；并请医生或营养师协助制订出酵素减肥塑身的长远规划，从而保持已有成果，并且学会减肥与健康一生的方法。

● 根据四种肥胖症的不同特点，可以做如下的规划选择：

①酵素代餐减肥 3 天为一期，每月应做 2 次，预计 3 个月可达成健康瘦身目标。

②酵素代餐减肥 7 天为一期，每月应做 1 次，预计 2 ~ 3 个月可达成健康瘦身的目标。

③酵素减肥 14 天为一期，每季应做 1 次，预计当期就可以达成健康瘦身目标。

④在实践过程中，也有坚持 21 天酵素代餐减肥者，平均每天减掉 1 公斤左右，21 天内减掉 20 多公斤，并且使重度脂肪肝转变为轻度脂肪肝，前列腺增生亦有很大改善。

● 酵素代餐减肥法适合于各种形态的肥胖症，包括全身显性单纯性肥胖、隐性肥胖、三高型肥胖、遗传性肥胖等，但不适用于产后肥胖。病态性肥胖需要有专科医生审慎指导。

（2）酵素减肥的科学性、实用性与有效性

在众多传统与时尚减肥方法中，国内外专家们一致认为：控制饮食和强化运动是减肥瘦身的唯一有效方法。

全世界没有真正有效的减肥药，"有效"的伤身甚至要命，不伤身的无效。

强化运动减肥又慢又辛苦，谁都不愿意在大运动量中正常生活，所以极少有人能长期坚持，一但停止运动立即反弹，爱美女性还担心会长出健壮的肌肉。

控制饮食要有坚强的毅力和一定的医学和营养专业知识作为基础，否则，体重未减，饥饿导致营养不良性损伤不请自到，而且效果也很慢。我们可以根据每克脂肪的产能量（1 公斤脂肪产热量 9000 千卡）及成年人每天需要的能量值（1800 ～ 2400 千卡）计算出来，就算一个成年人不吃任何食物（水除外），也要 4 ～ 5 天时间才能消耗掉 1 公斤体内脂肪。

鉴于此，国内宣传了 20 多年的错误减肥信息以及带有误导和欺骗性的减肥方法，被揭开了虚假的面纱，只剩下商家的利润比人们的腰围增长得更快。

自从酵素营养学的出现，酵素减肥的科学性、实用性和有效性，不仅被千千万万肥胖患者的减肥效果所证实，同时被科学界和业内专家普遍认可，从而引起全球广泛瞩目。

酵素减肥是在科学饮食基础上的一种健康瘦身方法，它能消除肥胖的根本原因在于：

①酵素具有分解并排除肠道和体内毒素、促进新陈代谢的作用。消化酵素群能够防止中性脂肪在血液中囤积，同时分解脂肪和胆固醇。这是酵素所具有的基本功能。

②肠道是消化代谢与热量转换的主要区域，而益生菌是肠道发酵厂的工人，能协助体内制造出分解脂肪和糖类的酵素，也制造出辅酵素和多种维生素，这种整体的发酵效能确保了食物以及脂肪的分解更彻底。外源性酵素与其协同营造出高效能的胃肠道，将脂肪彻底运用或将胆固醇分解后排出。肠道微生态平衡、效能提升，才能平稳地消耗脂肪，达成减肥的目的。

③酵素在促进新陈代谢的同时，能有效地调整内分泌，使腺体分泌恢复正常状态，消除因内分泌失调引起的肥胖。

④酵素代餐减肥，要在保证全营养供应的基础上，有效地控制总热量摄入。这样，这样，机体会关闭正常进食的胃肠道消化系统能量供给，启动自溶机制第二套能量供给系统，使体内、腹部、皮下脂肪燃烧处于可控状态。

（3）酵素减肥的特点

综上所述，酵素减肥已被普遍承认是科学的健康瘦身方法，在北美、欧洲、日本和中国台湾地区受到广泛青睐。概括起来，它具有如下特点。

①减肥速度稳定并可控

区别不同肥胖形态，可以适当调整酵素代餐方法与酵素摄入量，控制减肥速度保持在最适宜程度，从而保持减肥过程中的良好生活状态。

②减肥不伤身

优质酵素食品均是以纯天然蔬果为原料的发酵产物，经严格的食品安全检验合格，所含成分都是对人体有益的活性营养物质。减肥不伤身，不伤肝肾，并能保肝护肾。

③减重不减力，精力充沛

减肥过程中能保持充沛的精力和体力，不会出现疲劳困乏、昏昏欲睡的现象，反而会出现比平时精力更加旺盛的状态，并且可以照常工作或学习。

④瘦身后不反弹

减肥瘦身后，只要坚持良好的饮食习惯与酵素养生，使体内处于高酵素状态，体内代谢平衡，内分泌正常，肝糖转化稳定合理，瘦身后就不会反弹。

⑤美容润肤

高酵素状态的皮肤会吸收大量胶原质和弹力素，通过酵素减肥后，显得更加美白靓丽。

⑥祛病健身

通过酵素减肥，机体的免疫力和自愈力会大大提升，很多不明原因的功能性障碍都会得到改善或去除，亚健康状态也可以被终结，许多迁延不愈的慢性病亦可以得到改善或者不药而愈。

六、酵素与女性健康

1. 酵素与不孕

凡夫妇同居两年以上，有正常性生活未避孕而未怀孕者，称为原发性不孕不育症。女性不孕的原因很复杂，除了幼稚性卵巢、输卵管阻塞、子宫内膜异位、子宫肌瘤、子宫狭窄等器质性病变原因外，体内酵素不足、酸性体质导致内分泌失调也是不孕的重要原因。

女性怀孕离不开酵素。人体的卵子和精子内就有酵素，这些酵素的活力促进精子与卵子结合成受精卵。高度酸性的体内环境，导致母体内的自体酵素不足，并可以使卵细胞失去孕育酵素——琉璃糖转化酶，进而无法形成受精卵，或者使孕激酵素活性降低。这就导致即便是怀孕，出现胎儿脑细胞发育不良、生下智障儿的比率也很高，同时还会破坏母乳分泌，影响婴儿出生后的健康成长。可见酵素对想生个健康孩子的夫妇多么重要！

酵素能恢复并提高卵巢的生理功能，使功能衰弱的卵细胞起死回生，提高生殖能力。补充外源性酵素,可使体内新陈代谢的垃圾和有毒物质排出体外,调整内分泌恢复弱碱性体质,从而可以提高怀孕机率。

2. 酵素与子宫肌瘤

子宫内膜有许多腺体。若这些腺体长在子宫肌肉层内,就称"子宫腺瘤"或"子宫腺肌瘤症"。子宫肌瘤是女性生殖系统最常见的良性肿瘤,由子宫平滑肌细胞增生而成。据资料统计,35岁以上妇女约20%发生子宫肌瘤,恶变率为0.5%。

子宫肌瘤的成因:①与体内雌激素水平过高,长期受雌激素刺激有关;②与孕激素水平异常也有关系;③细胞免疫功能低下,肿瘤杀伤细胞活性低下。

酵素的分解作用,能够调节体内的雌性激素以及孕激素的分泌,使之永远处于一种均衡的状态。酵素的神奇之处就在于:当体内雌性激素及孕激素不足的时候,酵素可促进身体分泌更多以补偿不足;当体内的雌性激素及孕激素分泌过多时,酵素又会自动地将多余的分解并排除体外。

酵素可以促使细胞活化,提高细胞的活性。细胞的活性增加,意味着细胞的吞噬能力也随之提高。对于体内生成的可能形成子宫肌瘤的癌变细胞,酵素能够提早予以分解掉,进而可以很好地预防子宫肌瘤的出现,防患于未然。

3. 酵素与乳腺增生

环境污染、长期精神压力过大、不良生活习惯、体内微量元素不足或使用有副作用的产品等,均可以导致女性内分泌失调,使某种或几种激素分泌出现异常,导致乳腺增生。中医称此病为"乳癖",认为是多由肝郁气滞、情志内伤、任冲失调、积瘀聚乳房,发为该病。

酵素能促进人体新陈代谢,其把体内的毒素分解后排出体外,加速血液循环,并双向调节内分泌,改善卵巢分泌雌激素正常,防止或减少乳腺受到不良的刺激,从而避免乳房因气血运行不畅而出现的腺体增生。这与中医的舒肝活血、通经化结、调和任冲、经络畅通为治则是一致的。

4.酵素与更年期综合征

更年期是指女性自然绝经前后的过度时期，因为体内雌激素减少或停止分泌引起的内分泌失调，导致自主神经紊乱，出现身体不适，如潮热、心慌、失眠、焦虑、性冷淡、反复泌尿系感染、骨质疏松、行为方式改变等一系列生理病理变化。

更年期补充酵素可以有效地调整内分泌，延缓性腺萎缩，平衡体内营养，排除代谢障碍，改善代谢功能。因而酵素可以有效地预防和减轻更年期综合征。

为了调理好更年期，很多女性选择吃一些补剂：一种是钙和维生素 D，为了预防骨质疏松这是必要的；别一种是雌激素，大多数人选择了植物性雌激素——大豆异黄酮，其可以延缓更年期，减轻不适症状。女性没有雌激素就没有女人功能，不仅仅是生殖、泌尿系统，全身很多器官都需要雌激素，所以雌激素是必需品。但有人应用这些补剂后，为什么没有达到预期效果？问题还在于酵素。在更年期内分泌失调状态下，因为体内没有足够的酵素催化这些补品被完全吸收利用，所以效果不佳。如果此时你同时补充酵素食品，就会起到事半功倍的效果，不妨试试看。

5.酵素与产前产后

妇女怀孕期间，一是胚胎发育需要营养；二是怀孕早期会出现妊娠反应，长时间妊娠反应会引起营养缺乏，不仅影响孕妇自身健康，还会导致胎儿发育不良或畸形。胎儿为了自身成长的需要，甚至可以不顾母亲身体的损失而从母体获取所需营养，因此，准妈妈既要保持自身健康，又要防止宝宝先天不足，需要补充更多的酵素和各类营养物质。

妇女怀孕期间，因为胎儿的生长发育，体内酵素消耗会大量增加，仅靠饮食摄入远远不够，同时产前、产后服用酵素可以有效地改善胃肠道功能，加强代谢排毒，调节生理功能，改善酸性体质，使母体与胎儿均处于良好的状态，有利于顺利生产。哺乳期间，母亲不仅需要大量酵素营养尽快恢复体力，而且酵素能够促进泌乳素分泌以提供给婴儿优质营养和能量。这些需求都可以通过补充酵素来获得，同时其他补剂（维生素，叶酸，钙、锌等矿物质）也可以更好地被吸收。

此外，充足的酵素还可以使母体尽快地恢复到孕前的正常状态，不仅帮助其恢复体型，消除妊娠纹，甚至其原有的妇科疾病也不药而愈。

必须提醒读者注意：患有习惯性流产的孕妇，在怀孕前三个月应该停服酵素，之后可以继续服用。

七、酵素与癌症

1. 只有极少数人会得癌症

癌症是现代人的梦魇之一，其致病原因到目前尚未完全被搞清楚。但可以确定的是，身体免疫力长期低下，受到外界某种特别因素的刺激，正常细胞就会突变为癌细胞，经过一连串的侵袭、繁殖和蔓延形成癌症。白血球和吞噬细胞能够将癌细胞消灭，所以大多数人不会得癌症。但是，身体在免疫功能低下时，免疫监视功能不全，也就是缺乏监视识别酵素，癌芽细胞因免于被杀灭而发展成癌。因此，从理论上讲，人在漫长的一生中，如果身体长期处于免疫力低下状态，每个人都有可能罹患癌症。

与此同时，每个人身上也都有抑癌基因，其是一类抑制癌细胞过度生长、增殖从而遏制肿瘤形成的基因。它能阻止癌细胞穿过细胞核的核膜而入侵基因或 DNA 隐密的栖息之地，来防止它们制造混乱，从而把人们从癌症遗传的易感性中解救出来。

1979 年英国科学家克隆出来的 P53 是目前发现的人类肿瘤中突变率最高的抑癌基因，其在 DNA 修复、细胞凋亡、细胞分化及细胞周期的调控方面起着非常重要的作用。迄今为止，已有 20 余种抑癌基因被鉴定或克隆出来。

美国达特莱斯大学临床医学中心尸体解剖研究结果表明：在 40 ~ 50 岁的妇女中，有 39% 的人乳房内存在肿瘤；60 ~ 70 岁的男性中有 46% 的人患前列腺癌。然而，在实际生活中相应的年龄段人群中乳腺癌和前列腺癌发病率只有 1%。该报告还指出，50 ~ 70 岁的人，其甲状腺内都有微型肿瘤，而实际甲状腺癌发生率也只有 1%。这说明未发病的人体内抑癌基因和免疫监视功能的识别酵素在起作用。正因为如此，在现实生活中真正得癌症的只是极少数人。

2. 酵素不足是罹患癌症的罪魁祸首

长期处于免疫力低下，免疫监视功能不全，也就是缺少监视酵素时，自由基对细胞的氧化损伤，包括攻击蛋白质、使受体变形、酵素变质失活、DNA 主链切断或损伤等，上述因素与人体基因缺陷相结合，最后形成癌症。所以说癌症的病因并不是基因功能紊乱，而是抗自由基酵素失活和不足导致基因被破坏。临床检验证明，癌症病人体内酵素含量不到正常人的 30%，几乎所有癌症患者体内的 SOD 酵素（超氧化物歧化酶）都明显低于正常值，所以临床上把 SOD 酵素活性作为检验癌症的特征之一。

研究发现，野生动物吃植物和生食，因而体内含有丰富的食物酵素，使他们具有旺盛的生命力和强大的免疫力，所以不容易得癌。如果把野生动物捕获放进动物园，让其吃熟食，那么，它们也会罹患癌症。而人类习惯吃高温加热的食物，致使食物中的酵素几乎完全被破坏，造成人体酵素摄取不足，导致免疫力下降。人体免疫系统是个精细而严密的组合，酵素不仅有监视与识别异物的作用，而且可以直接促进致癌物质与癌细胞的分解，同时对整个免疫系统的功能加以提升，从而全方位地阻止癌细胞的生存。

爱德华·豪威尔博士在 1980 年发表惊人学说，认为"酵素摄入不足，是造成人患癌症和其他各种疾病的罪魁祸首。"

西医学常规的癌症治疗方法往往需要服用大量的抗癌剂，做放化疗，这几乎成为一种惯例。抗癌药物进入人体后，通过释放大量自由基的杀伤力对癌细胞进行攻击，同时也杀死了体内正常免疫系统的各类细胞。一旦做了放化疗，体细胞全都中毒变得十分衰弱，癌细胞因为没有强壮的抗体而得以迅速扩散。抗癌药物的有效率仅为 5% ～ 10%，但它出现副作用的几率却是100%。法国海德堡肿瘤中心的报告说："化疗只能医治 20% 的上皮癌症（如乳腺癌、肺癌、直肠癌和前列腺癌）患者，而这些癌症却导致80% 的患者死亡。"化疗阻碍细胞分裂、再生，使胃肠上皮细胞受损，导致不能造出白细胞、红细胞和血小板，使免疫功能急剧下降，从而出现呕吐、脱发、食欲不振、腹泻、极度疲劳、皮肤和指甲变脆等副作用。而放射线治疗不可避免地使正常细胞发生生物细胞电离而产生大量自由基，并引发炎症反应，出现放射综合征。大多数接受西医常规治疗的病人仅能活两三年而已，而不用西医常规治疗的病人也能活两三年，所以这是一种没有任何作用的无效治疗。

要知道人体无论何时都要保持其恒常性，这种机制叫做"恒常性维持机能"，以此来保持各种生理机能的平衡状态。当放化疗使体内出现大量毒性极强的自由基时，恒常性维持机能就会启动体内代谢酵素去分解中和这些自由基。这是一个解毒过程，也是一个大量消耗代谢酵素的过程，因此会进一步导致体内代谢酵素严重不足，人体免疫力和抗病能力更弱，放化疗导致的恶性循环由此而加剧。这些方法不仅不能治愈疾病，反而会更加伤害我们的身体。要消灭体内所有的癌细胞其实很简单，少量的砒霜就可以完成这个任务，但是癌细胞被杀死的同时癌症病人也被杀死了，这也能称为"治疗"吗？在今天每年有近 8000 亿美元的"癌症产业"中，依靠癌症讨生活的人比死于癌症的人还多。可以预见，用不了太多时日，人们就会把这种错误的治疗方法扔进垃圾堆。

3. 体内高酵素状态可以防癌

癌症是全身问题的局部表现，而体内环境遭到破坏是最大的问题也是首要病因，即免疫力低下以及自由基伤害导致体内酵素锐减、代谢酵素不足、益生菌减少、菌群紊乱。所以防治癌瘤之道，首要的是改善体内环境，即保持体内高酵素状态和益生菌优势，而不是处心积虑地毒杀癌细胞。

为什么含水解酵素高的蔬菜水果对癌症患者有益，而且有以果蔬为主要饮食抗癌成功的个案？有专家指出，果蔬（特别是生食）可以使体内保持高酵素状态，除了植物生化素中含有大量抗氧化物质外，其中的天然食物酵素和益生菌至关重要，具有抑制癌瘤生长的作用。

外源性食物酵素必须与食物相结合，其含有淀粉酵素、脂肪酵素、蛋白酵素和纤维酵素等。这些酵素分子都是在发酵槽内发酵而成，靠的是酵母菌、乳酸菌和醋酸菌等不同阶段的发酵过程，诉求点就在于让身体可以完全不参与消化，使消化器官得到充分休息，得以把能量和专注力放在提升免疫力以及全细胞的代谢和营养吸收。细胞健康了，免疫力增强了，防癌抗癌的目的才能实现。

摄入外源性微生物酵素，保持体内高酵素状态，能够直接抑制癌瘤的产生。微生物酵素中的益生菌能够刺激免疫系统，提高 T 细胞、吞噬细胞的活性，使之攻击并吞噬癌芽细胞；益生菌能够阻止致癌化学物质（胺类、吲哚和硫化氢等）发挥作用，丁酸梭菌可以直接诱导癌细胞自行凋亡；益生菌能够显著提高体内代谢酵素活性，增强粘膜免疫力，促进粘膜抗体分泌，从而抑制致病菌的繁殖，促进有害菌所产生的毒素及抗癌药物之代谢物的分解及排出，减轻肝脏负担，有防治肝癌、肠癌的作用。

研究发现，经高温烧烤的红肉可与 22 种共生菌相结合，形成致突变剂，大大增加罹患肠癌与其他癌症的几率。但这些含有致突变物质的食物进入肠道后，可以与微生物酵素中的乳酸菌结合，变得不具活性，从而降低诱发癌症的风险，同时，乳酸菌及其代谢产物（注意，即使乳酸菌死掉其代谢产物依然存在）产生的可溶性化合物，直接作用于肿瘤细胞抑制其生长。

豪威尔博士认为："事实上，癌症的正确治疗方法应该是尽量减少对体内酵素的依赖，而多制造代谢酵素以消灭恶性肿瘤。"他说："我们治疗癌症完全不用直接攻击的方法……使酵素潜能有能力制造及输送更多代谢酵素到肿瘤，并使该部位的酵素化学正常化。癌症患者想从这种疗程中获得成效，某种程度上必须依赖其对'酵素营养'理论的了解及其实践热诚。"

欧洲近数十年来的大量研究表明，保持体内高酵素状态可以防癌已被证实。欧洲的法语地区盛行食用酵素养生防病。风行法国、奥地利和瑞士三国的《蓬德》杂志曾撰文专题介绍酵素对人体健康的重要性。酵素可以分解免疫复合体，产生丁酸、r干扰素、细胞介素等物质抑制癌细胞的生长；改善免疫系统功能，变更肿瘤细胞副产物的化学结构，减少癌症并发症，提高癌症患者的生存质量和存活率。

临床发现，绝大多数癌症患者都有严重的营养不良状况。资料显示，胃癌患者体重下降率占85%；由于营养不良引起的癌症合并症占70% ~ 80%。有效地补充均衡营养、扶正祛邪无疑对疾病康复有帮助。植物综合酵素（包括微生物酵素）都富含具有广谱抗氧化功能的植物生化素，如灵芝多糖、大蒜素、儿茶素、番茄红素、姜黄素等，以及多种矿物微量元素、维生素、有机酸、生物类黄酮，其营养价值和保健功能都比较高。应该特别指出的是，上述种种营养元素能否真正有扶正祛邪、提升免疫力的应用价值，关键还在于酵素。酵素存在着生命能量（或称为生命力、活力）。如果没有酵素生命能量的推动作用，所有的营养物质充其量不过是一堆化学元素的聚集而已。

有报导称，食物酵素的发现和使用，使美国的癌症患病率从30年前的每年平均递增12%，减少到现在每年平均递减0.5%。这是因为美国的医学专家和上层社会已经认识到，食物酵素这种"天然食物可以改变身体"。不只是癌症，所有的疾病都在于饮食，"癌症也是食源性疾病"。美国人甚至把这个与疾病有关的"大原则"称为"划时代的发现"。

当然，看看经典会发现我们的祖先早在2000多年前就已经提出并实践着"药食同源"、"药补不如食补"、"天然食物可以改变身体"的所谓"大原则"，只是现代人多有违背这些大原则的倾向，甚至"崇洋媚外"、迷信药物才出现了诸多所谓现代富贵病。

4.酵素抗肿瘤

酵素是加快化学反应速度的有机催化剂，简单地说，体内酵素能将东西粘在一起（称为结合酵素），或将东西分开（称为水解酵素）。根据这一基本原理，科学家们一直在试图通过某种酵素去分解肿瘤。实际上，科学界很早就已经找到了这一类酵素，其可以降解肿瘤细胞所需代谢物来抑制其生长，从而达到抗肿瘤的目的。

20世纪20年代，德国科学家们发现癌症患者的体内缺乏一种因子。他们开始给动物肿瘤注射菠萝汁提取素，并观察到许多动物的肿瘤大幅度缩小或消失。经过分析得知，这种菠萝汁提取素就是菠萝蛋白酵素。

菠萝蛋白酵素，能溶解不被癌症患者的"雷达"发现的秘密保护层。蛋白酵素还能分解"循环免疫复合物"，使免疫系统能更有效地抗击癌症。蛋白酵素最近被发现是人体综合调节和交流系统的组成部分，它会包住癌细胞的外膜，可能有助于促使癌细胞的自然死亡。当蛋白质外膜遭到破坏时，抗原被解放，从而促进免疫系统的活化，去除癌细胞制造的免疫复合物的作用。癌症患者体内危险的免疫复合物增加会导致肿瘤扩大。接受酵素疗法的癌症患者，明显地能够抑制免疫复合物增加，进而抑制癌细胞转移，使患者食欲增加、精神变好。

事实上，人体每秒钟会产生几百万个酵素，我们身体内制造的消化酵素就是全部生命组织所包含的水解酵素的一部分，也就是溶酶体或"自杀袋"的一部分。溶酶体或"自杀袋"是用来清除细胞残骸摧毁入侵有机物的。口腔、胃、胰腺和肠道都会产生一定量的消化酵素将食物分解成更小的分子以吸收。在这个由消化酵素帮助食物消化的过程中，大约有10%未被使用的酵素部分最后穿过肠壁进入血液中，帮助分解免疫复合物，使肿瘤暴露在免疫系统的攻击之中，并协助细胞分化。我们的祖先和野生动物所摄取的生食中含有天然食物酵素，所以他们随时可以做"酵素治疗"而不会罹患癌症，当然这些酵素还有许多其他治疗作用。

国际上有许多优秀的研究支持将消化酵素作为癌症治疗的关键成分而使用。有的研究则认为癌症是因为消化酵素不足引起的，就像糖尿病是因为胰岛素产生不足一样。糖尿病和癌瘤患者都有某种遗传的易患病体质，使他们易于得这种病。癌症和糖尿病一样，都可以通过适当的生活方式加以控制，但其潜在的遗传弱点将永不会消失。这种酵素抗肿瘤理论可以解释为什么绝大多数癌症患者都是老年人，就是因为老年人消化酵素不足，以及体内代谢酵素减少的缘故。

欧洲近 20 年来的深入研究表明，酵素疗法应用消化酵素能帮助抗肿瘤收到良好的效果。

● 消化酵素能提高乳腺癌患者的 5 年存活率，一期乳腺癌的 5 年存活率可以达到 91%，二期 75%，三期 50%。

● 消化酵素能减少因某种化疗和放疗方法导致的二重感染，特别是博来霉素（一种化疗药物）引起的肺毒病。

● 消化酵素能预防矿工因氡而导致的肺癌。

●菠萝蛋白酵素可抑制白血病细胞生长，并促使人工培养的白血病细胞逆转为正常细胞（细胞分化）。

● 德国的食品及药物管理局已批准使用注射形式的酵素。这种酵素的功效比必须经过消化道进入血液的口服酵素大 100 倍，空腹时大量服用的消化酵素一部分会被血液吸收，用于抗击癌症。

● 消化酵素（特别是蛋白酵素，包括胰蛋白酵素和糜蛋白酵素），可以分解循环免疫复合物，破坏包住癌细胞的蛋白质外膜，提高免疫效率；腐蚀肿瘤上的保护层，让癌细胞死亡，同时分解导致癌症患者体重减轻和精神萎靡的肿瘤新陈代谢的有毒副产品。作为药物面市，5 万美国药典单位，每天 1 ~ 6 次，可以收到良好效果。

● Wobenzym 补剂是法国一种独特的、经临床试验的专利药，由从各种植物和动物中获得的消化酵素混合而成，并添加芦丁（一种生物类黄酮），药片的外面都包装一层保护层（包肠溶衣），以便能通过胃酸的洗礼，进入到消化道被吸收。在两餐之间服用 Wobenzym 能帮助分解肿瘤四周的使肿瘤不被免疫系统发现的包裹层。

酵素在美国药典中是参照胰腺提取素进行衡量的。胰腺的一个重要功能就是分泌消化胰液，即消化酵素。商品上标注的 4x 的标签的含义是"胰腺酵素药力的 4 倍"。因此，500mg4x 胰腺酵素的消化能力等于 2000mg 胰腺酵素，5 万美国药典单位是任何一餐或两餐之间的理想剂量。

5. 酵素促进肿瘤坏死因子产生

肿瘤坏死因子（TNF）具有破坏异常增殖的癌细胞的功能，其在体内外均能杀死癌细胞或抑制其增殖，同时能激活免疫细胞攻击肿瘤，增强白细胞介素（IL-2）依赖的胸腺细胞、T 细胞的增殖能力；促进 IL-2、CSF、INFC（干扰素）等淋巴因子产生，干扰肿瘤血液供应。

肿瘤坏死因子重组蛋白是在大肠杆菌中重组表达的，是一条单链、非糖基化的多肽链，包括 157 个氨基酸。肿瘤坏死因子是在酵素催化作用下由单核吞噬细胞产生的单核因子，和体内胰脏酵素有关。胰脏酵素在促进 T 细胞增加的同时，也能够促进 TNF 的增加。有报导称，欧洲的医师们为了破坏肿瘤，最近甚至盛行直接将胰脏酵素注射到肿瘤内的治疗方法。澳洲癌症研究会的露西亚、迪沙亚医生，就是成功利用大量酵素营养食品产生肿瘤坏死因子治疗癌症的先驱，并取得良好的效果。

台湾的"安宁病房"给晚期癌症患者服用大剂量微生物酵素。临床证据表明，微生物酵素有如下作用：

（1）有分解致癌物质和癌细胞的作用，同时还有可能诱发产生干扰素以及肿瘤坏死因子，是抗癌最有利的措施。

（2）可以缓解晚期癌症患者的疼痛。

（3）增加患者的营养摄取。

（4）提高患者的生存质量。

（5）消除或减轻放化疗中的毒副作用，降低二次感染机率，增强抗病能力，有利于患者康复，提高存活率，延长寿命。

酵素抗肿瘤通过降解肿瘤细胞所需代谢物来抑制其生长，已被广泛应用。L–门冬酰胺酵素是引人注目的抗白血病药物。此外，L–谷氨酸胺酵素、L–组氨酸酵素、L–甲硫氨酸酵素、L–精氨酸酵素、L–丝氨酸脱水酵素、L–酪氨酸氧化酵素、羧肽酵素 G 等也在临床试用中。据报道，L–谷氨酸胺酵素的抗癌活力比 L–门冬酰胺酵素更强。

6. 癌症只是慢性病

研究人员对 80 岁以后去世的人做尸解，发现 100% 的人体内都有肿瘤（癌症），这说明癌症是生命到了晚期所伴随的一种自然现象。如果单方面想去除肿瘤，那么，很可能就得付出另一种代价——早衰或减寿。

世界卫生组织（WHO）早在 2006 年就公布了癌症是一种慢性疾病的新概念。我国著名中医肿瘤专家何裕民教授也提出了"癌症只是慢性病"的抗癌新视点（见《癌症只是慢性病》，上海科学技术出版社，2009 年 3 月出版）。

癌症发病是一个漫长的过程，一般需要 20 ~ 30 年，甚至更长，所以要早预防，早发现，早治疗，应该以早预防为核心，通过酵素养生防癌更具有现实意义与可操作性。癌症只是慢性病包含两层意思。

第一，癌细胞从形成到大约每公分要有 10 亿个时才能被发现。这时我们以为发现得很早，事实上已经发现很晚了。它到了大约有 10^7 个时就开始疯长扩散了。因此，酵素防癌抗癌是在体内原来就存在的癌芽形成初期，通过酵素养生方法，保持体内高酵素状态，全面提升身体素质同时实现的。

第二，树立与癌瘤和平共处、带癌生存、带癌长寿的新思维及其可行性的决心，同时折射出临床治疗必须彻底改进，将癌症控制在一个安全、能容忍的范围内。

癌症患者可以通过改变引起癌症的潜在因素而大大提高生活质量，并有可能获得彻底好转的机会，因为没有哪个患者会因为缺少阿霉素（一种常见的化疗药）而遭受痛苦。癌症是异常生长，而不仅仅是局部肿块。化疗、放疗和外科手术并不能减少肿瘤带来的痛苦，也不能改变让这种非正常生长繁荣的潜在条件。

患者自身对疾病的正确认识与良好的心理情绪，对改善癌症（包括其他慢性病）有明显的积极作用。研究显示，大脑可以自我合成神经系统驱动的"药物"，指令自身免疫功能，调节生理平衡机制。美国的研究报告指出，人体本身具有抗癌能力，可以消灭100个癌细胞，理论上认为每25～50个T淋巴细胞可以消灭一个癌细胞，运用"心力"的神奇疗效使人体抗病能力倍增，可以使低分化或未分化癌转变为高分化癌，降低癌的恶性程度，进而通过监视酶素识别亚临床癌灶，予以全部清除。

科学家经过对近百年来全世界所报导的500余例"不治自愈"癌症患者的进一步研究发现，患了癌"不治自愈"的患者不是不治，而常常是通过一些自然疗法自治，通过饮食营养和回归自然的健康生活方式的调理，不药而愈。例如，有的人在患癌症后迁出了原来的生活环境，使精神因素彻底改变；还有的人同时患了持续性高热性疾病，待高热性疾病退却后意外发现体内肿瘤不明不白地缩小甚至完全消失了。再如，《不一样的自然养生法》的作者吴永志先生，三十年前不幸罹患肺癌三期，用传统西医治疗无效而放弃，转攻自然医学与营养学领域，并获得博士学位，成为抗癌名医。生机饮食含有丰富的天然食物酶素和植物生化素，对癌症治疗与康复效果是毋庸置疑的。这说明营养调理与回归自然的健康生活方式，使身体内环境发生了不利于肿瘤细胞生长和繁殖的条件变化，这些变化实际上是生命体自愈功能的体现，也可以看作是生命体自我改造、自我调整、拨乱反正、正本清源的过程。

综上，笔者认为癌症患者应该平时注意防范，改变不良生活方式和饮食习惯，在摄取足够的活性酵素的同时，注意不要过度消耗体内代谢酵素，优化个性与心理，重视癌前病变的纠治与酵素综合疗法的应用，而不是穷凶极恶、乱来一气、三光措施轮番上。中老年癌症患者要始终贯彻姑息治疗与酵素养生相结合的原则。这样，当明天人们面对癌症时就会像今天面对炎症与冠心病一样，少了一分恐惧与盲目，多了一分自信与从容，自然也就有了更长久的生存时间和更好的生活质量。

八、酵素与疑难杂症

酵素是人体必需的基础营养素，但不是药，没有对疾病靶向治疗的功能。因为酵素能排毒、能修补病态细胞、能净化血液、能增强免疫力而提高机体自愈功能，所以它对许多药物无法治愈的疑难杂症，如痔疮、白内障、冷感症、牙周病、脱发症、阴痿、脚气、痛风、各种皮肤疾患以及外伤、烫伤等，均有良好的功效。

免疫力低下的体质虚弱者以及不明原因的功能性障碍、迁延不愈的慢病患者，服用酵素后，通过强大的免疫酵素系统作用，都会向好的方向转化或逐渐治愈。免疫酵素系统包括白血球防御酵素、T细胞防御酵素、巨噬细胞防御酵素和抗体活化酵素等。

下面列举几种病例加以说明。

1. 酵素与性功能

多年以来，男性勃起功能障碍被认为是一种心理障碍。故然勃起障碍与焦虑、紧张、性冷淡有一定关联，但近年来的研究证明，大多数阳痿的原因是器质性的而不是心理性的——病因常常是血管问题。

男性性唤起是一个复杂过程，不管勃起的愿望多么强烈，当阴茎的血管处于收缩状态时，就不会勃起。严重勃起功能障碍患者的勃起组织较正常的勃起组织生成较少的一氧化氮（NO），因为一氧化氮能舒展平滑肌，所以除非增加一氧化氮水平，否则勃起就不可能。

一氧化氮可以通过直接刺激勃起组织产生一种使男性阳举的物质——环鸟苷酸（CGMP），这种环鸟苷酸就是在鸟苷酸环化酵素作用下生成的。阳痿的人因为鸟苷酸环化酵素不足，因而环鸟苷酸也不足或者很快被分解掉，故而出现举而不坚甚至不举的现象。如图10-1所示。

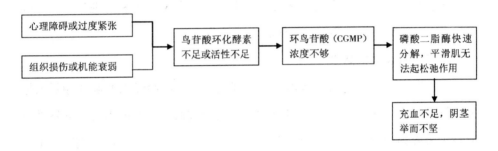

图10-1　阳痿致因

大名鼎鼎的万艾可（Viagre-伟哥）是一种磷酸二脂酶抑制剂。它的作用就是阻止磷酸二脂酶催化水解环鸟苷酸，从而保持阳痿病人那仅有的环鸟苷酸不被分解以显阳举的效果，实际上它并不能增加环鸟苷酸浓度，治标不治本。只有增加鸟苷酸环化酵素才能从源头上增加体内环鸟苷酸浓度，从根本上改善勃起功能障碍。如图10-2所示。

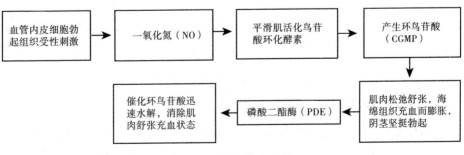

图10-2　阴茎勃起机制

酵素可以使睾丸细胞赋活，同时能够净化血液，把毛细血管中的代谢废物排除掉，促进阴茎（或阴蒂）血液微循环，使血流量快速增加及勃起组织扩张。

胆固醇是制造雌激素、孕酮、雄激素、睾丸酮等荷尔蒙的重要前驱物。酵素能分解胆固醇使之变成有用之物，所以常服用酵素的人发现自己的性功能有显著提高。这就是酵素将血液中的胆固醇大量分离，转化为性荷尔蒙的一个证明。

酵素改善性功能并无男女之分，如果夫妻间有床第失和的现象，双方同服酵素一段时间后，都会有亲身体验。

2. 酵素对痛风的防治

痛风发生的原因是因为体内的嘌呤代谢异常。嘌呤经由肝脏代谢形成尿酸，氨基酸在缺氧状态下未经氧化，导致高尿酸血症。血液中的尿酸钠盐沉积在关节腔内形成结晶，造成关节肿胀和变形，成为"人间第一痛"。据文献报道：罹患痛风的机率，随着血液中的尿酸浓度的升高而显著增加。

酵素可以帮助组织细胞分解、代谢（排除）患处或局部组织器官所残留的二氧化碳、异物、细菌病毒的毒垢以及人体代谢废物等，使身体恢复正常状态。此外，酵素促进食物的消化、吸收也是其分解作用之一。

对于痛风的防治，在服用酵素的同时，还应禁食高嘌呤食物，如海鲜、酒、肉、动物内脏等，多吃植物性食物。痛风的根本病因，从酵素营养学来看，还是分解蛋白的酵素群不足，高蛋白的最终代谢产物出现大量尿酸积聚；而植物性食物以碳水化合物为主，其最终代谢产物是水和二氧化碳，是非常干净的。如果体内有充足的酵素，既可加强蛋白质代谢，又强化了氧和二氧化碳的代谢，如此就可以减少尿酸形成，达到防治痛风的目的。

3. 酵素原液治疗痔疮颇有疗效

痔疮是由肛门及直肠下端黏膜和肛管皮下静脉丛发生扩大、曲张形成的柔软静脉团，其变硬后就成了痔，严重时出现肛裂、痔核、脱肛、痔瘘等。

酵素对痔疮康复的效果很明显。其作用在于：

（1）酵素有整肠功能，可以迅速解除便秘的痛苦，有利于痔疮康复。

（2）不论内痔或痔瘘，都有瘀血并产生血凝块。酵素的分解作用可以消除瘀血及血凝块，达到净血、清血，同时解毒排毒的目的，便于痔核消散。

（3）痔疮都会引起发炎。酵素能抑制发炎，对抗结核病菌，外用就可直接消炎。

（4）酵素在对痔疮净血、排毒、消炎的过程中，有活化细胞的功能，可以使病灶部位的细胞新生。

外敷酵素原液或自制酵素粉栓塞外用，同时内服微生物酵素或 SOD 酵素，每日 2 ~ 3 次，2 ~ 3 周可见效。

酵素对疑难杂症的良好功效，除了强大的免疫酵素系统的作用外，抗氧化酵素群针对超氧自由基异常增高引起的各种杂症的作用亦不容忽视，如自身免疫性疾病、缺血再灌注损伤综合征、放化疗副作用等。美国生产的牛血SOD 酵素冻干注射剂（奥固肽），被 FDA 指定为治疗与 SOD 突变有关的家族性肌萎缩性侧索硬化的药物，我国将其用于治疗类风湿性关节炎、放射性膀胱炎、骨关节炎等。台湾地区有人将 0.1% 的 SOD 酵素凝胶局部用于二至三度烧伤，对加速表皮再生和创伤愈合有明显疗效。

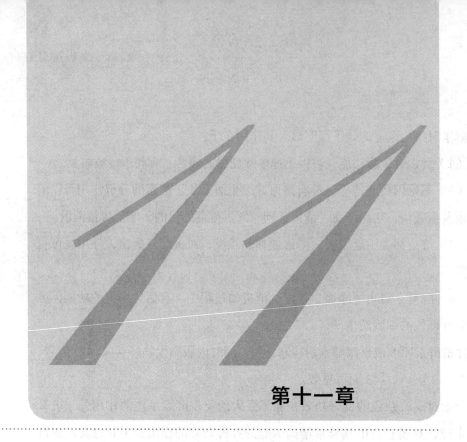

第十一章

酵素与美容养颜

- ◆ 健康肌肤的养护知识
- ◆ 酵素——肌肤健康美白的全能手
- ◆ 酵素的祛痘功效
- ◆ 酵素与毛发养护
- ◆ 酵素美容养颜 DIY

健康与美丽是一个简单而永恒的话题。女性在追求新观念和应用新技术方面，美容养颜一直走在其生活的前列。也就是说，在消费领域最慷慨的莫过于追求美容新观念的女性朋友。

通过遮瑕膏、粉底霜的粉饰把皮肤毛孔填平，看起来显得很细腻，但这种好像瓷瓶一样的"瓷妆"，不管技术多高明，只要是涂出来的，就肯定没有正常光泽，不生动，没有气血充盈带来的活力。所以人们一直设法摒弃那些化学制剂化妆品所带来的腐蚀以及重金属、光敏、颜料等对容颜的伤害，试图寻求一种更健康安全的天然美容产品。近年来，划时代的生物制品悄然兴起，而制成这种美容养颜产品的核心技术就是依据DNA设计图制作蛋白质的酵素。

我们的身体是由DNA所做成的酵素发挥其功能而构成，包括健康与美丽在内的各种生命现象都必须依靠酵素的作用才能完成。正是由于酵素在体内的催化生化反应，使得饮食营养被良好吸收，才真正实现内养外调的功效，展现出气血充盈的美丽容颜。

新一轮的美容养颜观念正在悄然兴起，领导潮流的酵素美容养颜经历了美丽的考验。谁把握了时代的脉搏，掌握了酵素美容技术，谁就等于掌握了肌肤不老的青春旋律。

一、健康肌肤的养护知识

人的全身表面都覆盖着皮肤，成人皮肤表面积在 $1.5 \sim 2.0\text{m}^2$ 之间，总重量约占人体的 5% ~ 8%。皮肤的厚度随年龄、性别部位不同而各不相同，眼睑处皮肤最薄，手掌足跟等部位皮肤最厚。皮肤是人最大和最重要的器官，是健康的第一道防线，有许多重要的功能。例如，皮肤可保持并调节体温，保持水和电解质平衡，感受痛苦和触觉，使危险的物质不能进入体内并保护内部器官免受损伤。

1. 皮肤的构造

皮肤的构造有三层：表皮层、真皮层、脂肪层（皮下组织），如图 11-1 所示。

表皮是上皮组织，由各种形态的上皮细胞构成。表皮很薄，最厚处也不超过 0.2 毫米，下面是基底层。基底层由基底细胞和黑色素细胞组成。从基底层细胞分裂后向上推移起，到达颗粒层的最上层需 14 天，再通过角质层到最后脱落又需 14 天左右，这个期间共 28 天，称为细胞更换期。

面部表皮的角质层机能和状态与美容化妆品有密切关系。角质层约含 10%~20% 的水分，时尚解决"面子"问题常常在角质层上下很大功夫。

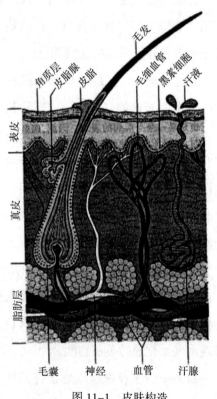

图 11-1 皮肤构造

真皮在表皮下层，与表皮的分界明显。表皮底部显凹凸状，与真皮紧密接触。真皮内部的细胞很少，主要由纤维结缔组织构成、其中有胶原纤维、弹性纤维和网状纤维等，对皮肤的弹性、光泽和张力等有很重要的关系。皮肤的松弛、起趋等老化状态都发生在真皮之中。

皮下组织在真皮下，二者无明显分界。皮下组织由大量的脂肪组织散布于疏松的结缔组织中而构成。皮下组织疏松柔软，可缓冲外来的冲击和压力，还能减少体温发散和供给能量。

2. 皮肤的主要功能

（1）皮肤的渗透和吸收功能

人体皮肤接触的各类物质很难透过表皮被皮肤吸收，但同时皮肤也具有一定的渗透和吸收功能。有些物质通过表皮的角质层、毛囊皮脂腺和汗腺管口，被真皮吸收，并且影响全身。角质层是影响皮肤渗透和吸收最重要的部位，能吸收较多的水分，特别是在皮肤被水浸润后或采用包敷的方法，会使皮肤水分增加，提高皮肤的吸收作用。

（2）皮肤的代谢功能

皮肤的主要代谢物质包括水分、电解质、糖、脂肪和蛋白质。

● 皮肤的含水量大约占人体总含水量的20%左右，通过皮肤每天可以排出水分300～400克，其中不可见汗液形态的水排泄，占总排水量的5%～8%，其中的水分经表皮角质层排出体外。

● 皮肤是人体电解质的重要贮存部位之一，包括维持水渗透压与酸碱平衡的氯化钠，调节细胞渗透压与酸碱平衡的钾，参与激活多种酵素活性的镁，以及形成皮肤黑色素的酪氨酸酵素的成分之一铜等。

● 皮肤中糖的代谢以糖原、葡萄糖和黏多糖三种形式进行的糖原分布在表皮的颗粒层和汗管的基底细胞中；葡萄糖在皮肤各层中都有，能维持皮肤的酸度；黏多糖存在于真皮中，其所含的透明质酸黏附在细胞上，以保持水分和使细胞具有一定的弹性和韧性。

● 皮肤脂肪的代谢包括胆固醇和磷脂类化合物。游离胆固醇中的7-去氢胆固醇在阳光照射下可能转变成活性维生素D；皮下组织中主要是中性脂肪。

● 皮肤蛋白质的代谢包括纤维性蛋白、非纤维性蛋白和球蛋白。皮肤中还含有许多氨基酸类物质，表皮内主要含有酪氨酸、酰氨酸、色氨酸和组氨酸；

真皮中则主要含有羟辅氨酸、丙氨酸等代谢物质。

（3）皮肤的分泌和排泄功能

皮肤的分泌和排泄功能，主要是通过汗腺和皮脂腺进行。

● 汗液主要由分布全身的近 200 万个小汗腺分泌，大汗腺分泌破碎细胞的奶状蛋白液体，其中含有脂褐素，如果被细菌感染后会产生汗臭。小汗腺分泌的汗液 99% 是水分，还有 1% 主要是盐，也包括一些钾、钠、钙、磷、铁、镁等矿物微量元素。

● 皮脂是通过皮脂腺分泌产生的、成为覆盖皮肤和头皮的脂质。皮脂腺分泌的皮脂往往会积存在腺体内，增加排泄管内压力，最后从毛囊口排出。青春期性腺活动旺盛，刺激皮脂腺怒胀，皮脂形成增多，易生痤疮。随年龄增长，皮腺分泌会逐渐减少。

3. 皮肤保健与养护

皮肤是人体整体的一部分，肌肤健康与机体健康密不可分。若要延缓肌肤老化，使容颜常驻，首先是整个机体的保健，特别要注重饮食营养，保持气血充盈，才能"其华在面"；其次才是皮肤自身的养护，包括选择何种护肤品，以及如何防止不良环境因素刺激等。

（1）肌肤健康——吃出你的美丽

营养在皮肤形成的每个环节上都至关重要。人体的六大营养素蛋白质、脂肪、糖、维生素、矿物微量元素、纤维素都是维持健康肌肤的要素，此外还包括使这些营养素发挥作用的酵素和激素。

真皮含有大量的胶原质，其赋予皮肤力量，并维持皮肤结构。交织在胶原质之间的是弹性纤维，其可以使皮肤富有弹性。

源于真皮的胶原质是在维生素 C 将氨基酸脯氨酸转化成为羟基脯氨酸时形成的。因此，没有维生素 C 就没有胶原质。

维生素 C 与皮肤健美关系更密切，其能调节皮肤血管的通透性，使皮肤洁白细嫩并增加营养。长期缺少维生素 C，皮肤上会出现毛囊角化、雀斑、褐斑和广泛性出血等症状。

维生素 A、维生素 C、维生素 E、硒等抗氧化元素，可以抗拒自由基，保护胶原质和弹性纤维免受自由基伤害而失去其灵活性。

脂肪更是皮肤中的重要营养，皮肤细胞膜是由必需脂肪酸构成的。皮下组织就是中性脂肪细胞。必需脂肪酸缺乏会使这些细胞迅速干瘪，造成皮肤干燥、灰暗并失去光泽和弹性。

皮肤细胞的健康依赖于充足的锌元素，其可以确保人体能够正确无误地生成新的皮肤细胞。缺少了锌，皮肤就会发生皲裂，并且不易愈合。与此同时，从痤疮到湿疹的一系列皮肤病都和缺锌有直接关联。

人体内大约含有 75 ~ 150mg 铜，每克表皮组织含铜 1.55 ~ 7.30μg，每克真皮组织含铜 1.89 ~ 2.75μg。铜与皮肤健康关系相当密切，这是因为铜和结缔组织代谢，以及皮肤表层角化相关联。

皮肤细胞还会产生一种 7- 脱氢胆固醇，其在阳光下转化成维生素 D，而维生素 D 对于维持体内钙的平衡意义重大，人体中 80% 的维生素 D 是这样获得的。

雄性激素使身体外露部分和面部产生毛囊，生出粗的恒久毛；雄性激素明显地刺激皮脂腺的分泌，增加脂质合成；雄性激素分泌过盛也是导致粉刺产生的可能原因。

"女大十八变，越变越好看"，雌性激素在女人发育与成熟的过程中，掌控和传递着女人变美的信息。雌性激素分泌旺盛，则皮肤白皙亮泽，皮下组织丰满并富有弹性；反之，雌性激素分泌不足，则皮下脂肪少，皮肤显得干瘪没有生气。

酵素，被称为调整肌肤状态的"全能选手"。很多国际著名品牌美容产品中的核心成分都含有酵素，我们将在下一节详细介绍。

综上所述，皮肤对营养失调最为敏感，几乎任何一种营养素的缺失都可以在皮肤上留下痕迹。饮食营养是肌肤健康的基础，你今天吃的食物会变成你明天"穿"在身上的皮肤。选择什么样的护肤美容产品固然重要，而更重要的是营养健康肌肤——吃出你的美丽。

（2）皮肤抗衰老的综合防护措施

一般人的皮肤从 25 ～ 30 岁以后随年龄增长而逐渐老化，这种自然衰老的速度，根据所居住环境、生活方式、饮食营养、养护方法和遗传等诸多因素而有很大差异。为了不让皮肤状态成为年龄的名片，减缓皮肤衰老的速度，活得更年轻而自信，必须要经常性地排除或规避导致皮肤衰老的环境及个人因素，主动采取一些皮肤抗衰老的综合防护措施。

①防范家用化学品对皮肤的伤害

皮肤接触的家用化学品包括洗涤剂、洗衣粉、肥皂、沐浴液、柔软剂、清洁剂、杀虫剂、消毒剂等。经常接触这些化学品可引起接触性皮炎、红肿、脱皮、皮肤变色等状况。最常用的肥皂、香皂中的石化皂碱残留物，也会影响肌肤呼吸顺畅，阻碍肌肤代谢，造成暗沉、角质粗厚，更影响肌肤对营养素的吸收。婴幼儿接触这些化学物质会引起过敏而出疹。因此，应尽量减少这些产品的使用，必须使用时也要注意正确的使用方法。

②拒绝劣质化妆品，宁可不用不可滥用

劣质油质、颜料或香精对皮肤有直接刺激作用；某些口红、唇膏中含有光敏物质，能增强皮肤对紫外线的敏感性；粉剂或软膏中多半都含有汞、铅、铁、铬等多种重金属，其能引起色素沉着，汞呈棕色或暗灰色，铁呈棕色，铬呈绿色；化妆品颜料可引起皮肤过敏。此外，变质的化妆品，如油脂酸霉菌污染也可以对皮肤产生刺激作用甚至感染。

③良好的生活习惯可防皮肤衰老

● 皮肤之所以干燥、产生皱纹、没有活力，是因为皮肤细胞间的水分减少了，确切地说，皮肤衰老过程就是皮肤里的水分渐渐消失的过程。"女人是水做的"，女性的失水量是男性的两倍，因此肌肤水分流失得更严重，对于想永葆青春的女性来说，适时补水是一个大问题。

● 保证充足的优质睡眠，才能成为"睡美人"。睡眠不好会减缓肌肤的成长速度，使皮肤粗糙、缺少光泽。痘痘、色斑、敏感等都是肌肤发炎的表现，优质睡眠是最好的消炎药。

● 坚持适量有氧运动，可以调节机体有氧代谢，促进氧气供应和营养成分吸收。肌肤得到充足的营养，才会容颜常驻。

● 不吸烟、不酗酒、不挑食、不喝刺激性饮料。

● 注意防晒，减少紫外线照射对皮肤的伤害。

● 避免情绪紧张，特别要注意克制情绪失控、暴怒，紧张和情绪失控导致内分泌紊乱，促使包括肌肤在内的身体提前老化。

二、酵素——肌肤健康美白的全能手

化妆品固然是创造美丽面容的直接方式，但并未真正关注到皮肤的生理特点和功能。皮肤的新陈代谢一般以 28 天为一个周期，旧皮肤变成污垢脱落而更新，并使皮肤表面呈酸性，防止细菌侵袭。据研究证实，即使使用品质很高的化妆品来进行肌肤护理，其效果也仅能达到角质层。

酵素是肌肤健康美白的全能手。一方面，酵素可以作为化妆品的核心材料发挥其表面护理的美白、抗皱等功能；另一方面，摄入酵素能从净化肠道、排出毒素、促进细胞代谢和营养吸收、使皮肤细胞呼吸正常、净化血液、使血液循环良好等多方面，从内到外全方位改善皮肤质量。

1. 酵素改善角质代谢不良，清洁皮肤油脂

医学研究表明，植物酵素在美容养颜方面有独特的功效。体内酵素分散在皮肤各部，可促进表皮细胞再生，并改善皮脂腺和汗腺的功能，使皮肤保持富有弹性、细腻的状态，这与体内蛋白质分解酵素有密切关系。因为蛋白分解酵素针对角质代谢不良，能有效去除皮肤表面及毛孔、汗腺的污垢，温和地去除老化角质，

使皮肤恢复光滑细腻。蛋白分解酵素通常也被添加在洁肤或去角质的化妆品里。

对于油脂分泌旺盛、毛孔容易堵塞的皮肤，可以通过脂肪分解酵素予以解决。脂肪分解酵素作用于油脂分泌旺盛的皮肤，通过分解皮肤上多余的脂肪，能有效清洁肌肤，预防毛孔堵塞。

有些人的皮肤不适宜选择高营养护肤品，如角质层厚软的，营养无法渗入；敏感皮肤出现瘙痒泛红以及角质层、毛囊、皮脂腺不发达的弱质皮肤起皮屑，可以通过口服酵素营养液由内养外，会起到更好的效果。

2. 酵素清肠排毒，健康肌肤

肠道垃圾毒素是引发皮肤问题的重要原因。肠道是吸收营养的重要器官，也是最容易滋生毒素的场所。当你的消化吸收功能略有降低的时候，停留在肠道内未消化的食物就会腐败发酵，腐败发酵的产物正好是肠道内有害菌的营养源。这些有害菌得到了营养后会瞬间大量繁殖，抑制体内有益菌和酵素生成，搅乱正常的新陈代谢，同时产生大量毒素，而这些毒素进入血液，被送到人体皮肤，其试图从皮肤上找到排出的通道，因此引发诸多皮肤问题。酵素能有效地清理肠道垃圾，排出毒素，避免毒素进入血液，影响人的皮肤，从源头上防止暗疮、粉刺、色斑、肤色晦暗、无光泽、角质堆积、皮肤老化等症状，使皮肤恢复细腻光泽。

美容养颜最有效的方法就是从维护肠道开始。"肠道清，容颜美"是世界最新的美容学观点。酵素进入肠道后，能为肠内有益菌提供良好的环境和营养，抑制肠内有害菌增长和毒素形成，并制造出大量体内酵素，把干净健康的血液输送到全身，使各脏器内分泌协调、代谢功能正常，真正从酵素清肠的源头开始，达成由内养外美容养颜之功效。

3. 酵素抑制酪氨酸酶与黑色素的形成

酪氨酸酶是皮肤黑色素细胞中控制黑色素的关键酵素。抑制酪氨酸酶的活性可减少黑色素形成，对酪氨酸酶抑制作用越强，皮肤美白效果越明显。

北京工商大学植物资源研究开发重点实验室应用微生物酵素为原料，采用分光光度法测定微生物酵素对酪氨酸酶的抑制率（如表 11-1 所示）。实验结果表明，微生物酵素对酪氨酸酶的抑制率很高，其功效与目前化妆品常用的美白添加剂——熊果苷相当，5% 酵素对酪氨酸酶的抑制率接近 100%。这说明微生物酵素可以抑制黑色素形成，具有良好的美白功效。

表 11-1　微生物酵素对酪氨酸酶抑制率的测定

样品 项目	熊果苷 （1%）	微生物酵素 （1%）	微生物酵素 （2%）	微生物酵素咖） （5%）
抑制率（%）	99.75	88.41	96.35	99.87

资料来源：任清、付国亮《微生物酵素与美容保健》

此外，他们还进行了人体美白实验，利用皮肤黑色素和血红素测试仪，测定实验部位涂抹酵素化妆品前后的黑色素变化情况，以确定酵素化妆品的功效。在技术人员指导下，36 名在校大学生受试者使用酵素化妆品 8 周后，黑色素变化趋势由 154.7 降至 129.9。皮肤黑色素含量明显下降，说明使用微生物酵素化妆品有很好的美白效果。

4. 酵素防止蛋白质糖化——黄脸婆变白

皮肤胶原蛋白的功能会因紫外线造成的损伤和年龄增加而不断下降，蛋白质糖化是不容忽视的原因。糖类附着在蛋白质上，会出现糖化现象。这种胶原蛋白的糖化反应产生一种叫做"糖基化终产物（AGEs）"的物质。AGEs 与普通的蛋白质和糖不同，具有不易分解的特性。血液中大量的糖类积存越久，糖化和氧化的损害就越大，皮肤老化也会加剧。

研究发现，糖化反应发展下去，胶原蛋白便会劣化，使皮肤失去弹性，变得松弛和出现皱纹，肤色逐渐泛黄而晦暗。

几乎所有的蔬菜都具有抗糖化活性，特别是色泽浓绿的食叶蔬菜作用更强。多酚、柠檬酸、醋、维生素 B6 等成分以及发酵食品同样具有良好的抑制胶原蛋白糖化的作用。糖化虽然是非酶促反应，但是，酵素的抗糖化活性表现在其所含的抗糖化物质成分上。植物综合酵素是由几十种至百余种有机蔬菜水果发酵而成，含有丰富的有机酸，在蛋白质与糖类的分解过程中制造出来的柠檬酸、醋酸、琥珀酸以及 B 族维生素，都具有良好的抗糖化活性。综合植物酵素内服或面部外敷，对改善面色枯黄、晦暗，使黄脸婆变白都有明显功效。

5. SOD 酵素延缓皮肤老化有奇效

医学研究显示，自由基与许多疾病及肌肤老化有直接关系。80% 的肌肤老化现象是由于环境中的自由基所致，年龄只是加快老化步伐的催化剂。

有害气体与微粒、二手烟等污染物，一旦滞留在肌肤表面，就如同汽车挡风玻璃上的污垢，这些污垢会侵蚀肌肤，破坏表皮层，加快肌肤水分流失。一旦皮肤层被破坏，肌肤就无法抵抗有害细菌及可疑异物的入侵，而遭受刺激或感染，引发各种皮肤问题。

当自由基入侵到肌肤真皮层，会使真皮层的胶原质和弹力素纤维化而萎缩，失去保湿能力形成皱纹，使肌肤松弛。如果进入到表皮层，则会使黑色素产生异常，表皮细胞代谢减缓，造成肌肤干燥、暗沉、斑点、老化，甚至形成皮癌等。此外，辐射、污染、紫外线等都会使自由基增多，与电脑长时间亲密接触，人的肌肤受到的大量光辐射对细胞有很强的杀伤力，可以破坏真皮中的胶原纤维，使其失去弹性，加速肌肤衰老，同时，刺激黑色素细胞分泌更多的黑色素，导致面部、眼部出现黑斑。

SOD 酵素——超氧化物岐化酶，是生物体内催化自由基发生岐化反应的重要抗氧化酵素，被称为自由基的克星。在欧美发达国家里，SOD 酵素享有"皮肤维生素"、"口服化妆品"等美誉，是颇受各年龄层女士青睐的一种美容护肤保健品。

皮肤属于结缔组织，其所含的胶原蛋白和硬弹性蛋白对皮肤的结构起重要作用。而自由基可以使皮肤组织弹性蛋白产生交联型改变，导致断裂因子生成增多，加快弹力纤维断裂和皮肤结缔组织的破坏，使皮肤组织弹性下降；同时，自由基还可以使皮肤组织中的皮脂腺变形性损伤，使皮脂分泌减少，滋润作用减弱，皮肤容易干燥，皱纹增加；再加上外界紫外线照射，人体皮肤会加速衰老和起皱。

　　SOD 酵素能够清除自由基，对皮肤起双重作用：一方面它可促使胶原蛋白适度交联；另一方面，它作为有效的自由基清除剂，可预防皮肤"过度交联"这种反常生理状态的发生，从而也就阻止了皮肤皱纹和囊泡的出现，保持皮肤柔顺光滑。SOD 酵素还可以稳定胶原蛋白和硬性蛋白，因而改善皮肤弹性，减少皱纹。

　　随着年龄增长，机体中氧自由基逐渐增多或积累，而清除自由基的能力又逐渐减弱或不足，从而导致过多氧自由基对皮肤细胞和组织进行氧化伤害。真皮弹性纤维断裂，胶原蛋白变性，细胞基质破坏，导致细胞死亡和细胞膜发生变性，从而使细胞不能从外部吸收营养，也排不出细胞内的代谢废物，长期积累黑色素，形成皮肤色斑、黄褐斑、蝴蝶斑等。此外，内源性超氧自由基不断地作用于机体中的不饱和脂肪酸，产生不稳定的过氧化脂质，进而分解产生醛类物质，特别是丙二醛（MDA），能迅速攻击磷脂、蛋白质，与之发生反应生成色素。色素沉积的多少，均与超氧自由基的存在量成正比。

　　SOD 酵素能有效清除上述超氧自由基，其抗自由基氧化能力是维生素 C 的 20 倍、维生素 E 的 50 倍。它清除自由基的专一性、高效性是任何其他抗氧化剂无法比拟的。坚持服用 SOD 酵素，可在祛除自由基的同时，调整内分泌系统，从体内滋养和改善皮肤健康状况，防治皮肤出现皱纹和各种色斑。SOD 酵素特异性地对自由基发挥最大的清除作用，尤其是表皮细胞自由基的含量大幅下降，从而对表皮细胞、皮脂腺、皮下脂肪、大小汗腺、弹力蛋白和纤维起到良好的保护作用。

　　国外学者认为，人类暴露皮肤的老化外貌，大约 90% 是紫外线光老化作用的结果。因为短波、中波、长波紫外线均能引起皮肤损伤而使皮肤老化，而中长波更甚。SOD 酵素可协助保护皮肤免受紫外线损害，通过有效清除自由基，阻断硬弹性蛋白酶的产生，并抑制其活性，保护皮肤组织新陈代谢正常进行，使皮肤光滑、细腻、有弹性，祛除色斑并减少皱纹。

　　美国齐治亚医院健康顾问弥尔顿·弗利特博士说："我曾经对许多病人

投入 SOD，结果多半都有奇迹般的效果。我的病人中有许多脸部和下巴的皮肤已经失去弹性而下垂，拉也几乎没有反应，在投入 SOD 酵素后逐渐恢复活力，增加皮肤弹性而返老还童。"

6. 酵素全面调整肌肤状态平衡

酵素加入护肤品中能够起到保护肌肤柔嫩、修复受损细胞等美肤功效。胶原蛋白酵素、透明质酸酵素、脂肪分解酵素、SOD 酵素等，具有激活皮肤自身的酵素的功能，并且参与皮肤细胞的新陈代谢，促进表皮及真皮细胞生长与更新，从而降低和抑制皮肤角质化程度；同时，酵素又具有清除表皮老化角质的功效。新生皮肤含水性好，细胞致密，使皮肤显得光滑、细腻、水嫩，从而保持年轻态的活力与弹性。

但是，并不是每一种酵素都具有促进皮肤美白柔嫩的功能，人们熟知的酪氨酸酵素就是一种促进黑色素生物合成的使皮肤变黑的酵素。所以全面调整肌肤平衡状态有赖于管理酵素的平衡性。代谢酵素只能靠体内自行分泌，说明日常补充消化酵素诱导和激活体内代谢酵素尤为重要。专家经过多年研究发现，主要掌控皮肤美容的关键酵素有 10 余种，其中大约有 7 种被称为活性促进型酵素，有 3 种被称为活性阻碍型酵素。这 10 种酵素如齿轮一般环环相扣，直接参与肌肤生理代谢的生化反应，预防和改善多种肌肤的烦恼，全面调整和稳定着肌肤的生理平衡状态。

表 11-2　掌控皮肤美容的关键酵素

类型	酵素名称	对肌肤的功效	肌肤状况
活性促进型	胰蛋白酶	促进角质层细胞间颗粒分解	角质层代谢良好，肌肤细腻剔透
	脂肪分解酶	分解分泌旺盛的油脂、脂肪	清洁肌肤，预防毛孔堵塞
	谷氨酸脱氢酶	提高表皮保湿性能，促进谷氨酸生成	肌肤湿润，不干燥、粗糙
	超氧化物岐化酶	抑制并清除超氧自由基	肌肤抗氧化、抗衰老，增强肌肤活力
	蛋白激酶	促进表皮基底层细胞分裂与繁殖	肌肤新鲜、有活力
	透明质酸酶	促进脂质中透明质酸合成	肌肤有弹性，纹理细腻
	脯氨基羟化酶	促进真皮层中胶原纤维的合成	真皮层良好，肌肤滋润、有弹性

续表

类型	酵素名称	对肌肤的功效	肌肤状况
活性阻碍型	纤维蛋白溶酶	分解表皮细胞的蛋白质，令细胞活力不足	新陈代谢不畅，肌肤粗糙
	酪氨酸酶	在黑色素细胞中，令黑色素活化	令肌肤暗沉，产生黑色素斑
	弹性蛋白溶酶	分解弹性硬蛋白	令肌肤弹性不足，出现松弛或皱纹

　　美丽容颜是每一个女人追求的目标，可是无情岁月吞噬了她们的青春，辐射、污染、尘埃等疯狂地撕扯着她们的皮肤，每当她们面对镜中日渐憔悴的容颜时，只有无奈地叹息：美丽不再依旧。

　　皮肤老化是一个多环节因素影响的生物学过程，有些过程极其复杂，有些原因也尚未完全弄清。目前，延缓皮肤老化的美容化妆品大多是依据某一衰老学说演变而来的。自由基衰老学说及其实验应用效果不断丰富发展，使得以酵素为核心成分的美容化妆品不断涌现。然而，特别应该指出的是，在应用酵素美容化妆品的同时，必须同时口服相应的酵素产品，并且要采取一系列的皮肤老化的综合防护措施，从心理、营养、运动、保养以及适宜的环境、良好的生活习惯、乐观的情绪等诸多方面加以调整和改善才会表现出更好的效果。这样，我们就可以在享用最新生物科技成果的同时，使身体健康素质提升，延缓皮肤老化。正如著名老年学家、美国国家老年医学研究所所长 Cutler 教授所说："既要活得长久，又要活得多姿多彩"。

三、酵素的祛痘功效

　　痤疮俗称暗疮、粉刺、青春痘、酒疙瘩，是一种多因素综合作用所致的毛囊皮脂腺的慢性炎症疾病，常发生于青年男女青春发育期。据统计，青春期男性有 85%、女性有 80% 患过不同程度的痤疮。痤疮以颜面和胸背部散在发生针尖米粒大小的皮症为特点，或见黑头，能挤出粉渣样物，初见如细小的丘疹和脓包，严重时伴有结节、囊肿、疤痕、色素沉着。它不仅是一种躯体疾病，也是一种不容忽视的心身疾病，在社交、心理、情绪等方面对患者都有影响。

1.痤疮的发病机理与形成因素

痤疮大多都发生在面部，也可发生在上胸部、肩部和背部，以丘疹、囊肿以及有时伴发有脓肿为特征。囊肿和脓肿都是充满黄脓液的疱，但脓肿相对更大、更深。

痤疮的病情时轻时重，通常在冬季原因不明地加重，而夏季好转。由炎症和感染产生的皮疹称作痤疮丘疹。如果感染加重，可形成脓肿，炎症则更甚。炎症明显时，则可引起疼痛和触痛。青春期过后大多数病人均能自然痊愈或症状减轻，也可能因治疗不当而留下瘢痕。

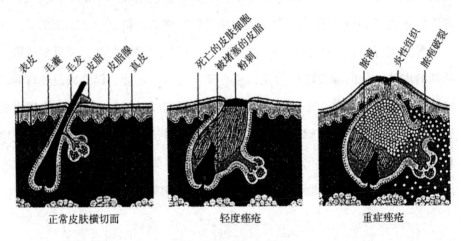

正常皮肤横切面　　　　轻度痤疮　　　　重症痤疮

图 11-2　轻度痤疮与重度痤疮比较

西医根据临床皮肤损伤的主要表现将痤疮分为8种类型，包括点状样痤疮、丘疹型痤疮、脓疱型痤疮、结节性痤疮、萎缩性痤疮、囊肿性痤疮、聚合性痤疮和恶病性痤疮。

根据痤疮的轻重程度可以分为4级。目前国际上流行最为广泛的pillspbury分类方法如表11-3所示。

表 11-3　痤疮的严重程度类型

痤疮类型	痤疮严重程度
Ⅰ（轻度）	粉刺为主要损害，可有少量的丘疹和脓疱，总病灶少于 30 个
Ⅱ（中度）	有粉刺并有中等数量的丘疹和脓疱，总病灶数在 30 ~ 50 个之间
Ⅲ（中度）	有大量的丘疹和脓疱，总病灶数在 51 ~ 100 个之间，偶尔有大的炎症损坏，结节少于 3 个
Ⅳ（重度）	主要为结节囊肿和聚合性痤疮，总病灶数在 100 个以上，病损数在 100 个以上，结节或囊肿在 3 个以上

2. 痤疮的发病机理与形成因素

西医学认为痤疮是多因素综合作用的结果，青春期体内性激素分泌过旺，特别是雄性激素（如睾酮），刺激皮脂腺分泌过多的皮脂。油状皮脂滞留在毛囊里面形成粉刺，在毛囊闭塞的情况下，痤疮丙酸杆菌大量繁殖，进而刺激毛囊管腔角化并发炎症，形成结节、囊肿和粉瘤，最后破坏皮肤甚至形成疤痕。

目前公认的痤疮发病机制包括以下四个环节：

（1）雄性激素与皮脂腺功能亢进。处于青春期的男女，内分泌很不稳定，雄性激素（睾酮）总体水平相对很高，女性在月经前雌性激素下降，雄性激素水平相对提高。雄性激素作用于皮脂腺，使得 $5\alpha-$ 还原酵素活性增高，从而导致皮脂腺功能亦亢进，雄性激素与其受体亲和力增强，引发痤疮。

（2）皮脂分泌受阻。首先，由于皮脂腺细胞分泌过多，刺激毛囊管腔过度角化，形成微粉刺；其次，汗液、病菌、灰尘、螨虫连同过多的皮脂阻塞皮脂腺口；第三，伴随局部炎症和热痛，使皮脂腺导管、毛囊颈部细胞炎性水肿，使皮脂腺分泌受阻。

（3）毛囊皮脂单位中微生物的作用。在毛囊皮脂单位中最少有三类寄生微生物，即葡萄球菌、酵母菌和丙酸杆菌。与痤疮发病关系较密切的是丙酸杆菌，其参与痤疮局部炎性和非特异性炎症反应，导致红肿热痛和出脓头。

（4）痤疮的免疫机制。痤疮患者的体液免疫和细胞免疫均参与了反应。

此外，皮肤的免疫功能在痤疮的发病机制中的作用也逐渐被发现，现在已在患者免疫体液中，查到血清 IgG 水平随病情加重而升高。

中医认为，人体是一个有机整体，"有诸内者，必行诸外"。面部疾患的部位不同反映其相对应的脏腑功能失调。譬如，额头上长痤疮说明思虑过度、劳心伤神而引起心火上炎，需要休息了；鼻翼长粉刺代表脾胃瘟热、胃火太大，饮食上出了问题；粉刺长在下巴表示肾功能受损或内分泌失调。有的女性下巴的痤疮此起彼伏，每次来月经前几天更为明显，这通常与月经失调和经前综合征有着密切关系。中医称痤疮为"肺风粉刺"，多为肺热或肺胃积热上壅于胸面所致。

根据上述痤疮的发病机制，我们不能将其简单化或归结于某单一因素，形成疾病的综合因素包括以下方面。

（1）遗传因素。痤疮不是遗传病，积极防治愈后无任何后遗症。

（2）营养元素不足。患者体内锌含量过低，有人铜含量低，影响体内脂肪代谢与性激素分泌。如果缺乏锌，导致维生素 A 运转蛋白的合成或释放障碍，致使血液中维生素 A 水平降低，从而影响皮肤表皮的正常分化，使毛囊化过度，皮脂排泄不畅，产生痤疮。

（3）不良饮食习惯和不合理的膳食结构。如偏食动物脂肪、糖和辛辣刺激性食物。

（4）用药不当可致痤疮。以下四类药物均可引发或加重青春痘：一是皮质类固醇激素类，如醋酸可的松、强的松、氢化可的松等；二是卤素化合物，包括碘、溴、氯等；三是抗癫痫类药物；四是避孕药物。有的医生用达英 –35（短效避孕药）治疗痤疮见效快，但停药后一段时间内往往比服药前更严重，这是由避孕药引起性激素分泌紊乱所致。

（5）劣质化妆品长期刺激皮肤并使毛囊孔堵塞，容易诱发痤疮形成。

（6）环境因素。包括：污染的空气中重金属离子增多，堵塞毛孔，损伤皮肤，长期处在冷热温差较大的环境中，过量的紫外线照射等，都是诱发痤疮的因素。

3.酵素祛痘功效明显

（1）微生物酵素可以抑制与痤疮相关病原菌的生长发育。北京工商大学植物资源研究开发重点实验室以微生物酵素为原料，从痤疮病原微生物着手，首先从患者脸上的痤疮中分离出了3种病原菌，然后采用液体培养法，测定2%的微生物酵素对3种痤疮相关病原菌的抑制率。实验结果表明，2%微生物酵素溶液对3种痤疮相关病原菌具有非常强的抑制效果，抑制率分别为50.07%、97.35%、98.46%。这说明微生物酵素能够有效抑制痤疮相关病原菌的生长发育，可以治疗或者减缓痤疮的发生，起到预防和治疗青春痘的良好效果。

（2）微生物酵素的综合作用有助于青春痘根治。微生物酵素对很多发炎性疾病有良好的效果，青春痘处于囊肿或脓肿状态时均有炎症反应，通过微生物酵素强大的抗炎功效，可以有效地清除炎症。更重要的是，酵素在分解发炎所产生的物质以及细菌所形成的废物时，能同步解毒排毒、净化血液，然后运送所需的营养物质至病灶处促进细胞复活新生，这些综合作用有助于根除青春痘。此外，微生物酵素含有大量的蛋白酶和脂肪酶，如果作为化妆品添加成分，能够有效地清洗和分解皮脂腺过度分泌的皮脂，分解毛囊部位的角化细胞，防止皮脂腺被阻塞，清除痤疮相关病原菌的滋生环境，可以有效地预防痘痘发生。

（3）酵素治疗痤疮的要点

①选用SOD–Like酵素原液（类超氧化物岐化酶）内服与外敷并用，或者内服微生物酵素、综合植物酵素，但外敷必须用SOD–Like酵素。内服：选择治疗剂量，每日2～3次；外用：将痘痘患处用酵素原液调入少量温水清洗同时蘸敷，每日3～6次。笔者用此法给志愿者使用，点状样痤疮一周即可痊愈，脓疮型和囊肿型痤疮需要时间长一些，还需要配合下面一些要点，普遍有效。

②注意补充微量元素锌。锌是防止感染的好帮手，是有"治愈能力"

的营养素。葡萄糖酸锌是真正有效的，当然肌肽锌效果更好，补充剂量30～50mg/日。

③注意饮食禁忌，酵素治疗期忌食动物脂肪、糖类以及辛辣、刺激性食物和发物。这类食物会导致皮脂分泌旺盛，堵塞毛孔，同时可引起大便干燥，营养结构不均衡，损害胃肠功能，使痤疮加重。

④消化不良、长期便秘、腹泻等胃肠功能紊乱是产生痤疮的重要诱因，并能使其加重。酵素改善胃肠功能是毋庸置疑的，但此间注意不要吃西药抑酸制剂，让胃蛋白酵素、脂肪酵素在有利的环境下帮助分解皮脂和脂肪并顺利排毒。

⑤拒绝使用劣质化妆品更为重要。

⑥注意环境因素的影响，如冷热温差急变的环境，与化学毒素接触的工作间，以及矿物油类、碘化物、溴化物和某些内服药物的接触等。

⑦酵素祛痘痘要特别注意防止伤了真皮层而留下疤痕，可以配合使用酵素面霜（有市售）去除痘印，以加速受损的角质及早代谢，达到消化痘印之目的。酵素祛痘痘关键在于预防，在痘痘萌生初期，利用 SOD-Like 酵素很容易治愈，这样就能够不让其长大而产生痘印了。

四、酵素与毛发养护

头发的主要功能是保暖和散热，同时头发更有很强的修饰功能。依据头发的可塑性、选择性和修饰性特点，其可以与人的头面部、肩身部进行体态协调和发式养护，从而表现一个人的容貌特征和精神气质。

中医认为"发为肾之华，发为血之余"，也就是说健康的毛发是跟人体两条经脉气血即肾气和肝血相关。所以毛发养护不仅仅是追求外在美，更重要的是秀发健康表明机体内在健康。

1. 健康头发的构造与性质

构成头发的基本成分是角质纤维蛋白，其组成的角纤维通过螺旋式的组合相互缠绕交联，形成发丝。如果在显微镜下观察发丝的断面，可以看到横截面是由毛表皮、毛皮质和毛髓质三部分组成。

（1）毛表皮

毛表皮是毛发最外面的保护层，由鳞片状和瓦片状的角质细胞构成，其厚度只有头发丝的10%~15%。毛表皮虽然很薄，但它是由硬质角蛋白构成，所以有一定的硬度和脆度，以抵御外来刺激，保护毛皮质并抑制水分蒸发，保持头发乌黑、亮泽和柔韧。

（2）毛皮质

毛皮质是发丝的骨干，占毛发成分的75%~90%，由柔软的角蛋白构成，是决定着头发性能的重要组成部分。毛皮质在毛表皮的内侧，细胞中含有麦拉宁黑色素，是决定头发颜色的物质。国人多黑发，说明毛皮质内麦拉宁黑色素含量较高，黄色和棕色头发的欧美人麦拉宁黑色素很少。毛皮质具有可伸缩特性，不易被拉断。

（3）毛髓质

发丝的中心是毛髓质，其内部是孔状的空心结构，里面含有空气，所以有隔热作用，而且能够加强头发的拉伸强度和刚性，同时可以减轻毛发重量。毛髓质的作用在于保护头部，防止日光直接照射进来。

构成头发的角蛋白由氨基酸的组成，以胱氨酸含量最高，含量约为15% ~ 18%。烫发后，胱氨酸含量下降至2% ~ 3%，同时出现以前没有的半胱氨酸，这说明烫发有损发质。健康的头发根部较粗，越往发梢处越细，其形状可分为直发、天然卷曲发和浓波浪卷曲发三种。头发的颜色是由发干细胞中颜料的质粒产生的，其色调主要分两种：真黑色素和类黑色素，两者都是在酪氨酸酵素的作用下反应生成的。

头发的多孔结构使其具有吸水性，将头发浸泡水中后，很快就会膨胀增加 40% 左右的重量，这种遇水膨胀现象说明毛发中几乎纯粹是蛋白质成分，角质蛋白约占 97%，而脂质含量很少。一根健康的头发大约可提拉 100 ~ 150 克的重量，表明头发具有的弹性和张力极限。

2. 头发疾病与损伤

现在年轻人喜欢把头发弄得奇形怪状、五颜六色，认为这样很时尚。其实，这是人为损伤头发，包括梳理、牵拉和刮发等；更重要的是化学损伤，主要包括染发和漂白。染发药水中所含的碱性成分会破坏蛋白纤维，导致毛发蛋白流失，毛发将出现多孔而无弹性，造型不易维持。此外，还有紫外线辐射、潮湿、海水中的盐类、游泳池中的化学物质和空气污染等环境因素也会造成头皮损伤。

最常见的头发疾病有以下几种。

（1）少白头

老年人身体的各项机能衰退，元气不足，头发逐渐变白属于正常生理现象。但有的人不到 40 岁头发就白了很多，这预示着健康出了问题，应该引起重视。

前额的头发开始变白，说明胃气衰弱（因为胃气走前额），这时颜面也会出现憔悴之相，比如长抬头纹和鱼尾纹；两鬓的头发开始变白，是胆气衰老的症状；而后脑勺的头发变白就是膀胱气衰老的缘故。

头发黑不黑、是否润泽主要和肾相关。中医五行中肾主黑色，所以头发是否乌黑靓丽，反映着肾的健康状况；而少白头与肝血有关系，发为血之余，护肝养血能预防白发过早地出现。

此外，头发过早变白与心情和生活状态也有一定的关系。伍子胥过昭关，一夜尽白头，这是愁绪、忧伤、悲愤等不良心情造成的。所以，希望自己拥有乌黑秀发的年轻人，一定要经常保持良好情绪。

（2）脱发

一个人头上约有 12 万个毛囊，每个毛囊一生中可生成 20 多根头发。正常情况下，每天约有 20 ~ 100 根头发脱落，但几天内就会长出新发。如果每天大把大把地脱发，说明是病态因素所致，即脱发症，如溢脂性脱发、先天性脱发、斑秃、老年脱发、药物脱发（化疗者）等。"十个光头几个富"，溢脂性脱发与摄入脂肪过多、脂肪酵素不足有密切关系。

中医认为脱发是由于血热伤阴，阴血不能上至巅顶濡养毛根，使其缺乏营养而出现发虚脱落。这与嗜吃油腻、甜食有关。甜食影响肾的收敛功能，肾精收藏无力，就容易脱发。

此外，脱发及秃顶与精神压力、情绪也密切相关。一个人如果思虑过多、心中苦闷、酗酒、常服避孕药、生活方式不良等都会引起脱发甚至秃顶。

头发生长与营养因素有直接关系。肝血不足就会使头发枯干脱落，平时注意补充植物蛋白，维生素 C、E 和铁、镁、碘、锌、铜等矿物质可抵抗毛发衰老，预防脱落，并可光泽毛发。

（3）头皮屑

头皮屑在医学上称为"头皮糠疹"、"头皮脂漏症"，可分为干性头皮屑和油性头皮屑两种。头皮屑增加可能是角质细胞异常增生，或者分泌过多的皮脂和污秽尘埃等混在一起形成的。当皮脂腺分泌过剩，发展为皮脂溢出性皮炎时，头皮屑便源源不断地产生，主要是由糠秕孢子菌异常繁殖引起的。

另外，头皮屑过多还和过度用脑、情志不畅、心结不开等心理因素有关。

营养因素对头皮屑的产生至关重要。体内酵素不足，特别是蛋白酵素和脂肪酵素及其辅助因子，如 B 族维生素、必需脂肪酸和矿物微量元素铁、镁、碘缺乏等，都会导致头皮屑的产生。

古中医把头发称为"血余"，其是一味很好的止血良药。如果我们在出游时不小心把头磕破了，在没有急救药品的情况下，可以用清水洗好伤口，然后把伤口周围的头发剪下烧成炭灰，敷在伤口上，就可立即止血。

3.微生物酵素的护发功效

提到养护头发，很多人会想到洗发膏和护发素等洗发用品。洗发的目的在于清除附着在头皮上的汗垢、灰尘、微生物、头皮屑和臭味等杂物，以保持头皮和头发的清洁和美观。健康的头发要具有良好的力学特性、摩擦作用以及光泽、色泽等感官评价。为此，市场上已经催生出一整套工业和服务体系，包括洗发、护发、抗脱发、染发、人工植发及其各项服务。酵素护发又有哪些特点呢？

北京工商大学植物资源研究开发重点实验室以微生物酵素为原料，应用电子显微镜观察法和感官实验法对微生物酵素的护发功效进行了系统深入的研究。首先，将头发用含有 5% 微生物酵素的护发素浸洗进行头发护理实验，然后将护理处理后的头发进行 200 次的梳理损伤处理，通过采用扫描电子显微镜（放大 1000 倍）观察护理后头发表面特征，结果显示：

（1）头发经过 5% 微生物酵素处理，表面毛鳞片仍然排列整齐，没有碎片脱落，基本上没有受到伤害。这表明微生物酵素对头发损伤起到了非常好的护理效果，原因可能是因为酵素蛋白具有成膜性，在头发表面形成了一层薄膜，对头发起到了保护作用。

（2）头发护理感官评价：含有 5% 微生物酵素的护发素在湿梳理性、干梳理性、柔软顺滑性和头发光泽方面明显优于空白对照组，其中，起作用的部分主要是各类酵素蛋白。

根据上述实验结果，证明微生物酵素可以有效保护头发，使头发表面免受损伤。同时，酵素所含的多种营养物质对发根部亦起一定的营养润泽作用，有益于头发健康生长。将微生物酵素、综合植物酵素作为功效添加剂应用到护发产品中，可以防治发丝粗糙、干涩、缠结、分叉，使发丝亮泽、柔软、顺滑。

酵素护理头发的方法如下：

（1）头发清洗：把头发从头皮到发尾用清水完全浸湿，然后取酵素洗发液倒于手心，不要直接倒于头皮上，在酵素洗发液中加入水中后（或 5% 酵素原液兑好的洗发水），搓揉成泡沫状，再分成头皮和头发两部分清洗，并用温水涮洗干净后，均匀涂抹酵素护发素，以增加头发的弹性和保护膜，最后再用温水清洗干净，轻轻擦干。

（2）摆脱头发静电：选用保湿度高的酵素洗发水，每周洗发 3 ~ 7 次，可大大削弱因为颗粒物摩擦而产生的静电烦恼。

（3）酵素洗发液防烫染伤害：在染发或烫发之前一段时间使用能够补充水分的酵素洗发水，让你的秀发水润光泽。从发根到发尾处要多使用酵素护发素。在染发或烫发之前，最好剪除被伤害或脆弱的头发，并提前一周做护发准备，增强头发本身的强度和抵抗力，这样能够减轻染烫中的伤害，并能增强染烫后的光泽度和弹性。

五、酵素美容养颜 DIY

1. 酵素面膜 DIY

（1）酵素苹果面膜

制作方法: 将苹果去皮捣泥后加入蛋清和少量酵素，搅拌均匀后涂于脸部，15 ~ 20 分钟后用热毛巾洗干净即可。隔天 1 次，20 天为一个疗程。

美容功效：皮肤变得细滑、滋润、白腻，同时又有消除皮肤暗疮、雀斑和黑斑等功效。

（2）酵素柠檬面膜

制作方法：将一个鲜柠檬榨汁后加入清水并加入少量酵素，再加入三大匙面粉调成面膏状，随后敷在脸上，15 ~ 20 分钟左右取下，用清水洗净脸部。每天 1 次，7 天为一个疗程。

美容功效：皮肤变得清爽、润滑、细嫩，长期坚持能延缓皮肤衰老。

（3）酵素黄瓜面膜

制作方法：取鲜黄瓜汁加入适量奶粉、蜂蜜和少许风油精、酵素，调匀后涂面，20 ~ 30 分钟后洗净。

美容功效：此面膜具有润肤、增白、除皱的作用，同时还具有提神醒目之功效。

（4）酵素番茄面膜

制作方法：先将番茄压烂取汁，加入适量蜂蜜，调匀后加入少量酵素和面粉调成膏状，涂于面部保持 20 ~ 30 分钟后，用热毛巾洗干净。

美容功效：皮肤变得柔软而且更加有弹性，长期使用还有祛斑除皱和治疗皮肤痤疮等功效。

（5）酵素草莓面膜

制作方法：牛奶 100ml，草莓 50g，捣烂如泥，加入酵素调成糊状，涂擦面部，保留 20 分钟后洗去。

美容功效：此法可防止皮肤干燥、老化，使皮肤光滑、湿润、细腻。

（6）酵素蜜桃面膜

制作方法：蜜桃去皮后，切块并捣成泥状，加入适量牛奶，调匀后加入少量酵素调成膏状，涂于面部保持 20 ~ 30 分钟，用清水洗净。

美容功效：此法长期使用，可增加皮肤的活力和弹性，使皮肤变得清爽润滑、细腻洁白。

（7）酵素土豆面膜

制作方法：将土豆蒸熟、捣泥，加入少量酵素和橄榄油搅匀，趁热涂抹在面部，待冷却后洗净。

美容功效：这款面膜有滋润功效，使面部白嫩、光润。

（8）酵素香蕉面膜

制作方法：香蕉去皮后，切块并捣成泥状，加入适量蜂蜜，调匀后加入少量酵素调成膏状，涂于面部保持 15 ~ 20 分钟，用清水洗净。

美容功效：香蕉面膜具有天然的果酸，有保湿润泽美肤之功效，使皮肤变得柔软而且更加有弹性，有明显的除痘功能。

（9）酵素绿茶粉面膜

制作方法：在面粉（2匙）中加入蛋黄搅拌后加入少量酵素，再加入绿茶粉（1匙）混合，将做成的绿茶面膜敷盖整个脸部，再铺上一层微湿的面纸，停留在脸上约 5 ~ 10 分钟后，用冷水或温水洗净。

美容功效：超级美白祛痘（强力推荐，效果很好）。

（10）酵素山药面膜

制作方法：将山药粉加牛奶和酵素调成糊状。洗净脸后将混合的敷料涂于脸上，15 分钟后用清水洗净。

美容功效：山药能帮助抑制黑色素形成并防止皮肤快速老化松弛，夏天一周可以敷 3 ~ 4 次，美白首选。

2. 酵素精华液 DIY

（1）酵素维生素 C 精华液

制作方法：将维生素 C 粉末、酵素和水加入空瓶中，摇晃均匀、充分溶解之后，即可使用。早晚取适量（约 0.5ml）维生素 C 美白精华液抹于脸部与颈部肌肤，可特别加强于斑点处。

美容功效：美白淡斑、紧实除皱、预防肌肤老化晒伤、收缩毛孔。

（2）酵素杏仁精华液

制作方法：把蜜蜡（8g）、硬脂酸（1g）、甜杏仁精华油（40g）和葡萄籽油（20g）放进 250 毫升烧杯中，以 65℃水加热到完全溶解。蒸馏水也加热到 65℃，然后放入硼砂（1g），搅拌到完全溶解。待温度降到 45℃的时候再加入玫瑰花露水（20g），继续搅拌均匀，冷却后加入酵素（1g），最后装进面霜盒中即可。洁面后，取适量的酵素杏仁蜜霜轻轻涂抹于脸部和颈部，按摩皮肤。用面纸或化妆水擦拭干净，然后用温水清洗干净就可以上妆了。

美容功效：皮肤变得细滑、滋润、白腻，同时又有消除皮肤暗疮、雀斑和黑斑等功效。

（3）酵素茶花精华液

制作方法：将乳果木油脂（2g）、山茶花油（5ml）、甜杏仁油（13ml）、乳化蜡（3g）和维生素 E（2ml）放入玻璃杯中混合，加热至 70℃。将蒸馏水加热至 70℃，再放入玻璃杯中，继续加热 5 分钟左右。用迷你搅拌器将混合液搅拌 10 ~ 15 分钟。加入酵素（0.5g）、橙花精油（10 滴）和薰衣草精油（10 滴），然后将成品放入已消毒的容器中就完成了。

美容功效：具有软化肌肤角质和强化肌肤保护的作用，可以让肌肤红润。

3. 沐浴露 DIY

（1）酵素橄榄油沐浴液

制作方法：将 1/4 杯橄榄油和 4 茶匙砂糖，混入一杯鲜椰浆内，加入少许酵素，拌匀后即可作为沐浴露。

美容功效：橄榄油滋润皮肤，椰浆可以美白，而砂糖更有磨砂功效，能有效地去除角质。

（2）酵素杏仁牛奶沐浴液

制作方法：杏仁粉 1 大勺，甜杏仁油 20ml，牛奶 100ml。在牛奶中加入杏仁粉和酵素，充分搅拌，再加入甜杏仁油，然后倒入浴缸中再入浴。多余的部分可放置在密封容器中，在冰箱中可保存一周。

美容功效：此法能滋润皮脂分泌不旺、干燥粗糙的皮肤，解决身体肌肤的平衡稳定并为之带来弹性。

（3）酵素柠檬沐浴液

制作方法：把两个鲜柠檬榨汁后加入少许酵素，放入浴水中，浴后全身清爽无比。

美容功效：皮肤产生光泽，更因有香味，使人感到芳香，解除一天的疲劳和紧张，特别是夏季效果更好。能促进血液循环，净化排毒，有白皙肤质的美肤效果。

（4）酵素绿茶沐浴液

制作方法：先冲泡一杯绿茶，然后将茶水倒入浴缸或浴盆中，补充适量热水至适宜温度后加入适量酵素后便可入浴。

美容功效：可消脂减肥、健美皮肤、增强弹性等，浴后有一股茶香味，从内到外抵抗氧化。酵素有抗氧化作用，可以增进肌肤抵抗力，洗完后感觉肌肤紧致了一些，皮肤上的细纹也光滑了许多，据说还能促进排毒、美体塑形。

（5）酵素生姜沐浴液

制作方法：生姜切薄片，阴干 3~4 天后加水煮热，隔渣。取生姜水，待冷却后加入酵素。洗澡时加入适量酵素生姜沐浴液。

美容功效：泡澡后血气畅通，面色红润，还可以促使血液循环加速和末梢血管活络，达到燃烧脂肪、瘦身的作用。

（6）酵素牛奶沐浴液

制作方法：在牛奶中加入适量蛋清、酵素配比、蜂蜜，混合调匀，加入精盐（去角质），慢慢地擦遍全身。之后用清水洗净。

美容功效：这个方法很舒服，持续两周时间，你的全身肌肤将变得如婴儿般柔嫩、光滑、细腻，而且充满了迷人光泽。

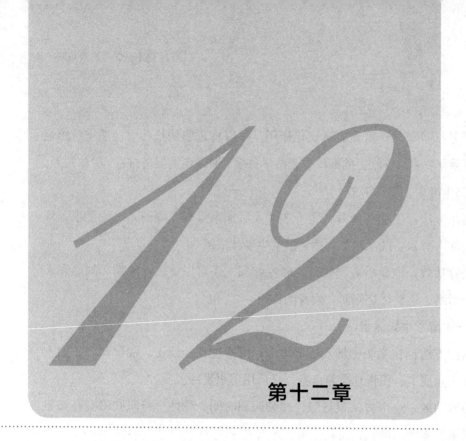

第十二章

酵素在医学方面的应用

◆ 消化酵素

◆ 消炎酵素

◆ 抗肿瘤酵素

◆ 抗氧化酵素

◆ 其他治疗酵素

一切生命现象几乎都是在酵素的参与下运行的，各种代谢异常的疾病无不与酵素的失调有关。有些先天性代谢障碍也是由于溶酶体中某些酵素的缺乏所至。因此，酵素在医学方面的应用研究已成为西医学的一个新领域，酵素制剂已越来越多地用于疾病的预防和治疗。

迄今为止，科学家们从生物体中提纯并确认的酵素有800多种，但是，作为药物用于临床的只有几十种。酵素制剂由于作用明确、专一性强、疗效好等特点而被广泛用于消化、消炎、抗促凝、促纤溶、抗肿瘤和促进生物氧化及解毒等方面。

药物酵素的一般要求：

1. 在机体内的生理条件下具有较高活力和稳定性；

2. 对底物有较高亲和力，不受产物和体液中正常成分抑制；

3. 在体内有较长的半衰期，可缓慢地被分解或排出体外；

4. 不需要外源性辅助因子；

5. 在生理条件下酵素反应不可逆；

6. 酵素制剂纯度高，不含其它毒性杂质，来自非致病性酵素源。

一、消化酵素

消化酵素是应用于临床最早、最多的一类酵素，其作用是帮助消化和分解食物中的各种成分，如淀粉、蛋白质和脂肪等，将其变成较小的比较简单的物质，便于肠道吸收。补充消化酵素可以补充和纠正体内消化液不足、消化机能失调，恢复正常的消化功能。

消化酵素主要包括蛋白酵素、脂肪酵素、淀粉酵素、纤维素酵素以及乳糖酵素、胰脂酵素和高峰淀粉酵素等。消化酵素的关键并不仅仅在于酵素本身，同时还在于其发挥作用的时间和各种酵素的合理配比，被制做成适合于各种要求的稳定剂型。

1. 胃蛋白酵素

胃蛋白酵素是一种分解蛋白质的酵素，同时在支持免疫功能上也扮演着重要角色。胃蛋白酵素并非由胃内直接分泌，而是在胃酸作用下由胃蛋白酵素原转化而来。胃蛋白酵素原由胃黏膜层胃底腺的主细胞所分泌，本身并无活性，只有在酸性条件下（即 pH < 5 时）才能被激活，在 pH 值为 1.8 ~ 3.5 时胃蛋白酵素活力最强，因此成为胃溃疡形成的重要攻击因子之一。它与盐酸（胃酸）一起可以导致溃疡的形成。

胃蛋白酵素可与含蛋白质的食物发生作用，例如分解肉类、蛋类和鱼类蛋白质，有利于消化吸收。如果在两餐之间补充胃蛋白酵素，则会改变其特殊性状，有助于改善免疫上的不平衡，具有治疗效果，例如减轻重金属中毒，缓解发炎与循环系统紊乱现象，预防血栓引起的心脏病、中风等心血管疾病，改善皮肤病、便秘、水肿甚至破坏癌细胞促使其凋亡等。

通常治疗用的胃蛋白酵素来源于霉菌或动植物，来自植物的风梨酵素、木瓜酵素、无花果酵素等以及来自动物的胰酵素、胰蛋白酵素、胰凝乳蛋白酵素等最为常见。

2. 淀粉酵素

淀粉酵素是能够分解淀粉糖苷键的一类酵素的总称，在医疗上用于治疗消化不良、食欲不振。最新研究发现，适度补充淀粉酵素有助于抑制体内产生大量组织胺，而组织胺是人体过敏反应的主体，因而淀粉酵素能够改善过敏症状。淀粉酵素同时能降低血糖。

淀粉酵素主要来自于人体的唾液腺和胰脏，以及麦芽和微生物。淀粉酵素种类很多，主要的有以下 4 种。

（1）α-淀粉酵素又称淀粉 1,4-糊精酵素，能够切开淀粉链内部的 α-1,4-糖苷键，将淀粉水解为麦芽糖、含有 6 个葡萄糖单位的寡糖和带有支链的寡糖。

（2）β-淀粉酵素又称淀粉 1,4-麦芽糖苷酵素，能够从淀粉分子的非还原性末端切开 1,4-糖苷键，生成麦芽糖。此酵素作用于淀粉的产物是麦芽糖与极限糊精。

（3）糖化酵素又称淀粉 α-1,4-葡萄糖苷酵素，作用于淀粉分子的非还原性末端，以葡萄糖为单位，依次作用于淀粉分子中的 α-1,4-糖苷键，生成葡萄糖。此酵素作用于支链淀粉后的产物有葡萄糖和带有 α-1,6-糖苷键的寡糖；作用于直链淀粉后的产物几乎全部是葡萄糖。

（4）异淀粉酵素又称淀粉 α-1,6-葡萄糖苷酵素、分支酵素。此酵素作用于支链淀粉分子分支点处的 α-1,6-糖苷键，将支链淀粉的整个侧链切下使之变成直链淀粉。

淀粉酵素是分解碳水化合物的酵素，一旦缺乏，身体可能出现过敏、手脚发冷、忧郁、疲劳、头痛、出血、低血压、颈肩酸痛、胰腺炎、糖渴望、消化不良、胃痛、胃胀、胃部不适、胃溃疡等症状。

3. 脂肪酵素

脂肪酵素能催化三酰甘油的酯链水解，释放含更少脂键甘油酯或甘油及脂肪酸，在医疗上用于治疗消化不良、食欲不振以及肥胖症、高胆固醇等"三高"症状，对改善心血管疾病有辅助治疗作用。

脂肪酵素来自于胰脏。目前科学家已发现细菌、酵母及霉菌均可产生脂肪酵素。最近公布的 36 种不同来源的脂肪酵素，有 19 种来源于真菌，8 种来源于细菌。

脂肪酵素用以分解脂溶性化学物质，将维生素 A、D、E、K 等转变成可利用的形态并储存，同时净化血液将毒素分解，排出体外。

脂肪酵素缺乏时，身体可能会出现双脚疼痛、关节炎、膀胱感染、乳房肿胀成块、乳房肿瘤、心血管疾病、白内障、肝硬化、囊肿、牛皮癣与尿道问题等。

肥胖症与脂肪酵素严重缺乏直接相关，大量摄入的食物脂肪不能有效地在消化过程中分解，使脂肪组织堆积，所以脂肪酵素有减肥瘦身作用。

4. 纤维素酵素

纤维素酵素是所有参与生物降解纤维素生成葡萄糖的一组酶的总称。它能水解纤维素 β–1、4 葡萄糖苷链，不是单一酵素，而是起协同作用的多组分酵素系。

纤维素酵素来源于霉菌发酵，是人体内惟一无法制造的消化酵素，在医疗上用于治疗消化不良、食欲不振、便秘以及肠胃功能低下等。

纤维素酵素是由葡萄糖内切酵素（EC3.2.1.4，也称 Cx 酵素）、葡聚糖外切酵素（EC3.2.1.91，也称 C1 酵素）、β–葡萄糖苷酵素（EC2.1.21，也称 CB 酵素或纤维二糖酵素）三个主要成分组成的诱导型复合酵素系。C1 酵素和 Cx 酵素主要溶解纤维素，CB 酵素主要将纤维二糖、纤维三糖转化为葡萄糖。当三个主要成分的活性比例适当时，就能协同作用完成对纤维素的降解，其酵素催化效率高，比一般酵素高 10^6~10^7 倍。酵素的催化反应具有高度专一性，酵素对其作用底物有严格选择性，催化反应条件温和，催化活力可被调节控制，无毒性。

纤维素酵素能降解植物细胞壁，促进营养物质（特别是水果蔬菜营养）的消化吸收，并能激活胃蛋白酵素。

5. 乳糖酵素

乳糖酵素又称 β–半乳糖苷酵素，在特定条件下，能够水解半乳糖苷键，使乳糖水解为葡萄糖和半乳糖。在人体中，乳糖酵素以二聚体形式大量存在于小肠的一类上皮细胞的刷状缘细胞膜中。

乳糖酵素对于人体是必不可少的，用于治疗乳糖不耐受症。若乳糖缺乏者一次性摄入较多乳糖，乳糖未能及时被消化吸收，进入结肠后被肠道细菌分解，会产生大量乳酸、甲酸等短链脂肪酸和氢气，造成渗透压升高，使肠腔中的水分增多，引起腹胀、肠鸣、急性腹痛甚至腹泻等症状，总称之为乳糖不耐受症。同时，它还会导致胃肠失调，造成有价值的蛋白质和矿物质损失，甚至影响到婴幼儿的智力发育。

大量研究表明，人体中的乳糖酵素活性随年龄的增长，具有典型的生理性降低，成人乳糖酵素下降的不可逆性受基因控制。全世界乳糖酵素缺乏的发生率在 50% 以上，而中国有 90% 成人缺乏乳糖酵素。通过补充乳糖酵素不仅能有效地改善乳糖吸收不良，还能大大减轻症状。

乳糖酵素在动植物和微生物中广泛分布，因来源、性质不同，其应用特性与使用范围也不同。

二、消炎酵素

人们很早就已经知道蛋白酵素具有消炎作用，例如临床上采用胰蛋白酵素、胰凝乳蛋白酵素和菠萝蛋白酵素等治疗炎症和浮肿疾患，以清除坏死组织。作为消炎酵素的还有核酸酵素、溶菌酵素等。链激酵素、尿激酵素和尿酸酵素等也可属于消炎酵素。前两者可用于移去凝血块，治疗血栓静脉炎等；后者可用以分解尿酸，治疗关节炎。目前，消炎酵素的需求量正迅速上升，有超过消化酵素之势。

1. 胰蛋白酵素

胰蛋白酵素是胰脏中的胰蛋白酵素原进入小肠以后，在小肠液中的肠激酵素的作用下，被激活为胰蛋白酵素，是肽链内切酵素。它能把多肽链中赖氨酸和精氨酸残基中的羧基侧切断，不仅起消化酵素的作用，而且还能够限制分解糜蛋白酵素原、羧肽酵素原和磷脂酵素原等其他酵素的前体，起活化作用。

胰蛋白酵素能消化溶解变性的蛋白质，但对未变性的蛋白质无消化作用。因此，胰蛋白酵素能使脓、痰液、血凝块等分解、变稀，易于引流排除，从而加速创面进化，促进肉芽组织新生。此外，它还有抗炎作用。

2. 胰凝乳蛋白酵素

胰凝乳蛋白酵素为胰腺分泌的一种蛋白水解酵素，能迅速分解变性蛋白质，作用、用途与胰蛋白酵素相似，比胰蛋白酵素分解能力强，毒性低，不良反应小。它用于创伤或手术后伤口愈合、抗炎与防止局部水肿、积血、扭伤血肿、乳房术后浮肿和中耳炎及鼻炎等，并可用于白内障的摘除。

3. 菠萝蛋白酵素

菠萝蛋白酵素是从菠萝液汁中提取的一种蛋白水解酵素，是一种具有消炎及抗水肿作用的巯基酵素。临床上可用作抗水肿与抗炎药；口服后能加强体内纤维蛋白的水解作用，将阻塞于组织的纤维蛋白与血凝块溶解，从而改善体液的局部循环导致的炎症和水肿；同抗生素与化疗药物并用，能促进药物对病灶的渗透和扩散。它的优点是分解纤维蛋白的大分子，但不破坏凝血所必需的纤维蛋白原。可用于各种原因所致的炎症、水肿、血肿和血栓等，如支气管哮喘、支气管炎、急性肺炎、产后乳房充血、乳腺炎和视网膜炎等；同抗菌药物合并治疗关节炎、关节周围炎和小腿溃疡等均有效。

4. 溶菌酵素

溶菌酵素有抗病毒和抗细菌的能力。溶菌酵素是从鲜鸡蛋清中提取的一种能分解黏多糖的多肽酵素，是一种具有杀菌作用的天然抗感染物质，有抗菌、抗病毒、止血、消肿止痛和加快组织恢复功能等作用，临床用于治疗慢性鼻炎、急慢性咽喉炎、口腔溃疡、水痘、带状疱疹和扁平疣等，也可与抗菌药物合用治疗各种细菌和病毒感染。

5. 链激酵素

链激酵素能治疗外伤淤血、水肿、扭伤，除去坏死组织，还可用于治疗严重烧伤、角膜疱疹、尿道与生殖器感染、急性耳炎。注射这种酵素制剂可使受伤部位血块溶解，以减轻皮肤因外伤淤血所致的痛苦。

6. 尿激酶素

尿激酶素是肾小管上皮细胞所产生的一种特殊蛋白分解酶素。它有多种相对分子质量形式，主要是由高分子量（54700）和低分子量（34000）两种组成，均具有生物活性。前者为尿中的天然形式，后者为前者的降解产物，但前者比后者的作用快两倍，临床用前者优于后者。

尿激酶素在国际上广泛用于临床上治疗脑血栓、心肌梗死和栓塞性脉管炎等致命性疾病。尿激酶素来自尿液，作用于血液纤溶系统，是纤维蛋白溶酶素原的激活剂，能使无活性的纤维蛋白溶酶素原转变成有生物活性的纤维蛋白溶酶素。后者能水解不溶性的纤维蛋白（即血栓）成为可溶性的纤维蛋白，从而达到治疗血栓病的目的。

尿激酶素制剂对溶解血栓有独特效果，无抗原性，可长期给药。临床用于治疗周围动脉静脉血栓、肺血栓、脑血栓性疾病。常用的有纤溶酶素、蛇毒抗凝酶素、米曲溶纤酶素等。

目前，供药用的消炎类酶素除了上述几种外，还有木瓜蛋白酶素、无花果蛋白酶素、霉蛋白酶素、曲霉蛋白酶素、枯草杆菌蛋白酶素和双链酶素等。

有人认为消炎类酶素直接作用于炎症时，刺激了纤维蛋白原、活性多肽等抗炎活性物质的产生；也有人说它提高了内源性抗蛋白酶素的活性，促使抗炎多肽的生成。临床上常用于外伤手术后，关节炎、副鼻窦炎等伴有水肿的炎症，能催化未硬化血纤维凝块溶解，增加组织渗透力，促进渗出液再吸收，达到抗水肿的目的。

三、抗肿瘤酶素

抗肿瘤酶素和其他抗肿瘤药物的治疗机制完全不同。以 L-门冬酰胺酶素治疗白血病为例。L-门冬酰胺酶素是酰胺基水解酶素，是广泛应用于儿童急性淋巴细胞白血病治疗的酵素类药物。正常细胞中具有合成 L–门冬酰胺的相关酵素类，因此可从 L–门冬氨酸、L–谷氨酰胺和 α–酮基琥珀酰胺等直接合成细胞所需要的 L–门冬酰胺；但是，白血病肿瘤细胞不同，其缺乏这些酵素，而必须通过血液循环从正常细胞获取所需的 L–门冬酰胺。因此，对于白血病患者来说，如果给他们投注 L–门冬酰胺酵素并切断 L–门冬酰胺的外源供应，这些肿瘤细胞就会因缺少必要的 L–门冬酰胺而"饿死"，从而达到治疗的目的。

据报导，谷氨酰胺酵素、精氨酸酵素、丝氨酸脱水酵素、苯丙氨酸氨解酵素和亮氨酸脱氢酵素等也具有抗肿瘤作用。

SOD 酵素具有明确的抗肿瘤功效，而且已经被广泛用于临床治疗。但是，根据其功能特点，我们可以把它列入抗氧化酵素类。

欧盟将 SOD 酵素注册为专利产品（专利号 499621），明确其功效为：用于预防和治疗癌症及术后放、化疗带来的脑损伤、药物中毒等症状。

四、抗氧化酵素

抗氧化剂近些年来在国内外发展很快，用途也越来越广。自从 Harman 提出自由基理论以来，人们认识到人体内氧化产生的自由基与人的衰老和许多疾病有关，因此抗氧化剂已成为医学领域的研究热点。

1. 超氧化物岐化酵素

超氧化物岐化酶，又称 SOD 酵素，主要存在于人体的红细胞、肝和组织中。SOD 酵素是以超氧化阴离子自由基为底物的金属酵素，专一地消除机体新陈代谢中产生的超氧阴离子自由基，生成过氧化氢，再由机体内过氧化氢酵素进一步分解生成水和氧，以清除超氧阴离子自由基等中间物的毒性。

SOD 酵素作为体内自由基的有效消除剂之一，能使自由基的形成和消除处于动态平衡，从而抵御超氧阴离子自由基的毒害作用。所以该酵素具有防护与抗衰老、抗炎症、抗肿瘤、抗自身免疫性疾病（如红斑狼疮、皮肤炎、肺气肿）以及抗辐射等作用。经 SOD 处理过的香烟中尼占丁的含量微乎其微。该种酶素是一种能治疗许多疑难病症的很有前途的药用酶素并能广泛应用到高级化妆品、食品、饮料等领域，因而受到医药界、生物化学界的高度重视。

2. 酪氨酸酶素

人体中酪氨酸酶素有催化酪氨酸合成 L–DOPA 或进一步合成黑色素的作用。黑色素及其代谢中间物，有抗氧化、调节神经和增强皮肤免疫能力的作用。因此，酪氨酸酶素在医药和美容保健方面具有重要的应用前景。

黑色素是一类有复杂结构、非均质的类多酚聚合体。在医药方面，黑色素能作为紫外线吸收剂、抗氧化剂和新型的天然药物载体；可用来治疗某些与黑色素缺乏有关的神经系统疾病，如着色性干皮病、帕金森氏症、老年性痴呆症和亨廷氏舞蹈病等；还具有抗体外 HIV 病毒的作用，即干扰 HIV 诱导合胞体的形成，阻止 HIV–1 被膜表面的糖蛋白和 T 细胞特异抗体与淋巴母细胞的结合。

五、其他治疗酶素

1. 止血酶素

促凝血酶原激酶素是来自动物脑、肺、脾、脊髓等组织的天然凝血因子，作用于凝血系统，可将无活性凝血酶原激活成有活性的凝血酶素，后者再促使可溶性纤维蛋白原转变为不溶性纤维蛋白，从而加速血液凝固。

不同来源的促凝血酶原激酶素制剂可分别供口服、肌注或静注，既可用于内脏出血，又可用于局部止血。来自人血或牛血的止血酶素，仅供局部止血，不能静脉注射。

蛇毒凝血酶素来自蝮蛇毒液，可皮下、肌注或静注，用于预防和治疗各种出血症。

2. 遗传缺失疾患治疗酵素

现在已知由于酵素基因缺失而引起的遗传病至少有 10 种以上。从理论上说，治疗的办法有三种：一是通过遗传学手段在染色体基因组中补进所需要的缺失基因，这一方面目前已有一些转基因成功的例证，但从技术角度而言尚难广泛应用；二是供给患者特种食物，即在该种食物中不包含、同时在机体摄入后也不会转化为所缺失的酵素的底物成分，这一办法相当复杂而且代价高昂；三是向患者提供所缺失的酵素，这一设想已在 1964 年开始试验，主要用于治疗同溶酵素体有关的酵素缺失疾患。例如，用淀粉葡聚糖苷酵素治疗糖原堆积症，已获得成功；又如，用 PEG 修饰的牛肠腺苷脱氨酵素治疗免疫缺陷病，已经 FDA 批准用于临床。

3. 透明质酸酵素

透明质酸酵素是一种高度特异性蛋白酵素，能高度特异地作用于透明质酸（透明质酸为组织基质中具有限制水分及其他细胞外物质扩散作用的成分），使之发生液化，可促使皮下输液、局部积贮的渗出液或血液加快扩散而利于吸收，为一种重要的药物扩散剂。该酵素临床用作药物渗透剂，促进药物的吸收，促进手术或创伤后局部水肿或血肿消散。其参与作用人工晶体前膜治疗的机理可能是透明质酸酵素作用于眼球壁中的透明质酸，破坏其屏障作用，提高激素类药物在房水中的浓度；人工晶体前膜的形成有胶原纤维和形成纤维细胞参与，脑原纤维由胶原原纤维经糖蛋白互相黏合而形成，透明质酸酵素特异作用于糖蛋白多糖成分中的透明质酸，阻止胶原原纤维合成胶原纤维，同时使胶原纤维还原为胶原原纤维，促进纤维膜的降解吸收。

4. 弹性蛋白酵素

弹性蛋白酵素是一种以水解不溶性弹性硬蛋白为特征的蛋白水解酵素，主要存在于人体的胰脏中。弹性蛋白酵素具有广泛的水解活性，不但能降解弹性硬蛋白，而且对明胶、血纤维蛋白、血红蛋白、白蛋白等多种蛋白质都有降解作用，是一种广谱的肽链内切酵素，并且具有脂酵素与脂蛋白水解酵素的活性，因而弹性蛋白酵素可以起到治疗动脉硬化、降血脂的作用，在医药中具有广泛的应用。药用弹性蛋白酵素来自于猪胰脏。

5. 醒酒酵素

肝脏是酒精氧化的主要部位，酒精在肝脏内主要通过乙醇脱氢酵素和乙醛脱氢酵素的作用，分别将乙醇转化为乙醛和乙酸。生成的少量乙酸转化成肝脏中的乙酰辅酵素 A，但绝大部分乙酸则释放到血液中并被运输到肝外组织排出，部分乙酸以长链脂肪酸的形式贮存起来。

药物酵素是一个十分重要而且有广阔前景的研究领域，但目前从数量到质量都还远未达到预期的水平，特别是用注射方式使用的药物酵素还存在着一些急需解决的问题：例如作为异体蛋白具有抗原性，产生抗体，在体内易引起免疫反应；容易被降解、被代谢，药效期短；酵素制剂本身的纯度不高，杂质可能导致某些副作用甚至引起过敏反应；如何将药物定向分布到所需要的组织细胞中去等。

药物酵素的发展方向之一是微型胶囊化，应用微囊化包埋法，将酵素定位或限制在一定空间范围内，使其呈闭锁状态，从而可连续、反复地进行催化反应，被称为"固定化酵素"。另一方法则是制成酵素的衍生物。例如，可将酵素包埋固定于水溶性或水不溶性高分子载体中，也可将酵素包埋于血影细胞或脂质体中，这样既能使酵素和免疫系统、蛋白酵素等隔开，将酵素保护起来，同时也有助于被细胞吸收。某些情况下，还可在脂质体等载体上引入一定的基团起导向作用，以便将药物酵素引向相应的靶部位。还有一种发展趋势就是将相应的药物酵素固定后，组成"人工脏器"，用于治疗先天性酵素缺失和组织功能衰竭等所引起的疾患。

参考文献

[1] 艾德华·豪威尔(美)著.张美智译.酵素全书.世茂出版集团(台),
    2008.

[2] 陈立维.酵益密码.大城北文化有限公司(台),2010.

[3] 曹健,师俊玲.食品酶学,郑州大学出版社,2011.

[4] 何崇.维生素和微量元素的应用.上海中医药大学出版社,2003.

[5] 帕特里克·奎林(美)著.裴永铭,裴彬泽译.营养抗肿瘤.中国轻
    工业出版社,2005.

[6] 袁勤生.超氧化物岐化酶.华东理工大学出版社,2009.

[7] 刘华奇,董彩燕.神奇的生命酵素——纳豆.上海科学普及出版社,
    2009.

[8] 赵克然,杨毅军,曹道俊.自由基与临床.中国医药科技出版社,2000.

[9] 任清,付国亮.微生物酵素与美容保健.中国农业科技出版社,
    2009.

[10] 吴永志.不一样的自然养生法.珠海出版社,2008.

[11] 张雅利.对抗自由基.世界图书出版公司,2008.

后 记

2012 年末的一个寒冷冬日，我国营养学界泰斗——当时 96 岁高龄的陈学存教授，应邀参加我们在京郊举办的"酵素养生学习班"。老人家在会上热情洋溢地讲授了饮食营养，保持积极乐观心态与健康长寿的关系，使与会学员受到很大振奋与鼓舞。

这件事使我联想到国外将主张日常补充营养素的营养学家称为"优营养学家"的说法，而大多数"优营养学家"都是健康长寿的典范。比如，自由基衰老理论的奠基人顿汉·哈曼（Denham·Harman）博士，已经 90 多岁高龄，现在仍活跃在抗衰老研究领域；生机饮食疗法的创始人诺曼·沃克（Dr·Norman·Walker），115 岁时还在写书，最终活到 119 岁。陈学存老先生今年 98 岁，仍坚持周一至周五上半天班，看文稿并收发电子邮件……我想这可能与他们会运用自己的知识经验来调理饮食营养有关。本人也已年逾古稀，但在尝试着运用酵素调理饮食过程中，许多病痛得到改善，一直保持着充沛的活力。

我清楚地知道，一个人的经历和经验难以证实某种养生方法的普适性，所以千万不要把酵素和益生菌当做"万灵丹"。然而，酵素就存在于大自然中，就存在于我们每餐饮食中，就存在于我们身体构造中。我们每分每秒都在与它亲密接触，所以我们应该认识它、了解它、亲近它、养护它，并能科学合理地运用它，从而实现我们孜孜以求的强身健体、延年益寿的目的。

我国已故著名营养学家于若木说过："在中国有 1% 的文盲，却有 90% 的营养盲"。虽然在全民文化素质与"健商"不断提高的大背景下，营养盲的比例在逐渐缩小，但书中的一些专业术语仍难以被所有人都掌握。营养养生是一种智慧，而不是纯粹的医学知识，但没有知识作为开启智慧的钥匙，养生也就无从谈起。不要紧，把暂时不懂的认真搞懂就是提高！健康教育是生活方式病最好的疫苗，营养知识是养生防病的一剂良方。只要本书能够把酵素知识的正能量传递给读者，就圆了我写书的初衷。

本书的出版，首先要感谢全国营养自助工程办公室魏说全主任的积极帮助；还要感谢北京食为天营养研究院、太行有机酵素研究院、上海支生健康研究院及北京百草汇生物科技公司的支持；同时也得到了吉林敖东大高酵素公司张佐政董事长的帮助与鼓励。这里更要特别感谢陈学存教授、柳启沛教授以及中央国家机关老干部养生保健总部汪冶秘书长为本书辛勤撰写序言。

本书在撰写过程中，借鉴了国内外酵素专家的一些研究成果，并搜集了互联网上有关的信息资料作参考。在此，谨向原作者深表谢意。

阎世英